腸内共生系の
バイオサイエンス

財団法人 日本ビフィズス菌センター 編

丸善出版

序

　今，多くの人々が腸に注目している．腸はわたしたちが毎日摂る食物を消化吸収するからだの大切な器官であることはいうまでもない．しかし腸はそれを超えたさまざまな働きをしていることがわかってきたことがその大きな理由である．

　たとえば，腸を被う粘膜を介して，わたしたちは直接外界に暴露されており，そこには巧妙でかつ柔軟性のある粘膜免疫システムが存在していることが明らかとなり，「腸は最大の免疫臓器」ともいわれる時代になってきた．さらに，わたしたちの腸に生息している細菌は「友好的な共生者」としてとくに注目されており，したがって「腸は最大の共生の場」ともいえるのである．

　わたしたちは母親の体内で無菌的な状態で胎児時代を過ごした後，多くの生物とともに環境を共有し，食べる，飲むにはじまる生理的行為を介して天文学的な数の抗原に曝されることになる．そして，あたかも生命誕生のときから計画されていたかのように腸，とくに大腸のなかに多くの常在菌を住まわせる．そして，これら菌に住んでもらわなければ，すなわち彼等と共生していかなければ，わたくしたちは健康に生きていけないのである．

　たとえば，そのために母親の乳には，新生児の腸の中に，有益な菌，すなわちビフィズス菌を増やすための成分が含まれている．出生とともに，母親の中において無菌状態で育った胎児が環境に暴露されると，母親も母乳を介してただちにビフィズス菌との共生を求めるがごとく，共生の場の構築に協力する．

　これまで共生の生命科学的意味については明らかにされた部分は少なかったが，ここに来て急激にその有用性が立証されている．たとえば，腸管にある体内最大規模の免疫系との相互作用では，腸内細菌が想像以上に大きな影響を与えている．腸管の免疫系を構成している器官・細胞などは腸内細菌によっては

じめて成熟できるのである．このような現象に関する研究はさらに詳細に進んでおり，関係する分子や細胞の特定と機能の解析まで及んでいる．すなわち免疫系を軸にした細菌との共生の機構が分子，細胞レベルで解き明かされようとしている．

さらに，腸内細菌との共生は免疫系ばかりでなく，神経系，内分泌系にもみられることも明らかになりつつある．まさしく，「腸は最大の共生の場」としてヒトが健康に一生を全うするのに必須の器官である．

それを反映するように，これら共生の破綻は免疫系をはじめとした各系の異常をもたらし，多くの難病発症のリスクを高めることも明らかになっている．たとえば共生の破綻が原因となる疾病には感染症，アレルギー，自己免疫疾患，癌，肥満，便秘などがある．

このような局面に対して腸内細菌のもつ共生力は，積極的にプロバイオティクス，そしてさらにプレバイオティクスとして利用され，人間の健康の維持に貢献している．

そして今，この腸内において形成されている腸内細菌と免疫系・神経系・内分泌系などとの共生的相互作用は21世紀における生命科学において解明されなければならない最重要課題と認識されるまでになっている．

本書はこのような重要なテーマを「腸内共生系のバイオサイエンス」として統括し，この分野において第一線で活躍されている研究者の方々に「財団法人日本ビフィズス菌センター（腸内細菌学会を主宰）」の30周年記念出版として御執筆いただいたものである．

本書は8章から構成されており，腸内共生系に焦点をあて，「共生への準備」「共生の始まり」「共生の場」「共生の成立・維持にかかわる腸内細菌」「共生の成立・維持における宿主機能」「腸内共生系の破綻と疾病」「腸内細菌叢と腸内共生系」「プロ／プレバイオティクスおよび抗生物質への介入」についてそのバイオサイエンス的側面を執筆していただいた．

このような内容をもつ成書はわが国ばかりでなく，世界にも類をみない．この分野の研究者のみではなく，関連分野の研究者そして腸内細菌と健康に関心を抱く方々に興味ある事実を提供しているものと確信している．御一読をお薦めする次第である．

末尾ながら，本書出版の意義をご理解いただき，貴重な時間を本書のために割いてすばらしい原稿をご提供いただいた執筆者の方々に御礼申し上げる．

平成 23 年 4 月

編集委員を代表して
財団法人日本ビフィズス菌センター理事長
日本大学教授／東京大学名誉教授

上野川　修一

財団法人日本ビフィズス菌センター常務理事
東京大学教授

清野　宏

編集委員会

委員長

上野川　修一　日本大学　生物資源科学部

副委員長

清野　　宏　東京大学　医科学研究所

委　員

梅﨑　良則　株式会社ヤクルト本社　中央研究所
川島　拓司　財団法人　日本ビフィズス菌センター
國澤　　純　東京大学　医科学研究所
平山　和宏　東京大学大学院　農学生命科学研究科
細野　　朗　日本大学　生物資源科学部

（2011 年 4 月現在，50 音順）

執筆者一覧

綾部　時芳	北海道大学大学院　先端生命科学研究院	
池上　秀二	株式会社明治　研究本部　食機能科学研究所	
石川　秀樹	京都府立医科大学大学院　分子標的癌予防医学	
磯部　健一	名古屋大学　医学部	
岩永　敏彦	北海道大学大学院　医学研究科	
上田　仁康	大阪大学大学院　医学系研究科	
梅﨑　良則	株式会社ヤクルト本社　中央研究所	
椛木　俊聡	東京医科歯科大学　難治疾患研究所	
大草　敏史	東京慈恵会医科大学付属柏病院	
大野　博司	理化学研究所　免疫・アレルギー科学総合研究センター	
小椋　義俊	宮崎大学　フロンティア科学実験総合センター	
落合　邦康	日本大学　歯学部	
金森　豊	東京大学　医学部	
神谷　茂	杏林大学　医学部	
北岡　本光	独立行政法人農業・食品産業技術総合研究機構　食品総合研究所	
北島　博之	大阪府立母子保健総合医療センター	
国澤　純	東京大学　医科学研究所	
清水　隆司	森永乳業株式会社　栄養科学研究所	
下条　直樹	千葉大学大学院　医学研究院	
須藤　信行	九州大学大学院　医学研究院	
高橋　恭子	日本大学　生物資源学部	
髙橋　毅	株式会社明治　研究本部　食機能科学研究所	
竹田　潔	大阪大学大学院　医学系研究科	

執筆者一覧

檀原　宏文	財団法人　日本ビフィズス菌センター	
手塚　裕之	東京医科歯科大学　難治疾患研究所	
土肥　多惠子	独立行政法人国立国際医療研究センター研究所　肝炎免疫研究センター	
中山　二郎	九州大学大学院　農学研究院	
八村　敏志	東京大学大学院　農学生命科学研究科	
服部　正平	東京大学　新領域創成科学研究科	
林　哲也	宮崎大学　医学部　フロンティア科学実験総合センター	
平山　和宏	東京大学大学院　農学生命科学研究科	
深澤　朝幸	株式会社明治　研究本部　食機能科学研究所	
細野　朗	日本大学　生物資源科学部	
山城　雄一郎	順天堂大学大学院　プロバイオティクス研究講座	
山内　恒治	森永乳業株式会社　食品基盤研究所	
吉田　尚弘	理化学研究所　免疫・アレルギー科学総合研究センター	

（2011年4月現在，50音順）

目　次

1章　共生への準備　胎生期から出生後の短期間における発達を中心に

1.1 消化管の構造と機能の発達 …………………………………………………… 1
　1.1.1 分泌によるバリア ………………………………………………………… 1
　1.1.2 腸粘膜上皮の分化と形態学的特異性 …………………………………… 2
　1.1.3 上皮間リンパ球と固有層の細胞 ………………………………………… 5
　1.1.4 リンパ管 …………………………………………………………………… 7
1.2 消化管粘膜免疫系の発達 ……………………………………………………… 8

2章　共生の始まり　出生後から離乳期までの数ヵ月間における発達を中心に

2.1 消化管粘膜防御システムの生後初期の発達 ………………………………… 13
　2.1.1 腸管粘膜 …………………………………………………………………… 13
　2.1.2 母乳―新生児の未熟な腸管免疫を支援 ………………………………… 19
2.2 腸内細菌叢の形成・変遷を経て発達する優勢菌叢 ………………………… 23
　2.2.1 新生児期の腸内細菌叢の変遷 …………………………………………… 23
　2.2.2 授乳期におけるビフィズス菌叢の完成と離乳期における崩壊 ……… 28
　2.2.3 宿主免疫系との関連性 …………………………………………………… 32
2.3 早期産児と正期産児での考察 ………………………………………………… 34
　2.3.1 早期産児での考察：ビフィズス菌を早期投与した5胎児における腸内細菌叢と体重の変化 …………………………………………………… 35
　2.3.2 正期産児での考察：新生児・乳児期の栄養方法と大腸O157感染症の重症度 ………………………………………………………………… 43
2.4 初期の共生不全が原因の乳児重症疾患（壊死性腸炎，アレルギーなど） … 48
　2.4.1 壊死性腸炎 ………………………………………………………………… 49

  2.4.2 乳児期のアレルギー -- 52
 2.5 感染症の予防・治療で投与する抗生物質，菌製剤などが共生の発達
   に及ぼす影響 -- 56
  2.5.1 生後の腸内細菌叢獲得 -- 56
  2.5.2 抗生物質による腸内細菌叢獲得阻害 -------------------------------- 56
  2.5.3 プロバイオティクスによる腸内細菌叢コントロール -------------- 59
  2.5.4 非培養法による腸内細菌叢解析の最新知見と今後の可能性 ------- 62
 2.6 共生の成立に果たす乳の役割 --- 63
  2.6.1 母乳の役割 -- 63
  2.6.1 a 母乳の成分と理化学的性状 -- 63
  2.6.1 b 母乳の生理的役割 --- 71
  2.6.2 人工栄養（調製粉乳）の共生に及ぼす影響 ----------------------- 77
  2.6.2 a 母乳との成分上の違い -- 77
  2.6.2 b 人工栄養の役割 -- 89

3章　共生の場

 3.1 菌叢の組織特異性 -- 101
  3.1.1 口　腔 -- 101
  3.1.2 上部消化管 ―胃・十二指腸― ------------------------------------ 109
  3.1.3 下部消化管 ―小腸（回腸）・大腸― ----------------------------- 121
 3.2 免疫系の組織特異性 --- 126
  3.2.1 上部消化管に存在する免疫関連組織 ------------------------------- 127
  3.2.2 下部消化管に存在する免疫関連組織 ------------------------------- 129
  3.2.3 小腸免疫系と大腸免疫系の機能性の違い ------------------------- 130

4章　共生の成立・維持にかかわる腸内細菌　宿主機能にはたらく腸内菌叢

 4.1 腸粘膜免疫システムにはたらく腸内細菌 ------------------------------- 135
  4.1.1 加齢依存性の腸免疫応答に関与する腸内細菌種 ----------------- 135
  4.1.2 *Bacteroides fragilis* の多面的な粘膜免疫応答への関与 ------------- 137

  4.1.3 小腸常在菌としてのセグメント細菌 SFB の粘膜免疫応答への関与 ·· 139
  4.1.4 その他の腸内細菌種の免疫応答への関与について ··············· 142
 4.2 宿主のエネルギー代謝と腸内菌叢 ··· 144
  4.2.1 肥満と腸内菌叢の変化 ·· 144
  4.2.2 肥満をまねく食餌と腸内菌叢 ··· 145
  4.2.3 腸内菌叢の肥満における役割 ··· 146
  4.2.4 腸内菌叢が肥満に関与するメカニズム ································· 147
  4.2.5 腸内菌叢の修飾による肥満の治療の可能性 ························· 150
 4.3 神経系内分泌系への影響 ··· 151
  4.3.1 腸内細菌叢と HPA axis ·· 151
  4.3.2 腸内細菌叢と行動特性および疼痛知覚 ································· 153
  4.3.3 腸内細菌叢から中枢神経への情報伝達 ································· 154
  4.3.4 腸内細菌叢と精神疾患・精神健康 ··· 156

5 章　共生の成立・維持における宿主機能　腸内生態系を調整する消化管防御システム

 5.1 粘　液 ·· 159
  5.1.1 消化管の粘液層 ··· 159
  5.1.2 ムチンコア蛋白質と糖鎖 ··· 162
  5.1.3 ムチン糖鎖 ·· 164
 5.2 抗菌ペプチド ·· 166
  5.2.1 自然免疫のエフェクターとしての抗菌ペプチド ················· 167
  5.2.2 パネート細胞と α ディフェンシン ·· 169
  5.2.3 腸内細菌との共生と α ディフェンシン ·································· 170
  5.2.4 抗菌ペプチドと疾患 ·· 171
 5.3 分泌抗体 ··· 173
  5.3.1 分泌型 IgA 抗体 ··· 174
  5.3.2 B 細胞サブセット ··· 177
  5.3.3 IgA クラススイッチ誘導機構 ·· 178

5.3.4 腸内常在菌による IgA 生産誘導機構 ———————————— 180
5.4 上皮を介した腸内細菌の認識と免疫応答 ———————————— 182
　5.4.1 腸内細菌制御における腸管免疫系の役割 ———————— 182
　5.4.2 FEA と M 細胞 ———————————————————— 184
　5.4.3 M 細胞上の細菌受容体 ————————————————— 185
　5.4.4 今後の展望 —————————————————————— 189
5.5 上皮における炎症の抑制機構 ————————————————— 190
　5.5.1 腸内共生菌との接触の抑制 ———————————————— 191
　5.5.2 腸内共生菌の体内への侵入の抑制 ———————————— 193
　5.5.3 菌体認識分子の発現量・局在の制御 ———————————— 194
　5.5.4 細胞内シグナルの制御 ————————————————— 197
5.6 自然免疫 ——————————————————————————— 199
　5.6.1 腸管自然免疫システムにおける認識システムと免疫制御 ——— 199
　5.6.2 腸管自然免疫システムとしての IgA ———————————— 202
　5.6.3 腸管における自然免疫型 T 細胞 ————————————— 203
　5.6.4 腸管特異的 natural killer 様細胞を介した自然免疫システム —— 204

6章　腸内共生系の破綻と疾病

6.1 病原菌と常在菌の境界 ———————————————————— 207
　6.1.1 病原菌の定義 ————————————————————— 207
　6.1.2 細菌の病原因子とは —————————————————— 208
　6.1.3 大腸菌の比較ゲノム解析からみた病原菌と常在菌の違い ——— 209
　6.1.4 病原性と常在性の意味 ————————————————— 218
6.2 老化と腸内細菌叢 —————————————————————— 219
　6.2.1 研究の歴史 —————————————————————— 220
　6.2.2 遺伝子解析による高齢者の腸内細菌の検索 ———————— 221
　6.2.3 学名と老化に伴う腸内細菌叢の変化 ———————————— 222
　6.2.4 免疫系の老化と腸内細菌 ————————————————— 225
6.3 自己免疫疾患 ———————————————————————— 229
　6.3.1 炎症性腸疾患（inflammatory bowel disease：IBD）————— 230

6.3.2　関節リウマチ（rheumatoid arthritis：RA） 232
　　6.3.3　1型糖尿病（type1 diabetes mellitus：T1D） 233
　　6.3.4　多発性硬化症（multiple sclerosis：MS） 234
　6.4　アレルギー 236
　　6.4.1　アレルギーとその発症機構 236
　　6.4.2　腸内細菌とアレルギー 237
　　6.4.3　プレバイオティクス，プロバイオティクスによるアレルギー抑制効果 238
　　6.4.4　腸内共生菌の作用点としての腸管免疫系 239
　　6.4.5　腸内共生菌によるアレルギー調節の機構 239
　6.5　癌 242
　　6.5.1　大腸癌の発生と腸内細菌 242
　　6.5.2　腸内細菌が大腸発癌に影響を与える機序 242
　　6.5.3　大腸癌と腸内細菌叢の観察的疫学研究 244
　　6.5.4　乳酸菌による大腸癌予防 244
　　6.5.5　乳酸菌投与による臨床試験 245

7章　腸内細菌叢と腸内共生系

　7.1　腸内細菌叢と腸内共生系 247
　7.2　腸内細菌叢と宿主細胞間相互作用 248
　7.3　腸内マイクロバイオーム遺伝子の特徴 250
　7.4　超有機体という概念 254

8章　プロ／プレバイオティクスおよび抗生物質による腸内共生への介入

　8.1　プロバイオティクス 257
　　8.1.1　プロバイオティクスの定義 257
　　8.1.2　プロバイオティクスの保健効果 257
　　8.1.3　腸内細菌叢を介した効果 259
　　8.1.4　腸内細菌叢を介さない効果 260
　　8.1.5　プロバイオティクスとアレルギー 261

8.1.6　プロバイオティクス特性について 263
　　　8.1.7　プロバイオティクスの展望 263
　8.2　プレバイオティクス 265
　　　8.2.1　プレバイオティクスとは 265
　　　8.2.2　プレバイオティクス摂取による腸内細菌叢変化 266
　　　8.2.3　プレバイオティクスの生理機能 267
　　　8.2.4　プレバイオティクスの免疫調整作用 270
　　　8.2.5　プレバイオティクスと肥満・メタボリックシンドローム 272
　8.3　抗生物質 274
　　　8.3.1　抗生物質の種類と抗生物質感受性 274
　　　8.3.2　ペニシリンとセフェム系抗生物質 275
　　　8.3.3　抗生物質による腸内共生系への介入 276
　　　8.3.4　高密度環境にある腸内細菌と抗生物質耐性 278

付　録
　　　略語表 281

索　引 285

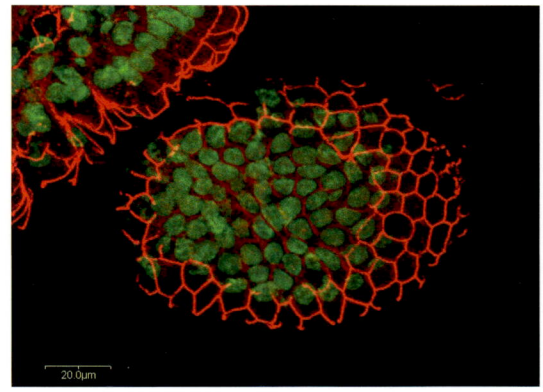

図 1.2　小腸上皮のタイト結合．4 ページ参照．

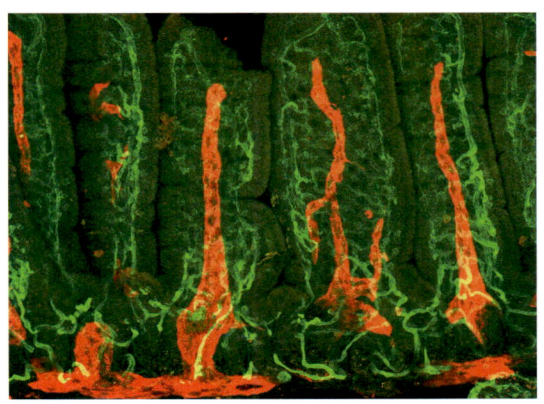

図 1.4　小腸の絨毛の血管とリンパ管．8 ページ参照．

ii 口 絵

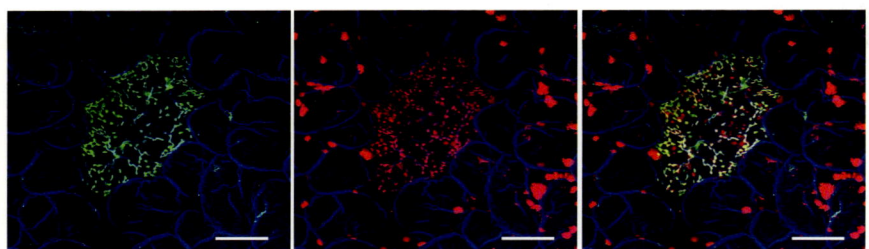

図 5.12 マウスパイエル板のホールマウント染色像. 186 ページ参照.

1章 共生への準備
胎生期から出生後の短期間における発達を中心に

1.1 消化管の構造と機能の発達

1.1.1 分泌によるバリア

　腸の粘膜表面は粘液でおおわれている．とくに大腸の粘膜表面には，ゴブレット細胞が分泌した粘液の厚い堆積層が構築されている．微生物や外来抗原が上皮に接触・侵入する時，まずこの「表層粘液層」に遭遇することになる．粘液層は IgA（immunogloblin A）など抗菌性の液性因子を含むが，物理化学的なバリアとしても有効である．粘液の本体が糖質であり，バクテリアが糖衣でコートされているので，糖対糖あるいは糖対レクチンの関係からバクテリアの侵入や定着性に影響するであろう．小腸では，絨毛間を充填するように粘液層が存在するが，胃や大腸ほどには粘液の堆積層は厚くないし強固ではない．

　消化管の生理学的特徴のひとつは，呼吸器などの他の管腔臓器に比べて分泌能力が著しく高いことである．唾液腺，膵臓，肝臓，十二指腸腺などの付属腺のほか，粘膜自体が活発な腺機能をもっている．また，大腸では反射的に Cl^- とともに水の分泌が盛んに起る（下痢が起る）が，有害なものや変調をきたした腸内細菌を排除する点では効果的である．腺組織や粘膜からの大量の分泌液で粘膜表面を洗い流すことは，われわれが手を洗うように粘膜表面を清潔にするという点で非常に効果的である．その液中に，抗菌物質が含まれていればなおさらである．

　唾液は弱酸性で多種類の（少量ではあるが）消化酵素のほかに，リゾチーム，ラクトフェリン，IgA などの抗菌物質を含む．上皮増殖因子（epidermal growth factor：EGF）などの増殖因子も含まれており，損傷の修復にも役立っている．口の中の傷は炎症を起すことなく，すばやく修復されることから実感できよう．胃液の特徴は，やはり pH 1〜2の強酸性になっていることである．これだけ

でも通常の細菌は生きていけない．さらに，胃酸によって活性化される分解酵素であるペプシンやキチナーゼは，食物消化と同時に微生物に対して防御的に働くであろう．キチナーゼはキチン質をまとう真菌類を死滅させる能力をもっている．

腸上皮が分泌する特定の防御物質のなかで，IgA 以外ではパネート細胞の抗菌物質が第一にあげられる．無菌動物を通常飼育に移すとパネート細胞が顆粒を放出することからも，このことが支持される．産生する物質の中では，リゾチームやα-デフェンシン（cryptdin ともいう）が重要であろう．デフェンシンは，微生物の処理に与るマクロファージや好中球にも共有される抗菌ペプチドである．α-デフェンシンの欠損は，大腸菌（*Escherichia coli*）やサルモネラ菌（*Salmounella*）の経口感染に対する防御機能を破綻させる[1]．また，デフェンシンは免疫担当細胞に対して走化作用を発揮する．なお，パネート細胞のデフェンシンは陰窩の外に出ると大量の分泌液で希釈されるので，陰窩内での細菌の侵入を防止する効果に留まるとの意見もある．

ゴブレット細胞は粘液分泌細胞ではあるが，寄生虫の排除機構にも関与している．名和らによると[2]，寄生虫感染によりゴブレット細胞が増加し，粘液の質的変化がみられるという．ゴブレット細胞は産生する粘液の糖鎖末端を変化させることで，虫体の定着を阻止する．このことは，ゴブレット細胞とパネート細胞の移行型が出現することと考え合せると興味深い．また，固有層に分布する粘膜型肥満細胞が寄生虫の排除には重要で，ゴブレット細胞と肥満細胞は糖質からなる粘液性物質を使って寄生虫を排除するという共通点がある．

1.1.2　腸粘膜上皮の分化と形態学的特異性

消化管の発生過程で，原腸は前腸，中腸，後腸の三つの部分からなり，そこに分布する動脈の違いから，それらの境界は明瞭に分けられる．すなわち，前腸に由来する食道から十二指腸の総胆管開口部までは腹腔動脈に，中腸に由来する十二指腸後半部から横行結腸の前 2/3 までは上腸間膜動脈に，それより下位の後腸に由来する部位は下腸間膜動脈によって養われる．これら原腸に特有の転写因子の研究も進み，腸管に広く発現する Cdx1（caudal type homeobox1）や Cdx2，前腸の転写因子として Shh（sonic hedgehog），Pdx1（pancreatic and duodenal homeobox1），GATA4，HNF3β（hepatocyte nuclear factor 3-β）など，中腸に特異的な因子として Isx（small intestine-specific homeobox）などが知られている．

　腸上皮細胞は吸収上皮細胞を含めて4種類で，これらに共通の幹細胞は陰窩の底部に存在する．幹細胞が陰窩に位置することは，チミジンやBrdUの取込み実験などにより示されていたが，幹細胞のマーカーであるMusashi-1に対する抗体で染色することによって，そのことが確認された．Musashi-1陽性細胞は，陰窩底部を占めるパネート細胞群のすぐ上に集まるほか，一部はパネート細胞の間にも出現する．陰窩での細胞増殖には自律性はなく，外因子によって調整されている．調節因子としては，Wnt/β-カテニン系が最も重要で，この系を抑制すると陰窩が消失する．ほかの増殖調節因子としては，消化管ホルモン（glucagon-like peptide 2：GLP-2），成長因子（EGF，keratinocyte growth factor：KGF），サイトカインなどがあり，また幹細胞に近接する固有層の細胞や陰窩を囲む神経も幹細胞の動向に影響するらしい．幹細胞にある転写因子（Mash1）が発現すると分泌細胞系（ゴブレット細胞，パネート細胞を含む）に分化する．基底顆粒細胞は，さらに別の因子，neurogenin3の発現によって分化するが，これはニューロンの分化誘導因子でもある．

　吸収上皮細胞は他の細胞とともに，絨毛にとりつきその先端に移動する．先端部で死を迎えるが，寿命の長さはマウスであれば3日程度である．上皮細胞は，基底膜に乗って絶えず移動している．3日という寿命は非常に短く，長い絨毛の先端まで上りつめるには，細胞にとってはかなりのスピードで動くことになる．吸収上皮細胞に比べると，ゴブレット細胞や内分泌細胞の寿命はかなり長いので，細胞移動のエスカレーターに同時に乗ったとしても，追いつかれたり，追い抜くように細胞は移動することになる．

　腸の上皮細胞の主体は，吸収上皮細胞（円柱細胞，腸細胞ともいう）である．上皮細胞の表面をびっしりおおう微絨毛の束も細菌を寄せ付けないという点では有効である（図1.1）．刷子縁（brush border，解剖学的には線条縁（striated border）という）は，アクチンフィラメントの芯をもち根元にはそれを支える terminal web（終末扇または端網層）があるため，歯ブラシのように強固な構造物になっている．しかも，微絨毛間には細菌が侵入できるようなスペースは

ない．細菌を寄せ付けないこの刷子縁は，陰窩では貧弱で，大腸では小腸に比べると全体に発達が悪い．

上皮細胞は，タイト結合，アドヘレンス結合およびデスモゾームからなる接着複合体（junctional complex）できつく閉じられており，一枚岩のごとく，細胞間から微生物が侵入することはない（図1.2）．考えられる弱点は，上皮細

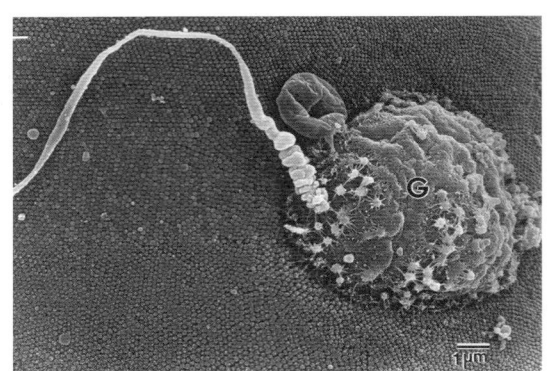

図1.1　小腸上皮表面の走査電子顕微鏡による観察
びっしり生えているのは微絨毛で，隙間はほとんどない．図中のゴブレット細胞（G）には微絨毛は生えておらず，たまたま正体不明の細菌が付着している．

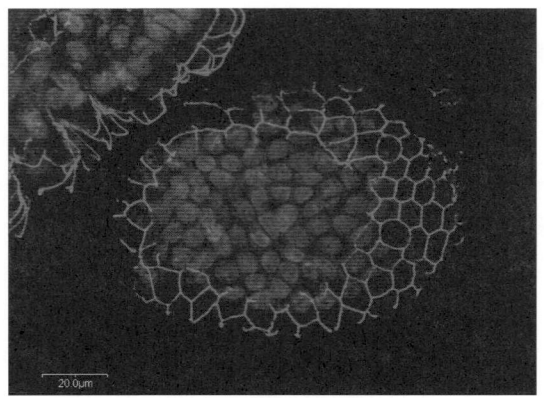

図1.2　小腸上皮のタイト結合
ZO-1に対する抗体（赤色蛍光）でマウス小腸の絨毛を染色した（カラー口絵図1.2参照）．

胞が脱落する際に上皮に穴があく可能性があることである．しかし，脱落する細胞は集団ではなく散在性をもって上皮列から抜け落ちる．このとき隣接する細胞が接着装置を維持しつつ（ジッパーを閉じるかのように）押し出すので，上皮に穴があくことは通常はない．

離乳前の腸上皮はミルク中の移行抗体を取り込むことを目的に，蛋白質などを高分子のまま取り込むことができる．この現象は，離乳に近づくと弱くなり，離乳後は大人と同様のバリアが強固な上皮に置き換わる．この現象を gut closure とよぶことがある．gut closure は十二指腸から回腸末端に向けて進行するようである．形態学的にみても，新生児の腸上皮は特殊であり，細胞内に大きな空胞をもち，そしてその中に吸収した未消化蛋白質が取り込まれる．

1.1.3 上皮間リンパ球と固有層の細胞

上皮内には大量の上皮間リンパ球（intraepithelial lymphocyte：IEL，上皮内リンパ球ともいう）が分布する．Tリンパ球が大多数を占め，さらにγδ型T細胞が多いのがIELの特徴である．形態学的には，IELは顆粒含有リンパ球として特徴づけられる．このタイプのリンパ球には，NK（natural killer）細胞，細胞傷害性Tリンパ球があるので，腸のIELは強い細胞傷害活性をもつことが予想される．αβ-T細胞は動物を無菌下で飼育すると減少するが，γδ-T細胞は影響を受けないという．したがって，γδ-T細胞は内的環境に対応していることになる．正常状態でIELが傷害性を発揮する相手は何か，その一つは腸の上皮細胞である．

腸上皮細胞の寿命は3日程度と先に述べたが，この命の長さは非常に短く，細胞が自分でプログラム細胞死を起すとは考えにくい．おそらく，IELあるいはマクロファージが上皮細胞を選別してアポトーシスを誘導しているものと思われる．IELは顆粒をもつ場合が多いと述べたが，顆粒にはアポトーシスを誘導するパーホリンやグランザイムが含まれる．また，NK細胞が腫瘍細胞を攻撃するときには，顆粒成分とともに細胞質突起が武器として重要である．腸絨毛のIELも細胞質突起を上皮内に深く挿入している像が頻繁に認められる[3]．

逆のとらえ方もある．IELは上皮成長因子を産生し，腸上皮細胞の増殖を促す，または生存を維持するように働く可能性もある．その候補として，KGF

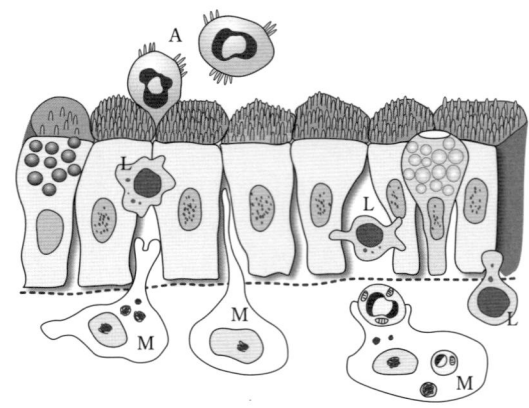

図 1.3　小腸上皮の模式図
Aは脱落中の上皮細胞，Lはリンパ球，Mはマクロファージ（または樹状細胞）を指す．

(firoblast growth factor 7：FGF7 ともいう）がある．KGF は腸上皮細胞の増殖・分化を促し，腸上皮のアポトーシスを抑制する．ただし，これら FGF ファミリーの産生細胞としては，間葉系の細胞（たとえば上皮直下の筋線維芽細胞）がより重要である．

　これらのリンパ球は上皮細胞間の隙間を利用して，あるいは細胞間をこじ開けて，自由に移動できると想像できる．上皮細胞の間は，隙間はないと考えられがちであるが，管腔側のきつい綴じ目を除くと隙間が存在するのが普通である（図 1.3）．IEL に通路のようなスペースを提供し，ここを使った移動は，クリプトパッチが IEL を供給する際にも効果的である[4]．

　クリプトパッチ，パイエル板（Payer's patches）などの腸管付属リンパ組織（gut-associated lymphoid tissue：GALT）については，他の章で詳しく述べられているので，ここでは固有層の細胞について補足しておく．

　腸上皮と基底膜を介して接する特殊な線維芽細胞が存在する．細長い突起をもち全体として網タイツのようなネットワーク（かごといってもよい）を形成する．収縮性があることから筋線維芽細胞ともよばれ，絨毛や陰窩の形態変化に関係している可能性が示唆されている．局所ホルモンや伝達物質に対する受容体も発現している．さらに，上皮細胞の分化・増殖に関係するとの考えもある．

パイエル板の被蓋上皮（濾胞上皮）以外の一般上皮においても，リンパ球のほか，顆粒球や形質細胞，マクロファージが細胞ごと侵入している場合がある．これらは通常，基底膜に近接して存在するが，IEL を除くとそれほど頻繁にみられるわけではない．一方，マクロファージと樹状細胞（両者は区別がつきにくいときがある）の長い突起が上皮内に侵入する場合があり（図1.3），以下の二つの状況に対応していると思われる．

　一つは，上皮細胞のアポトーシスの誘導である．上皮直下のマクロファージが突起を上皮内に深く挿入して，上皮細胞のアポトーシスを誘導する．接触された細胞がアポトーシスを起すが，TNF-αなどの液性因子を利用している可能性もある[3]．突起を挿入するもう一つの場合は，樹状細胞（dendritic cell：DC）がバクテリアを感知するために，突起を上皮内に挿入し，さらには管腔内へ手を伸ばす場合である．直接バクテリア，またはそれに由来する物質に触れる突起を出すわけで免疫学的に重要な現象であるが[5]，正常組織においてこのような突起をみることはないので，今後の検討が必要である．

1.1.4　リンパ管

　リンパ管はその起始部で組織液を収容し，リンパ節を経由して，リンパとして静脈に送り届ける．リンパ管の始まりは，組織間に広がる毛細リンパ管網で，その末端部は組織内で突然起る．小腸粘膜にはリンパ管網が発達し，これらは絨毛内の固有層において突然始まる．このリンパ管は中心乳び腔，あるいは中心リンパ管とよばれ，吸収した脂肪を運ぶという特殊な任務をもつ．中心リンパ管の内皮細胞そのものに有窓性毛細血管のように常時開放している窓や穴はない．カイロミクロンは内皮細胞の壁に流動的に開く間隙や内皮細胞そのものに取り込まれる（endocytosis もしくは transcytosis）ようにして，リンパ管に入っていく．この壁をリンパ球や抗原提示細胞は侵入できるし，物質の交換も容易に行われる．抗原提示細胞は腸粘膜で仕入れた抗原情報を腸間膜リンパ節に輸送する．これは欠点でもあり，炎症巣から病原体を運んだり，癌組織から癌細胞を運んで転移を起すことになる．

　リンパ管の形態学的研究は困難を伴っていたが，2000年辺りから特異的なマーカーが見出され，免疫染色で容易に検出できるようになった．たとえば，

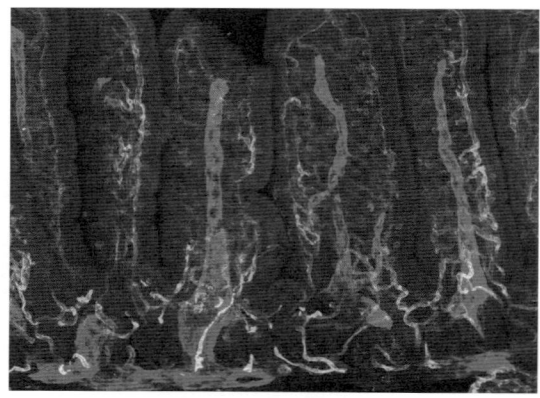

図 1.4　小腸絨毛の血管とリンパ管
トマトレクチンで血管網，LYVE-1 抗体で中心リンパ管内皮を染色した（カラー口絵図 1.4 参照）．

VEGF 受容体（vascular endothelial growth factor receptor-3：VEGFR-3），ヒアルロン酸受容体（lymph vessel endothelial hyaluronan receptor-1：LYVE-1），ホメオボックス遺伝子産物（Prox1）などが有名である（図 1.4）．小動脈は絨毛に入ると分岐・吻合して毛細血管網を上皮下に広げる．一方，リンパ管は通常絨毛あたり1本存在し，絨毛の先端部の中央から起り絨毛を下行する．

文　献
1) T. Ayabe, D.P. Satchell, C.L. Wilson et al., *Nat. Immunol.*, **1**, p.113 (2001).
2) 清野宏ら（編），粘膜免疫―腸は免疫の司令塔．p.204．中山書店 (2001).
3) T. Iwanaga, *Arch. Histol. Cytol.*, **58**, p.151 (1995).
4) H. Ishikawa, T. Naito, T. Iwanaga et al., *Immunol. Rev.*, **215**, p.154 (2007).
5) K. Honda, K. Takeda, *Mucosal Immunol.* **2**, p.187 (2009).

1.2　消化管粘膜免疫系の発達

　ヒトを含む哺乳類の腸管は出生後数分から数時間後には母体からの哺乳を始める．出生前には胎盤を通じて母親から供給される IgG が胎生児での生体防御を行っているものの，新生児は自身が経口栄養摂取で取り込む栄養分と，付

随して混入してくる微生物などの異物への対応を出生直後から迫られることになるが,その一端を母乳中の IgA が担っている.そのために腸管粘膜の免疫系システムは出生前までにある程度準備されている必要がある[1]).腸管に存在する粘膜免疫器官としてはパイエル板,孤立リンパ小節,クリプトパッチ,粘膜下免疫組織,上皮内リンパ球(IEL),それに腸管膜リンパ節などが知られている.ここでは出生前の腸管粘膜組織発生についてパイエル板の発生過程を説明する.

発生学研究の進んだマウス胎仔においても,かつてパイエル板は出生後に経口摂取開始に伴って発生してくるリンパ装置と考えられていた.ところが,著者らは胎仔組織中でのリンパ球の分化過程を調べようとしていて腸管にリンパ球マーカー IL-7Rα 陽性細胞の集積があることを発見した.さらに,同じ部位の間質細胞が VCAM-1(vascular cell adhesion molecule-1)などの白血球接着因子を強発現し始めることも確認した.その分布と位置がパイエル板のように思えたことで,パイエル板やリンパ節の欠損しているミュータントマウスを調

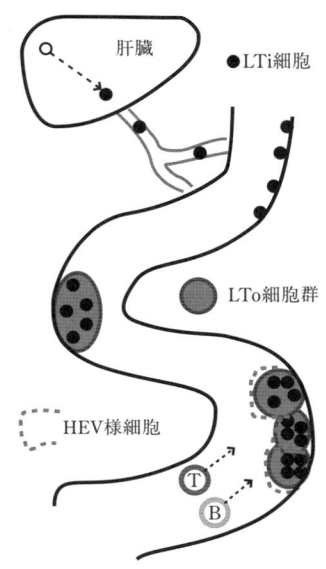

| 胎生12日~14日　LTi細胞発生と移動 |
| IL-7Rα陽性細胞が胎仔肝臓で分化,腸管へ移動 |

⇩

| 胎生15日~17日　パイエル板原基形成時期 |
| IL-7Rα陽性細胞が胎仔腸管の反腸管膜側に集積・増殖 |
| 同部位でLTo細胞がVCAM1などの接着分子を発現開始 |
| この過程にリンフォトキシンが必須である |

⇩

| 胎生16日~17日 |
| パイエル板原基にIL-7Rα陽性細胞以外の |
| 抗原提示細胞などが集積・増殖する |
| HEV分布などの微小構造構築もこの時期に進む |

⇩

| 胎生18日~ |
| パイエル板原基にT細胞とB細胞が集まり始める |

| 胎生19日(出生日) |
| 形態的には変化を認めない |

図 1.5　マウスパイエル板の発生過程

べてみたところ，これらの組織は欠損しており，確かにそれがパイエル板原基であることを発見した．パイエル板を欠損しているリンフォトキシン α（lymphotoxin-α：LTα）欠損動物の解析から，IL-7Rα 陽性細胞が LTα を発現する細胞で，VCAM-1 などの高発現間質細胞がその刺激を受けて分化し，パイエル板原基を形成する細胞であることが判明したので，それぞれ LTi（リンパ組織インデューサー）細胞，LTo（リンパ組織オーガナイザー）細胞と名付けた．組織発生過程の解析と，いくつかのミュータントマウスの解析，さらには機能阻害抗体投与実験などから判明したことを図 1.5 に示す[2]．

パイエル板原基形成過程は炎症性サイトカインである LTα がカギとなり，炎症部位で高発現する VCAM-1 が誘導されるなど，炎症反応の経過にも似ており，「計画的炎症反応」とよぶこともできると考える．パイエル板を含めたリンパ器官形成は出生後にも継続し，ほぼ完成をみるのは仔マウスが離乳食を食べ始める生後 2 週間ごろだが，LTi 細胞はこの頃にはほとんどいなくなり，主として免疫器官形成のためだけに存在し，LTα を末梢リンパ器官原基に供給していると考えられる．成体の主な免疫現象である炎症過程を免疫異物の存在しない出生前から発生過程でシミュレーションすることで炎症反応の最前線に立つべき末梢リンパ器官を形成するとは，なんともよくできた話である．

出生前にパイエル板やリンパ節原基が完成することを裏打ちするように，無菌状態で飼育されたマウスでもリンパ節やパイエル板組織は存在するし，微小構造も完成している．ただし，病的な抗原である細菌やカビが存在する通常の環境に比較すれば，無菌動物のパイエル板は非常に小さなもので，無菌動物ではパイエル板が発達しないとの誤解を受けていた時代もある．

一方，パイエル板とよく似た構造をもちながら，出生前には発達しない消化管付属の末梢リンパ組織に孤立リンパ濾胞（isolated lymphoid follicle：ILF）[3]とクリプトパッチ（cryptopatch：CP）[4]がある．

ILF はマウス消化管に 150〜300 個存在するが，小腸に限局するパイエル板とは異なり，回腸から大腸にかけて全周性に存在する．ILF の組織内基本構造は濾胞部に特異的な上皮構造や M 細胞をもち，パイエル板によく似ている．しかし B 細胞は濾胞を形成しているが，明瞭な T 細胞領域（傍濾胞領域）をもたない．無菌マウスの ILF は未熟な B 細胞マーカーを発現する血液細胞の

小さな集積として確認されるのみであることから，パイエル板とは異なり腸管内の病的な抗原による刺激に反応して器官形成されると考えられている．

一方，マウス小腸にはクリプトの間に1500ヵ所ほどCPとよばれるリンパ装置が存在することが知られている．CPに集まっているのはT細胞前駆細胞，LTi細胞あるいはLTo細胞の表面マーカーをもつ細胞群であること，TCR再構成なども確認できること，IELやCPのないマウスに骨髄移植すると必ずCPができてからIELが出現することなどから，胸腺外T細胞の分化組織であると考えられている．

面白いことに，ILFはCPを発生素地として発達する可能性，およびそのILF形成過程においてもLTi細胞とLTo細胞，およびそれらが発現するLTαとLTβRが重要であることも示唆されている．ただし，CPの数はILFの約10倍と推測されているので，すべてのCPがILFへと分化する素地となるのかどうかはわからない．

こうして腸管粘膜の末梢リンパ器官は出生前にも出生後にも二重三重に準備されて，食物摂取と病的抗原への対抗という複雑な免疫反応を状況に応じて微調整しながらこなしていくわけである．

文　献
1) J.Klein, "Immunology", John Wiley and Sons Press, New York(1982).
2) SI Nishikawa, et al., *Curr. Opin. Immunol*, **12**, p.342(2000).
3) 清野宏（編），山本正文，臨床粘膜免疫学 "孤立リンパ濾胞"，p.150，シナジー社（2010）．
4) 清野宏（編），南野昌信，内藤智明，石川博通，臨床粘膜免疫学 "クリプトパッチ"，p.142，シナジー社（2010）．

2章 共生の始まり
出生後から離乳期までの数カ月間における発達を中心に

2.1　消化管粘膜防御システムの生後初期の発達

　分娩,出産時に母・胎児1体で臍帯を通して無菌的に供給されていた栄養は,新生児の腸管を介した乳汁依存にスイッチされ,同時に腸管由来の病原物質から自らの身をまもる必要に迫られる．その際の児の腸管内や母乳中に豊富に存在する種々の防御因子が,新生児,乳児で未発達の獲得免疫（adaptive immunity）を代償して補い,また,種々の母乳成分が自然免疫（innate immunity）を補強する．

　新生児の全身性および粘膜免疫は成人および年長児のそれと大きく異なり,週～月単位でダイナミックに発達変化する．換言すると,これら免疫と防御（バリア）システムの未熟性ゆえに感染を含む新生児特有の疾患が発症するリスクが存在する．本節では,これらの点について総論的に述べる．

2.1.1　腸管粘膜

腸管粘膜防御システムの概念は,外来抗原（例：病原微生物や食物由来蛋白

表2.1　腸管の病原体,毒素,抗原に対する粘膜障壁（ムコーザルバリアー）の構成要素

非免疫学的機序	腸管腔内： 　　胃液,胆汁酸 　　蛋白質消化酵素 　　腸管運動 腸粘腸表面： 　　ムチン 　　微絨毛粘膜
免疫学的機序	腸管リンパ装置（GALT） S-IgA 細胞性免疫

表 2.2 腸管腔内の非免疫学的防御機構

胃液	新生児，乳児期早期は低酸度
胆汁酸	新生児，乳児期早期は低濃度
蛋白質消化酵素	膵外分泌不全
腸管運動	組織化された有効波が少ない

質など）が体内侵入することに対抗，防御する機構であり，非免疫学的機能と免疫学的機能に大別される（表2.1）．腸管腔内には高分子物質が存在し，一部はそのまま吸収されるが，多くの高分子物質は特異的そして非特異的防御システムに接して処理され，変化し，吸収ないしは排泄される．

a. 非免疫学的防御システム

（i）腸管腔内　強い酸性液（胃液）および，蛋白質分解酵素（ペプシン）が成人の胃内へ分泌され，防御上の重要な構成要素となるが，新生児，乳児期にはこれらの分泌物は不十分で，膵脂肪分解酵素分泌不全の代償に舌性リパーゼおよび母乳中含有リパーゼが胃内で母乳中の中性脂肪を遊離脂肪酸とモノグリセリドに分解する．これらの物質の母乳栄養児の胃内濃度は，人体に有害な病原物質，とくに包膜ウイルスとある種の寄生虫に対し強い毒性を有し，母乳栄養児において防御効果を発揮する．胆汁酸は制菌作用を有するが，新生児期，乳幼児期は分泌量が少なく濃度も低い．また，腸管運動も効果的な蠕動運動が新生児期，とくに未熟児では未発達（表2.2）で，そのために経腸栄養の開始が遅れ，さらに細菌の繁茂（bacterial over growth）を招くという悪循環のリスクを伴う．

（ii）腸粘膜表面　ムチンに富んだ，糖質複合体のグリコカリックス（glycocarix）が消化管全体の表面を厚く被っていて，腸の主要な物理的防御の一つとして機能している．小腸そして大腸において腸上皮は，93〜95％が吸収上皮細胞で，これらの腸上皮先端には微絨毛があってさらに吸収面積を増大させている．高度に糖化された蛋白質および脂質が微絨毛深部に浸透し，電子顕微鏡写真ではクリスタル状の刷子状構造物として認められる．グリコカリックス周辺部分は，ゴブレット細胞（上皮粘膜細胞の3〜5％を占める）から分泌された粘液の厚い層があり，この中には抗細菌性の蛋白質とペプチドおよびパネート細胞を包埋していて，物理化学的防御壁を成している．粘液層と管腔内

表 2.3　腸粘膜表面（ムチンと微絨毛）の非免疫学的防衛機能

腸管内の細菌や抗原が，腸粘膜への付着，取込み，貫通を防止する物理的障壁である．

新生児のムチン	炭水化物含量が蛋白質に比べ少なく，微生物に対する防御能が弱い
新生児の微絨毛粘膜	より液体で構成が不完全なため，E.coli やコレラ菌が付着しやすい

容物が直接接する部位では，共生細菌のバイオフィルムがゆるやかに形成されている．腸管のグリコカリックス糖化とムチンの構成分は新生児と成人で異なる．これらの違いは，成人と新生児の腸内細菌叢の違いと腸内病原物質への感受性の違いに関係している（表 2.3）．

　腸絨毛細胞の分化は，陰窩基底部において 5 日ごとの周期で幹細胞から増殖，由来する細胞で置換される．増殖分化する細胞の系統の一つにパネート細胞があり，パネート細胞は各陰窩基底部の方へ遊走する．パネート細胞からは，抗微生物蛋白質とペプチド，リゾチームおよび無菌・殺菌的領域を作り出す産生物が分泌される．陰窩部における細菌集落形成抑制は，細菌種の変動や，パネート細胞の傷害の原因，損傷を最小限度に抑えることができる．陰窩から分泌される菌抑制物質は，上述のグリコカリックスとムチンからなる層と一体化して，すべての腸内共生微生物の集落形成の制限あるいは局在化に資する．さらに，抗微生物蛋白質とペプチドの産生は局在特異性を有し，腸内細菌の適切な部位だけでの集落形成を誘導する．

b. 免疫学的防御システム

　腸管はリンパ球に富む臓器で，全リンパ性器官の中で最も大きい．そして腸管は粘膜を有する他の臓器とのネットワークを形成し，粘膜免疫系の中核として，胸腺を中核とする全身性免疫とは独立した局所免疫を担っている．腸管に侵入する種々の病原物質に対する前線防御の重要な役割を担っている．腸管粘膜に全形質細胞の 70〜80％ が存在し，IgA の 90％ は消化管で産生される．種々の抗原に対する IgA 産生を司っているのが腸管付属リンパ組織（gut-associated lymphoid tissue：GALT）である．GALT はパイエル板や腸間膜リンパ節，粘膜固有層や上皮細胞間リンパ球など多彩な細胞で構成されている．パイエル板はヒトでは空腸下部から回腸にかけて腸間膜付着の対向壁の粘膜内に 20〜30 個（長

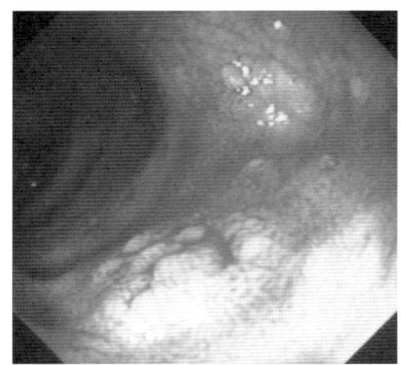

図 2.1 回腸末端部に内視鏡的に視認できるパイエル板
（粘膜上に膨隆した部分）

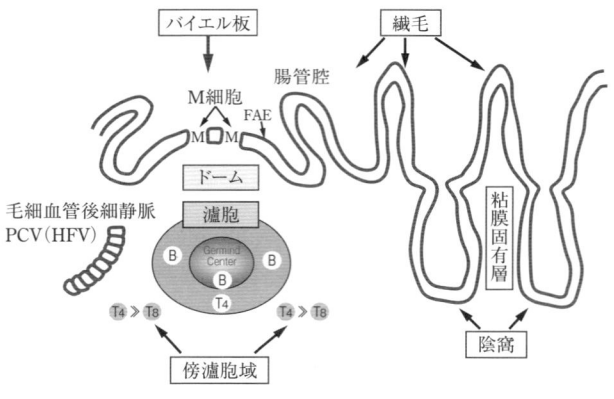

図 2.2 パイエル板の構造

さ 2〜8 cm, 幅 1 cm 前後）存在し, 小児期には内視鏡的に視認しやすい（図 2.1）.
　パイエル板は一層の特殊に分化した上皮細胞層（follicle-associated epithelium：FAE）によって被覆されたリンパ小節の集合体である. FAE は構造的には, 微絨毛を有する円柱上皮と微絨毛をほとんど欠き, 種々の抗原物質を積極的に取り込むことのできる, 特殊に分化した M 細胞（microfold cell）の 2 種の上皮細胞から構成されている（図 2.2）. M 細胞は class Ⅱ MHC（主要組織適合複合体）（HLA-DR）抗原陰性である. M 細胞のある FAE とその下方のリンパ

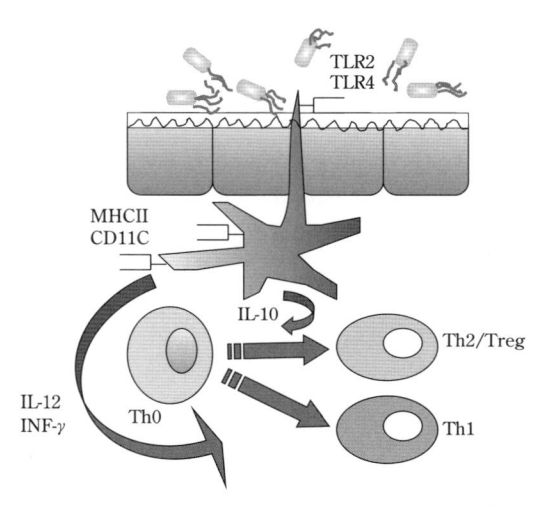

図 2.3 樹状細胞が腸上皮細胞間より突起を伸ばし，腸管腔内の PAMPs と TR-L を介して感知し免疫反応を惹起

小節との間にドーム状に降起した部分があり，ドーム（dome）と称され多彩な細胞群からなる．腸内抗原に対し活発に反応する場で，腸管腔内の細菌および高分子は M 細胞から取り込まれ，基底部のリンパ球群の樹状細胞（dendritic cell：DC）やマクロファージに抗原提示される．

　粘膜固有層にも存在する腸管 DC は，その細胞質の一部をタコ足状に上皮細胞間隙から管腔内に伸ばし，抗原情報を採取して局所，あるいは腸間膜など他のリンパ系に提示，さらに抗原処理後に適切な MHC 分子へ最終的に提示される（図 2.3）．そして抗原特異的 sIgA 産生に至り，その効果として特異抗原の腸上皮接着を防止して宿主の疾病防御に寄与する．このシステムは，未熟児，新生児そして早期乳児には十分発達していないが，初乳および出産後早期の母乳は sIgA を豊富に含有し，児の機能を補うことはよく知られている．DC を主体とする抗原提示細胞は継続して腸管腔内の抗原を探索し，典型的な自然免疫に対し急速に多量のサイトカインを産生する．そしてさらに遅延型抗原特異的リンパ球反応すなわち獲得免疫を活性化する．粘膜免疫におけるこれら 2 対の武器は成熟腸管では活性化した好中球と単球を血液から粘膜固有層へ導入し

て自己抑制的炎症抑制を開始する．通常は，局所免疫反応に留められ，慢性の全身的炎症性反応に進展しない．成熟腸管における複雑な緩和機序は未熟児においては未発達であり，未熟児の腸管における新生児壊死性腸炎（necrotizing enterocolitis：NEC）のような過度の炎症が発症する背景となる．

c. 新生児のTLRs（toll-like receptors）

腸粘膜免疫を十分に機能させる上で中心的役割を担うのは，TLRファミリーが病原菌，常在菌を含む微生物の産生する分子成分を認識後に発するシグナルを伝達し，腸細胞の反応を惹起する伝達回路である．TLRs分子はヒトで10個が確認されていて，菌壁の成分特有のエピトープ，すなわちpattern recognition molecule（PRM）を接着する．

TLRsの腸管におけるシグナル伝達に関して，とくに胎児および新生児における役割が近年注目され研究が進展している．

在胎週数18～21週の胎児の小腸細胞はTLR2とTLR4を発現し，また腸絨毛および陰窩の上皮細胞リポ多糖体（lipopolysaccharide：LPS）の受容体であるTLR4とMD2を発現している．胎児腸細胞をLPSで刺激すると成人の腸管上皮細胞に比しNF-$\kappa\beta$が過敏に高反応しCXC-ケモカインリガンド8（CXCL8）とCXCL2の産生も高めである．

このようなLPSに対する強烈な腸管上皮細胞の炎症反応は，生後間もない時点で，新生児が腸管内細菌，とくにLPSを有するグラム陰性菌の集落を急速に形成した時に重大な危機を招きかねない．それゆえ，周産期に児の腸細胞がLPSに暴露されると，上皮細胞のLPSに対する反応が減弱・消失することが最近報告されているが，それはLPSに対する腸管上皮細胞が反応する際，腸管上皮TLR4シグナルの仲介に必須なIRAK1の発現抑制を伴っているためである．この菌体内毒素LPSに対する出生後のトレランスは，新生児にその後引き続き起る腸内細菌の集落形成への適応を強化し，また宿主－腸内細菌間の共生上必要な恒常性を保つ上でも役立つと考えられる（図2.4）．

すなわち，腸管上皮細胞に発現しているTLRsおよび腸マクロファージは，出生前（胎児期）は刺激に対して敏感であるが，出生後のTLRsは発現していても反応は穏やかである．併行して，抗微生物蛋白質とペプチドを分泌するパネート細胞が新生児の小腸における細菌，たとえば大腸菌（$E.\ coli$）の排除に貢

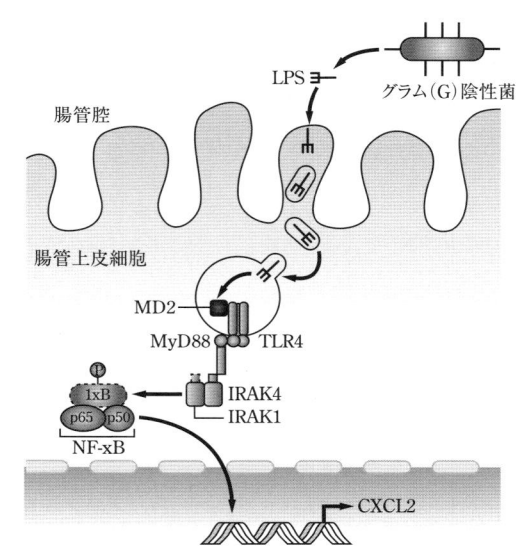

図 2.4 成熟新生児の腸がグラム（G）陰性菌（LPS）に最初に接した腸の腸細胞の反応．
未熟児の腸と違い，過敏な反応を起さない

献している．未熟児に発症しやすい NEC の発症機序を考える点からも，新生児の腸管の自然免疫の発達，LPS と TLR4 の密な関係は重要である．未熟児において LPS に対する反応の適切な抑制ができていないことが，NEC を発症しやすい大きな要因になっていると考えられる．換言すると出生時に TLR4 の発現が認められることが新生児腸管の健康と疾病に対し重要な役割を演じている．

2.1.2 母乳―新生児の未熟な腸管免疫を支援

新生児のとくに未熟児の腸管は，炎症性刺激と病原物質に過敏であり，脆弱である．ヒト母乳は炎症過程を鎮める免疫調整活動休止中の多数の白血球そしてオリゴ糖などのグリカンを含む．あるグリカンは共生微生物の集落形成を促進し，他のグリカンは特異的な病原物質を発育阻止する．

a. 新生児の腸管免疫への免疫調節分子による影響

母乳栄養の総合効果の重要な一つに，腸管免疫を調整して感染に対して無症

表 2.4　母乳中の生体防御成分

液性成分	細胞性成分	ホルモンとホルモン様物質
免疫学的特異成分	免疫学的特異成分	表皮成長因子（EGF）
免疫グロブリン	T リンパ球	プロスタグランジン
sIgA, IgG, IgM, IgD, Soluble TLR2, Soluble CD14	B リンパ球	リラキシン
	補助的細胞	ニューロテンシン
サイトカイン	好中球	IGF-1
IL-1β, IL-6, IL-8, IL-10, TNF-α, TGF-β	マクロファージ	ボンベシン
	上皮細胞	ゴナドトロビン
T リンパ球産生物		甲状腺ホルモン
組織適合性抗原		甲状腺刺激ホルモン
非特異的因子		甲状腺刺激ホルモン放出ホルモン
補体（C_3）		T_3, T_4
走化性因子		ACTH
プロパージン		副腎皮質ステロイド
インターフェロン		プロラクチン
α-フェトプロテイン		エリスロポエチン
ビフィダスファクター		インスリン
抗菌因子		レプチン
葉酸取込促進因子		アディポネクチン
抗ウイルス因子（ムチン，脂質その他）		消化管ホルモン
表皮成長因子（EGF）		
ムチン		
オリゴ糖		
蛋白担体		
ラクトフェリン，ラクトフェリシン，トランスフェリン		
B_{12}-結合蛋白質		
コルチコイド結合蛋白質		
フィブリノネクチン		
酵素		
リゾチーム		
リポプロテインリパーゼ		
PAF-アセチル加水分解酵素		

（Ogra PL, Fishaut M. Human breast milk. Remington Klein（editor）. In Infection diseases of the fetus and newborn infact, 3rd ed., WB Saunders, Philadelphia, p.68（1990）より改変）

状化し炎症を鎮静化しつつ，病原物質に対する免疫学的メモリーも徐々に獲得することがある．母乳中には栄養素以外にも広域で多種の生体防御成分が含有

されている（表2.4）．これらの物質が腸管壁層に直接作用して，腸管の発育，発達栄養効果を発現し，児を感染から防御して腸管の運動や栄養吸収を助け，腸管の解剖そして生理化学的発達を増進する．

さらに，抗微生物作用に加え，抗炎症／調整，細胞障害抑制／修復，自然免疫の増強，次いで獲得免疫の誘導などの効果が母乳栄養児において期待される．抗原刺激をまだ受けていない免疫学的に未熟な新生児が，抗原刺激を受けて発達せんとする際に，母乳，とくに上記分子（表2.4）を多量に含む初乳が与えられることの意義はきわめて大きく，自然の神秘に等しい．獲得免疫が母乳によって刺激されることは，母乳栄養児の胸腺が人工栄養児のそれに比し有意に大きいことからも間接的に知ることができる．

b. 母乳はプレバイオティクス（prebiotics）を豊富に含む

ヒト母乳中には（表2.5）に示すように多種のオリゴ糖が豊富に含まれている．母乳に含まれる炭水化物の95％超は乳糖（母乳成分の7％）であるが，糖抱合体オリゴ糖などが4％（7〜12 g/L）前後含まれている．しかしそのオリゴ糖には個人差がある．母乳オリゴ糖は乳糖を炭水化物の還元末端に，フコースとシアル酸を非還元末端に配している．これら母乳中の（複合）糖は病原体が腸管上皮から侵入する際にその受容体として結合する腸管上皮上の糖抱合体と構造的に共有する部位を有するため，競合的に病原菌の進入を阻止する（図2.5）．

表 2.5 母乳中のオリゴ糖，抱合型糖で病原体の腸管上皮あるいはその産生毒素と結合を阻止するもの

受容体	病原体
フコシル化五糖	腸管病原性大腸菌
フコシル化オリゴ糖	大腸菌（熱安定性エンテロトキシン）
	Campylobacter jejuni
Gal（β1-4）GlcNAc（β1-3）Gal（β-4）Glc	*Streptococcus pneumoniae*
ガングリオシド GM_1	*Vibrio cholerae*（毒素）
	大腸菌（熱不安定性エンテロトキシン）
糖脂質 Gb_3	*Campylobacter jejuni*（毒素）
	Shigella（毒素）
マンノシル化糖ペプチド	腸管出血性大腸菌（ベロ毒素）
マンノシル化糖蛋白	ETTC CFA／Ⅱ
	ETTC 1型フィンブリア
ラクタドヘリン（糖蛋白）	ロタウイルス

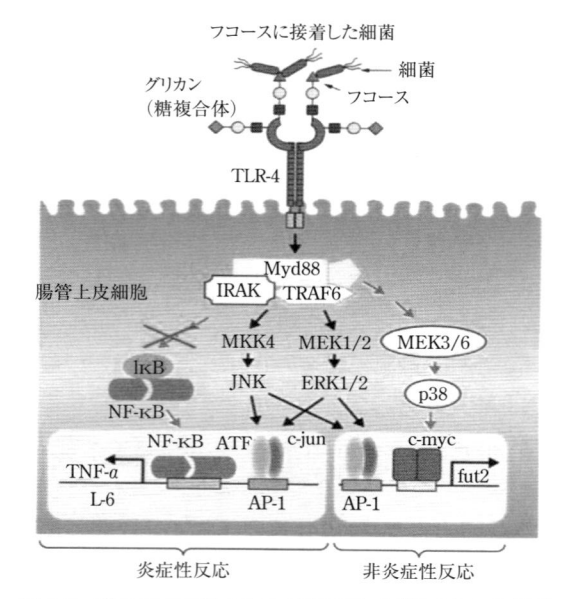

図2.5 微生物が腸管上皮上の受容体（グリカン）に接着するが母乳中オリゴ糖はこの受容体を構造的に共有する部位を有し，競合する
（NN.Nanthakumar, et al., 2008）

　一方，母乳中のオリゴ糖はプレバイオティクスとしてプロバイオティクス（probiotics）および常在腸内菌の増殖を促進する作用の面からも注目されている．プレバイオティクスとはフコースオリゴ糖を代表とする非/難消化性食材で，大腸内のある限られた菌の増殖と活性化を促進し，宿主の健康に貢献するものと定義されている．小腸で消化を受けずに大腸へ移動してきたオリゴ糖や消化吸収を免れた乳糖を含む他の炭水化物は，大腸内の菌で発酵を受け乳酸などの有機酸や酢酸，プロピオン酸，酪酸などの短鎖脂肪酸（short-chain fatty acid：SCFA）を産生する．これら物質はビフィズス菌，乳酸桿菌など，ある特定の常在菌を増殖し，これら菌のプロバイオティクス作用を介して腸の免疫防御能を高める．さらにプレバイオティクスがプロバイオティクスを介さず直接に調節性サイトカイン IL-10 と防御性サイトカイン INF-γ の産生増強に関与し，またアレルギーに対する臨床効果も報告されている．

母乳中オリゴ糖が発酵を受け短鎖脂肪酸が産生される過程で水素ガス（H_2），炭酸ガス（CO_2）そしてメタンなどのガスと細菌の壁の塊りも産生する．細菌によって短鎖脂肪酸の産生にある程度の特徴があり，たとえば *Bacteroides* は主として酢酸，プロピオン酸，コハク酸を，ビフィズス菌は主として酢酸，乳酸を産生する．しかし，酪酸の主たる産生菌は不明である．母乳栄養児の腸内細菌叢はビフィズス菌が優勢にあり短鎖脂肪酸の中で酢酸，乳酸が多く，腸内環境が酸性になるため，大腸菌，streptococci そして病原菌の増殖が抑えられる．さらに母乳中の栄養素の利用率は人工乳のそれに比べ高く，大腸に流入する発酵に資する物質が少ないため，短鎖脂肪酸の産生物の種類の違いだけでなく全体量が少ない．

文　献
1) Y. Li, T. Shimizu, A. Hosaka, N. Kaneko, Y. Ohtsuka, Y. Yamashiro, *Pediatr Inter.*, **46**, p.509 (2004).
2) WA. Walker, *J Pediatr Gastroenterol Nutr.*, **30**, S2-7 (2000).
3) Q. Yuan, WA. Walker, *J Pediatr Gastroenterol Nutr.*, **38**, p.463 (2004).
4) 山城雄一郎，栄養評価と治療，**25**, p.32 (2008).
5) NN. Nanthakumar, D. Meng, FIMF 合同フォーラム 2008「腸内共生菌と食の機能」，東京 (2008).
6) RD. Fusunyan, NN. Nanthakumar, ME. Baldeon, WA. Walker, *Pediatr Res.*, **49**, p.589 (2001).
7) NN. Nanthakumar, RD. Fusunyan, I. Sanderson, WA. Walker, *Proc Natl Acad Sci USA.*, **97**, p.6043 (2000).
8) DS. Newburg, *J Pediatr Gastroenterol Nutr.*, **30**, S8-17 (2000).

2.2　腸内細菌叢の形成・変遷を経て発達する優勢菌叢

2.2.1　新生児期の腸内細菌叢の変遷

ほぼ無菌状態で生誕するヒト腸管には，出生を機に次々とさまざまな細菌が入り込むようになる．そして，それぞれの細菌は，その時その場における定着か排除かの取捨選択を受ける．運よく定着の場を得た細菌は，他の細菌と競合あるいは共生しながら増殖し細菌叢を形成する一員となる．このように無菌状態からのスタートとなる新生児の腸内細菌叢は，ダイナミックかつ多様な変動

を展開しながら成熟していく．

　図2.6にPCR/DGGE法による新生児12名の生後2カ月間の糞便細菌叢の変動データを示す[2]．一見してわかるように，個人ごとに定着する細菌種はさまざまである．しかし，その変動パターンにはある一定の法則がみられる．まず生後直後に定着するのは，*Pseudomonas*属細菌のような好気性菌（図2.6では囲い文字で表記）である．一般的に，これらの好気性菌は腸内細菌としてはあまり認知されておらず，土壌などの自然環境中に生息する細菌として知られている．おそらく，新生児の周りの環境中に生息する細菌が偶然口から入り込み，まだ酸素が残る新生児の腸管で好気的に増殖したものと思われる．

　しかし，これらの好気性細菌はすぐに姿を消し，それに代わり*Streptococcus*属細菌や大腸菌群のような通性嫌気性菌が定着を始める（図2.6では黒文字で表記）．この間の時間経過はわずか2〜3日である．興味深いことに，ここで出現する通性嫌気性の細菌種には，腸内細菌としてよりむしろ口腔細菌として知られるものが多い．まず先に口腔内で定着し増殖したものが，消化管に入り込み，まだスペースにゆとりのある腸管にそのまま定着しているものと思われる．しかし，これらの通性嫌気性菌の天下も長くは続かず，生後1週間もすると偏性嫌気性菌のビフィズス菌属細菌の定着が始まり，徐々にその座を明け渡していく（図2.6において偏性嫌気性菌は黒背景に白抜き文字で表記）．

　以上のように，ダイナミックに侵入と進退を繰り返す各種細菌を，酸素要求性/耐性・感受性という観点から整理すると，腸内環境が酸素を含む環境から無酸素状態へと刻々と変化していることが窺える．一般的にビフィズス菌主体のビフィズス菌叢の構築は乳児腸管の健康のバロメータといわれるが，このビフィズス菌主体の細菌叢が形成されるまでの遷移状態を司る通性嫌気性菌には，ビフィズス菌叢のよび水としての重要な働きがあると考えられる．

　ところで，近代医療では，抗生物質の使用は産前産後の母体と新生児を感染症から保護するために欠かせないアイテムとなっている．ところが上記のような発展途上にある新生時期の腸内細菌叢は，安定した成人の腸内細菌叢に比べると非常にデリケートで外乱の影響を受けやすい．中でも抗生物質の影響は大きく，とくに問題なのは上記のようにある機序に従って構築されていく乳児期の腸内細菌叢形成の初期段階において，抗生物質による外乱があると，その影

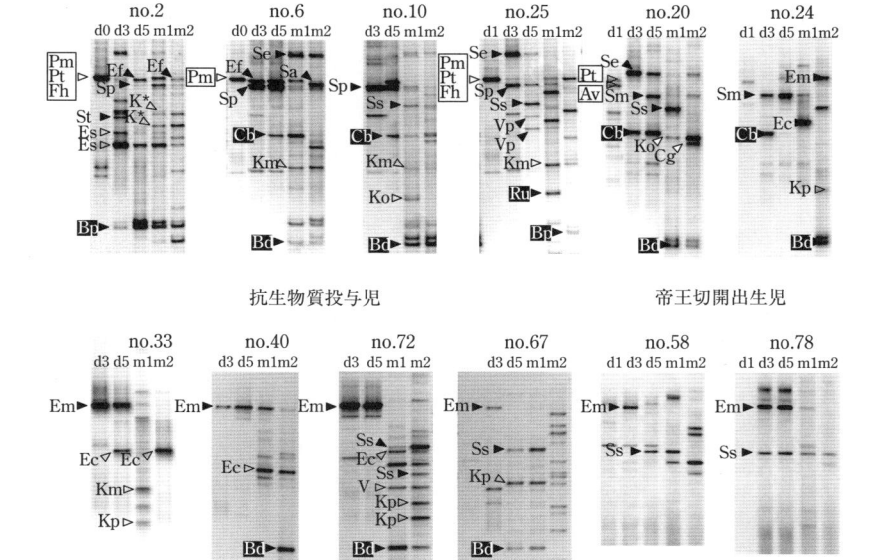

2.2 腸内細菌叢の形成・変遷を経て発達する優勢菌叢

図 2.6 生後 2 カ月間の糞便細菌叢の変動

12 名の新生児における生後 2 カ月間の糞便細菌叢の変化を PCR-DGGE 法で解析した．下段左の 4 名の被験者は生後 3 日目まで毎日 4 回，50 mg/kg のセファレキシンを経口摂取している．下段右の 2 名の被験者は帝王切開にて出生し，帝王切開を受けた母親は生後 4 日間毎日 2 g のセフォチアミンの点滴を受けている．各被験者よりサンプリングした糞便より，細菌の DNA を抽出し，各細菌の 16S リボソーマル RNA 遺伝子を PCR にて増幅し，変性剤濃度勾配ゲル電気泳動にて分離した．d0, 出生日当日；d1, 生後 1 日後；d3, 生後 3 日後；d5, 生後 5 日後；m1, 生後 1 ヵ月後；m2, 生後 2 ヵ月後. 白抜き矢頭はグラム陰性菌．黒塗り矢頭はグラム陽性菌．各バンドに付した枠付き黒文字は好気性菌，黒文字は通性嫌気性菌，黒背景白抜き文字は偏性嫌気性菌を示す．菌略名は次の通り．Ef, *Enterococcus faecalis*；Ss, *Streptococcus salivarius*；Sp, *Streptococcus parasanguis*, Se, *Stapylococcus epidermidis*, Em, *Enterococcus faecium,* Sa, *Streptococcus anginosus*；St, *Streptococcus thermophilus,* Sm, *Streptococcus mitis*；Cb, *Clostridium butyricum*；Bd, *Bifidobacterium dentium*；Bp, *Bifidobacterium pseudocatanulatum*；Ru, *Ruminococcus* sp.；Es, *Enterobacter* sp.；Kp, *Klebsiella pneumoniae*；Km, *Klebsiella milletis*；Ec, *Escherichia coli*；Ko, *Klebsiella oxytoca*；Kr, *Klebsiella rennanqify*；Cg, *Calymmatobacterium granulomatis*；Vp, *Veillonella parvula*；V, *Veillonella* sp.；Pm, *Pseudomonas marginalis*；Fh, *Flavobacterium heparinum*；Pt, *Pseudomonas tolaasii*；Av, *Acidovorax deflvii*；K*, *Klebsiella* spp. データは参考文献 2) および 4) に発表．

響が後に長く残る恐れがある．

　図2.7は，セファレキシンというセフェム系抗生物質を生後4日間にわたり経口投与された新生児と非投与の新生児の生後2カ月間のビフィズス菌，大腸菌群，そして腸球菌の菌数を比較したものである．最初に顕著な影響が表れるのは腸球菌の異常増殖である．抗生物質の投与期間中からその数日後にかけて，腸球菌が異常に増えている．この様子は図2.6のDGGE解析においては *Enterococcus faecium*（図2.6ではEmと表記）のバンドの出現でみられる．*E. faecium* は腸球菌の中でもとくにセフェム系抗生物質が効かないことで知られている．抗生物質の選択圧により，競合菌のいない非常に有利な生育環境を得て優先的に増殖したものと思われる．また，抗生物質摂取児にはビフィズス菌の定着が遅れる傾向がみられる．被験者によってはこのダメージが生後1カ月から2カ月まで続いている．大腸菌群に関しては，むしろ抗生物質投与中あるいは直後よりもしばらく時間が経過した1カ月後から2カ月後に大きな差となって表れている．

　一般的にビフィズス菌は腸管において大腸菌群に拮抗するといわれ，新生時期に一時的に定着した大腸菌群はビフィズス菌叢の形成とともに排除されていくと考えられる．抗生物質によりビフィズス菌叢がうまく形成されなかった乳児では，この競合連鎖がうまく機能しなかったものと思われる．細菌叢形成の初期段階で抗生物質により撹乱された腸内細菌叢に1カ月以上にわたりそのダメージが残るというこの事実は，新生児に対する化学療法のあり方について一石を投じているといえよう．

　図2.6および図2.7では，同時に帝王切開出生児の各種菌数も比較している．自然分娩児において初期定着する細菌のある部分は母親の産道由来であるといわれ，その機会を得ない帝王切開出生児では腸内細菌叢が異なるといわれている．本研究でも帝王切開出生児の細菌叢が自然分娩児に比べてかなり異なる傾向を示しているが，ここで着目されることは，帝王切開出生児が抗生物質投与児と似た菌叢変化の傾向を示していることである．たとえば，帝王切開出生児でも生後直後の *E. faecium* の異常増殖がみられ，またビフィズス菌の定着の遅れがみられる．そして大腸菌群も抗生物質投与児と同様，自然分娩児に比べて多い傾向にある．帝王切開した母親は術後感染症予防のために抗生物質の点

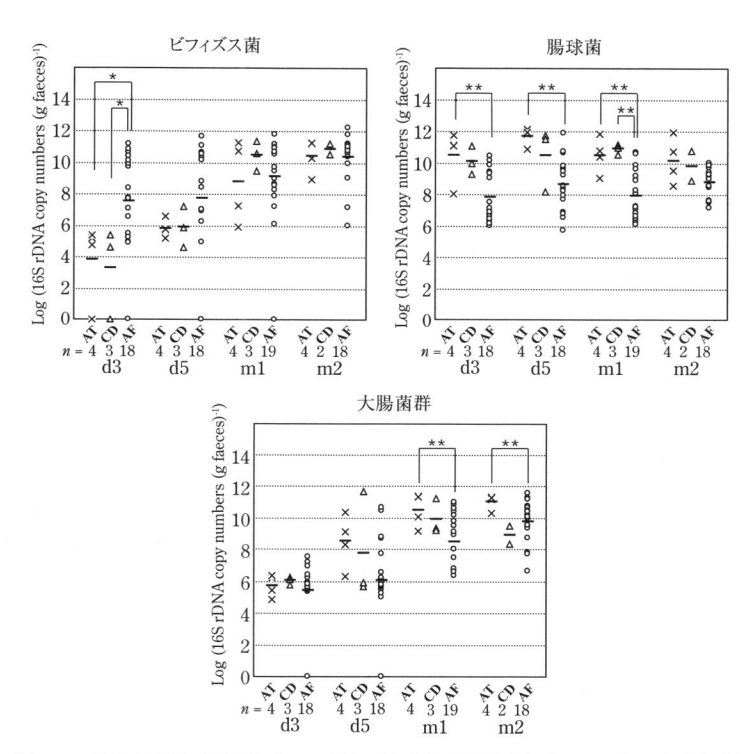

図 2.7 抗生物質非投与児（AF, ○），抗生物質投与児（AT, ×），帝王切開出産児（CD, △）の糞便中の各種細菌数の比較

各グループの被験者の抗生物質摂取状況，出産状況については図 2.6 と同じ．各糞便より抽出された全細菌 DNA を鋳型に各細菌特異的プライマーを用いて定量的 PCR を行い各細菌数を求めた．水平線は平均値を示している．ノンパラメトリック有意差検定（Mann-Whitney U test）にて各 2 群間の統計的有意差を検定した．$*p \leq 0.05$；$**p \leq 0.01$．本図は参考文献 3）より転載．d3，生後 3 日後；d5，生後 5 日後；m1，生後 1 ヵ月後；m2，生後 2 ヵ月後．

滴を生後 4 日間にわたり受けている．母体が摂取した抗生物質が母乳を介して乳児に伝播することはよく知られており，帝王切開出生児も母乳を介して抗生物質を間接的に摂取しており，その影響を受けているのではないかと考えられる．

2.2.2 授乳期におけるビフィズス菌叢の完成と離乳期における崩壊

著者らは近年,腸内細菌叢の細菌叢解析に次世代ピロシーケンサーを導入し,乳幼児の腸内細菌叢変遷をより詳細に調査している.具体的な実験法は次のとおりである.糞便サンプルより抽出される全細菌 DNA を鋳型に PCR により全細菌 16S リボソーマル RNA 遺伝子を増幅させ,その増幅産物をピロシーケンサーにより大量にシーケンスする.そして得られた配列を 1 本ずつデータベースサーチに供して,その分類学情報を得,それらを合わせて各細菌種の存在比を算出する.この方法により俯瞰的な菌叢データを高い精度で得ることができる.

図 2.8 と図 2.9 はその方法を用いて得られた乳幼児 6 名の生後 3 年間の糞便細菌叢の変遷データである.図 2.8(A)は腸内細菌主要 4 門(phyla)の占有率(6 名の平均値)の変遷を示している.生後 1 週間後には,*Actinobacteria* 門の占有率が 50% 程度となっている.授乳期の主要菌であるビフィズス菌は *Actinobacteria* 門に属し,この 50% の大部分もビフィズス菌である.*Actinobacteria* 門に続く優占門は *Firmicutes* 門である.この新生児期の *Firmicutes* 門には,2.2.1 で紹介した通性嫌気性グラム陽性細菌の多くが含まれる.それに次ぐ優占門は *Proteobacteria* 門である.この *Proteobacteria* 門は通性嫌気性の大腸菌群が主体である.

新生時期を過ぎると,これらの中で *Actinobacteria* 門がどんどんその占有率を高め,生後 3 カ月時には *Actinobacteria* 門が 90% を超える.いわゆる細菌叢がビフィズス菌で占領された状態"ビフィズス菌叢"の完成を示している.しかし,その後,生後半年ほど過ぎたころから始まる離乳期を介して,このビフィズス菌叢の崩壊が始まる.図 2.8(A)からわかるように,*Actinobacteria* 門に代わり *Firmicutes* 門が隆盛する.しかし,ここで活躍するのは,新生児期に出現するタイプの通性嫌気性の *Firmicutes* ではなく,偏性嫌気性の *Firmicutes* すなわち *Clostridium* 綱の細菌である.

図 2.8(B)は,各サンプルより得られた 16S リボソーマル RNA 遺伝子の配列の多様性から各サンプルに存在する細菌種数を見積もったものである.一部の例外を除いて生後 1 カ月時では 100 種前後が見積もられ,2 カ月時には 100 から 200 種の間と若干の増加傾向がみられる.これは 2 カ月ごろまでは,次か

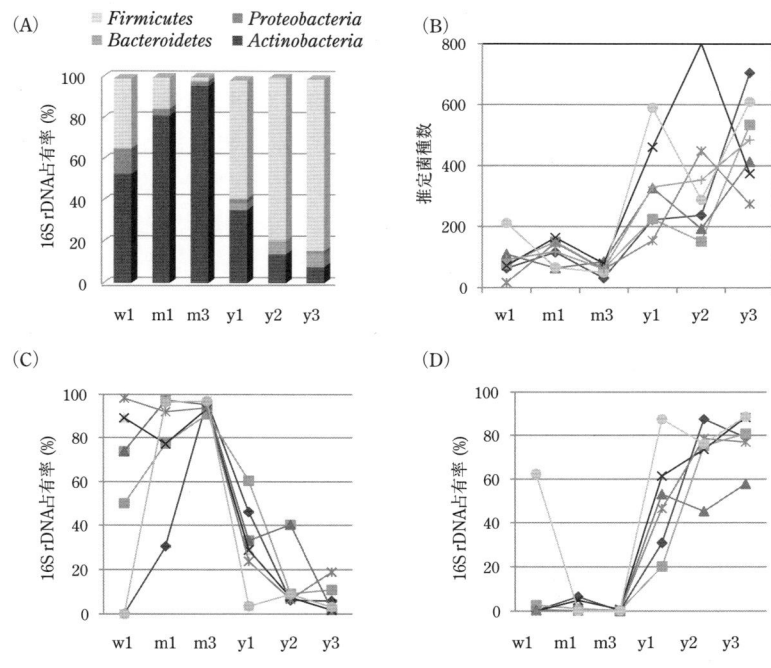

2.2 腸内細菌叢の形成・変遷を経て発達する優勢菌叢

図 2.8 生後 3 年間の糞便細菌叢の変動
被験者 6 名の糞便より抽出した全細菌 DNA を鋳型に全真正細菌を標的としたユニバーサルプライマーにより 16S リボソーマル RNA 遺伝子の V6-V8 領域を増幅させ，次世代型ピロシーケンサーにて各サンプルごとに 800 本の配列解析を行い細菌叢データを得た．w1，生後 1 週間後；m1，生後 1 ヵ月後；m3，生後 3 カ月後；y1，生後 1 年後；y2，生後 2 年後；y3，生後 3 年後．(A) 主要 4 細菌門の組成（6 名の平均）．(B) 各糞便サンプル中の推定細菌種数（Chao 1 index）．(C) 各被験者のビフィズス菌属細菌の占有率の推移．(D) 各被験者の *Clostridia* 綱細菌の占有率の推移．本図の一部は文献 4) より転載．

ら次へと新種が入り込んでは定着していっていることを示している．しかし 3 カ月時では，明らかに菌種数の減少がみられる．これは，ビフィズス菌叢の形成により，それ以外の細菌種が排除されていることを示している．そしてその後，離乳を介して 1 歳児になると一気に細菌種数が増加する．この増加の度合いは被験者によりさまざまであるが，多い被験者では 500 種を超える．そしてその後も徐々に定着菌種の増加していく様がみられる．

図 2.8（C）と（D）はそれぞれ，ビフィズス菌属と *Clostridia* 綱の占有率の変動を被験者ごとに示している．ビフィズス菌叢の構築の速度は児それぞれで，生後 1 週間の時点でビフィズス菌叢がほぼ完成している被験者もいれば，生後 3 カ月でようやくビフィズス菌叢が完成している被験者もいる．乳児期のビフィズス菌の腸管増殖には，母乳が重要な因子といわれている．

しかし，これまでに著者らが調査した乳児においては母乳とビフィズス菌数あるいはビフィズス菌占有率の関連性はみられていない．本データでも母乳栄養児および人工乳栄養児両者を含む 6 名全員でビフィズス菌叢の構築が確認されている．近年の人工乳にはビフィズス菌を増殖させるための栄養因子が人工的に添加されていること，および大部分の母親が母乳と人工乳を組合せて乳児に与えていること，この二つの理由から授乳形態による細菌叢の差が現れにく

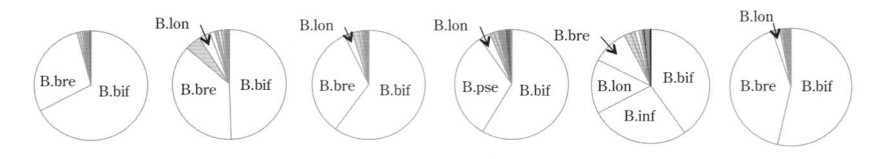

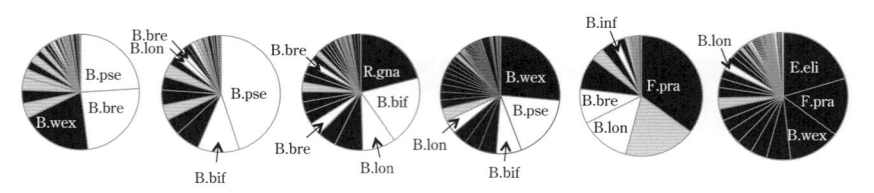

図 2.9　離乳前後の糞便細菌叢（種レベル）の比較
図 2.8 と同じ実験にて各被験者の糞便中の各種細菌の占有率を求め，被験者ごとに円グラフで示した．白塗り部分はビフィズス菌属に属する細菌種，黒塗り部分は *Clostridia* 綱に属する細菌種，灰色部分はその他の細菌を示す．B. bre, *Bifidobacterium breve*；B. bif, *Bifidobacterium bifidum*；B. lon, *Bifidobacterium longum* subsp. *longum*；B. pse, *Bifidobacterium pseudocatenulatum*；B. inf, *Bifidobacterium longum* subsp. *infantis*；B. wex, *Blautia wexlerae*；R. gna, *Ruminococcus gnavus*；F. pra, *Faecalibacterium prausnitzii*；E. eli；*Eubacterium eligens*．本図は文献 6）より転載．

くなっているものと思われる．

　一方，離乳後のビフィズス菌叢崩壊の程度とその速度も被験者により個人差がある．しかし，生後3年後にはすべての被験者においてビフィズス菌の占有率は10%程度にまで減少している．そして，ビフィズス菌に代わり *Clostridia* 綱の細菌が優勢菌となっていく様子がみられる．

　図 2.9 には被験者 6 名の一人ずつの離乳前後の糞便サンプルの菌種組成を円グラフで示している．円グラフの白塗り部分はビフィズス菌属に属する菌種を示しており，黒塗り部分は *Clostridia* 綱に属する菌種を示している．

　この円グラフからわかるように，離乳前の生後 3 カ月時では 2 種から数種のビフィズス菌種が優占菌となっていることがわかる．一方，離乳後の生後 1 年時では，図 2.8 でも示されているように，このビフィズス菌叢が *Clostridia* 綱の細菌種で侵食され始めていることがわかる．ただし，この離乳後に定着を始める *Clostridia* 綱の細菌種は，離乳前の優占ビフィズス菌種が 2 菌種程度であったのに比べて多種にわたっている．この多菌種で構成される *Clostridia* 綱の定着により，図 2.8（B）に示されているように，離乳後の菌種数の爆発的な増加がみられていると考えられる．ただし，優占種として出現する *Clostridium* 綱の細菌種はある程度共通しており，*Faecalibacterium prausnitzii, Blautia wexlerae, Ruminococcus gnavas* などが複数の被験者から検出されている．

　以上，授乳期のビフィズス菌叢の構築と離乳後の *clostridia* 菌叢の構築という，乳幼児に普遍的にみられる腸内細菌叢変遷の共通パターンについて言及してきた．しかし，一人ひとりの変遷パターンを詳細に観察すると，個人差がかなりあることがわかる．図 2.10 では，*Clostridia* 綱，*Proteobacteria* 門，*Bacteroidetes* 門の三つの細菌グループの生後 3 年間の占有率を，13 名の被験者についてプロットしている．

　本菌叢データは図 2.8 および図 2.9 同様，16S リボソーマル RNA 遺伝子のピロシークエンシングより解析して得られたものである．このグラフからわかるようにこれらの細菌グループの占有率には個人間でかなりのばらつきがある．前述したように，*Clostridium* 綱細菌は一般的に離乳後に定着が始まる細菌グループである．しかし，数名の被験者において新生児期から顕著な定着がみられる．これについてさらに詳細な分類を行うと，これらの新生児期に定着して

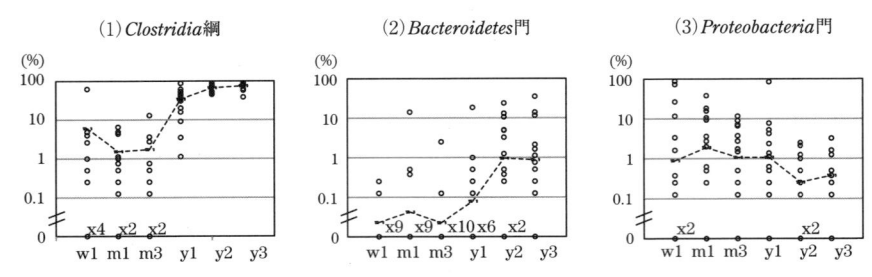

図 2.10 生後 3 年間の糞便細菌叢（*Clostridia* 綱, *Bacteroidetes* 門, *Proteobacteria* 門の占有率）の変動

占有率は図 2.8 と同様の方法で求めた. 13 名の被験者から得られたそれぞれの値をプロットした. 点線は 13 名の被験者の平均値の変遷を示す. 本図は文献 6) より転載.

いる *Clostridia* 綱細菌の大部分は，*Clostridium perfringens* グループといわれる *Clostridia* 属細菌のグループであり，一般的に離乳後に定着がみられる *C. coccoides* グループや *C. leptum* グループとは異なるグループの *Clostridia* 綱細菌であることがわかる. *Bacteroidetes* 門細菌も *Clostridia* 綱の細菌同様に，一般的には離乳後に定着が顕著になる細菌グループといわれる.

しかし，一部の被験者では，新生児期から無視できない量が検出されている. この *Bacteroidetes* 門の細菌種に関しては，*Clostridia* 綱でみられたような離乳前後の相違はみられず，両者とも *Bacteroidetes* 属および *Parabacteroides* 属の各種細菌が検出される. *Proteobacteria* 門に関しては授乳期に増えた後に徐々に減少していくというおよその傾向があるが，一人ずつのデータは非常にばらついている. 興味深いことに，近年これらの個人間のばらつきの多い *Bacteroidetes* 門，*Clostridium* 属，*Proteobacteria* 門の生後 1 カ月後の定着量と，後のアレルギー発症の間に相関関係があることを著者らは見出している. これについては，次の項で詳しく紹介する.

2.2.3 宿主免疫系との関連性

2001 年にスウェーデンの Bjorgsten らが，生後まもなくの腸内細菌叢と後のアレルギー発症の間に関連性があることを発表した[5]. 本研究は宿主免疫系の

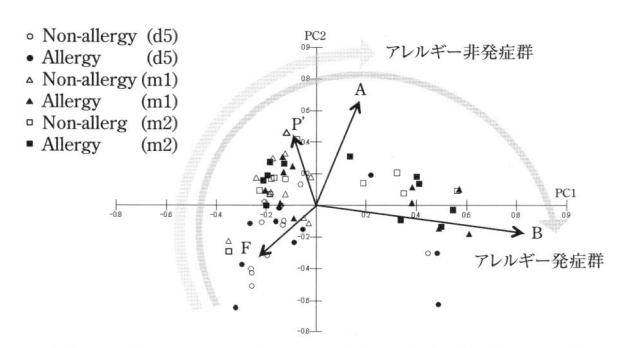

2.2 腸内細菌叢の形成・変遷を経て発達する優勢菌叢   33

図 2.11 生後 5 日後から 2 カ月後までの糞便細菌叢の主成分分析（アレルギー発症および非発症群の比較）

新生児 22 名（アレルギー発症群 11 名と非発症群 11 名）から生後 5 日後（d5），1 カ月後（m1），2 カ月後（m2）の糞便サンプルを採取し，細菌 16S rRNA の分布をピロシーケンサーを用いて解析した（V6 領域の配列を使用）．得られた配列から，F（*Firmicutes* 門），P'（*Klebsiella* 属細菌を除く *Proteobacteria* 門），A（*Actinobacteria* 門），B（*Bacteroidetes* 門）の相対存在比を算出し，その組成データを用いて主成分分析を行った．矢印は，各細菌グループの因子負荷ベクトルを示す．本図は文献 6）より転載．

正常な発達に優良な細菌叢が重要であることを示しており，当該分野で大変注目されている．これらの研究については，「免疫・アレルギー」2010 年 7 月号[6]に著者が総説を執筆しているので参照されたい．

図 2.11 に生後 5 日後，1 カ月後，2 カ月後の糞便細菌叢（各細菌門の組成比データ．ただし，*Proteobacteria* 門については *Klebsiella* 属細菌は除外している）の主成分分析を示している．サンプルは，生後 2 年間でのアレルギー発症歴の有無に基づき，アレルギー罹患グループと非罹患グループが区別できるようプロットしている．アレルギー群と非アレルギー群のそれぞれの経時的な細菌叢変動傾向をこの主成分分析のプロットにみてとることができる．生後 5 日後では，アレルギー群，非アレルギー群を問わず，*Firmicutes* 門が主体の細菌叢であることがわかる．前述した通性嫌気性グラム陽性細菌が主成分である細菌叢がこの時期に形成されていることを反映している．

その後，非アレルギー群では，*Proteobacteria* 門の定着期を経て，*Actinobacteria* 門主体のビフィズス菌叢へと変遷していく．一方，アレルギー罹患群では，

生後1カ月時で，*Bacteroidetes*門を多く含む細菌叢になっていることが窺える．前述したように生後1カ月時で*Bacteroidetes*門の細菌が優勢菌となるような腸内細菌叢は正常な変遷パターンを逸脱している．このような早期の*Bacteroidetes*の定着が宿主免疫系に何らかの影響を与えていることには大変興味のもたれるところである．乳児期の腸内細菌叢と後のアレルギー発症との関連性は，腸内細菌と宿主免疫系との相互作用の一つの結果と考えられるが，免疫系を初めとした宿主の種々恒常的機能が未発達な乳児期における腸内細菌叢の差は，宿主の後の健康状態をさまざまな角度から左右すると考えられ大変興味深い．

文献

1) 光岡知足，腸内細菌雑誌，**19**, p.179 (2005).
2) P. Songjinda, J. Nakayama, Y. Kuroki, S. Tanaka, S. Fukuda, C. Kiyohara, T. Yamamoto, K. Izuchi, T. Shirakawa, K. Sonomoto, *Biosci. Biotechnol. Biochem.*, **69**, p.638 (2005).
3) S. Tanaka, T. Kobayashi, P. Songjinda, A. Tateyama, M. Tsubouchi, C. Kiyohara, T. Shirakawa, K. Sonomoto, J. Nakayama, FEMS. *Immunol. Med. Microbiol.*, **56**, p.80 (2009).
4) J. Nakayama, *Biosci. Microflora*, **29**, p.83 (2010).
5) B. Bjorksten, E. Sepp, K. Julge, T. Voor, M. Mikelsaar, *J. Allergy Clin. Immunol.*, **108**, p.516 (2001).
6) 中山二郎，アレルギー・免疫，**17**, p.1194 (2010).

2.3 早期産児と正期産児での考察

　新生児の腸管は無菌的であり，出生後外界からの菌が侵入して一時的に繁殖するが，母乳哺育によりビフィズス菌が優勢となり腸管の深層の主な定着菌として，腸管に毒性を有する菌の侵襲から粘膜上皮細胞を防御するバリアを形成すると考えられている．早期産児における壊死性腸炎や大腸菌による新生児敗血症・髄膜炎の症例検討では，母乳栄養によりその発症頻度が減少することが観察されている．乳幼児期の腸管感染症においても，母乳栄養児の方が少ないあるいはより軽症であるといわれており，腸管内におけるビフィズス菌叢形成はより年長の小児・成人でも大切だと思われる．

　本節では，早期産児についてはビフィズス菌を早期投与した5胎児における

腸内細菌叢と体重の変化を，正期産児については新生児・乳児期の栄養方法と大腸菌 O157 感染症の重症度について述べる．

2.3.1　早期産児での考察：ビフィズス菌を早期投与した5胎児における腸内細菌叢と体重の変化

a. はじめに

未熟児の腸内細菌叢におけるビフィズス菌叢の確立は遅い．1990年からわれわれは早期産児にビフィズス菌の早期投与を行ってきた．今回は毎日同じ食事を摂取し，また同じ環境で生活している5胎児の便のフォローを通じて，ビフィズス菌の早期投与の長期的な影響と，その後の児の発育状況を腸内細菌叢の変化から調べた．

対象と方法は，以下のようである．1993年3月に大阪府立母子保健総合医療センターで出生した5胎児のご両親に承諾を得て，生後8週間の便の培養を行った．さらに外来で生後12カ月に，また次いで8歳時のそれぞれの便培養を嫌気培養チューブに入れ，ヤクルト研究所において腸内細菌の定量培養を行った．児の発育データは，入院診療録と外来診療録からと，小学校入学以後は，学校における身体計測値からいただいた．

（i）生後8週までの変化について　表2.6, 表2.7, 表2.8に生後1週, 4週, 8週での腸内細菌の分布状況を，図2.12に生後9週までの体重増加曲線を示した．ここではビフィズス菌投与群のKがビフィズス菌の定着前に緑膿菌がついており，一方NとYはビフィズス菌が定着していた．非投与群のTaは2週以後，ビフィズス菌の水平感染をうけるが，同時に緑膿菌も定着させた．同じく非投与群のToは，ビフィズス菌の定着が遅く，4週以後になり別のビフィズス菌が始めて定着したが，6週以後は，投与ビフィズス菌が優勢となっている．

こども達の発育は，出生体重が大きいほど発育も早い傾向はあるが，非投与群で緑膿菌が最初についたTaの6週以降の体重の伸びがよくない．

（ii）生後12カ月頃の腸内細菌叢と発育について　生後12カ月頃の腸内細菌叢は，投与群のN1人だけが *Clostridium* のレシチナーゼ陽性株を保菌していなかった．またこの児と同じく投与群のYは，投与したビフィズス菌がこの時点でもまだ便から回収された．一方投与群のもう1人Kは，ビフィズ

表 2.6 第 1 週の腸内細菌叢

出生体重(g)	836	939	836	1228	958
BBG 投与	(−)	(−)	(+)	(+)	(+)
(log N/g)	To	Ta	K	N	Y
Total bacteria	6.65	4.36	5.95	3.87	7.32
Bacteroidaceae	<1.83	<1.52	<1.53	<1.87	<2.37
Bifidobacterium	<2.83	<2.52	<2.53	3.87	4.92
Clostridium(L+)*	<1.83	<1.52	<1.53	<1.87	<2.37
Enterobacteriaceae	<2.83	<2.52	<2.53	<2.87	7.32
Enterococcus	6.65	<2.52	5.95	<2.87	<3.37
Lactobacillus	<2.83	<2.52	<2.53	<2.87	<3.37
Staphylococcus	3.31	<2.52	<2.53	<2.87	3.84
Bacillus	<2.83	<2.52	<2.53	<2.87	<3.37
Candida	<2.83	4.36	<2.53	<2.87	<3.37
Pseudomonas	<2.83	<2.52	5.80	<2.87	<3.37
投与 *B. breve*	<2.83	<2.52	<2.53	3.87	4.92

*Lecithinase positive

表 2.7 第 4 週の腸内細菌叢

出生体重(g)	836	939	836	1228	958
BBG 投与	(−)	(−)	(+)	(+)	(+)
(log N/g)	To	Ta	K	N	Y
Total bacteria	10.16	9.56	10.03	10.04	10.06
Bacteroidaceae	<1.25	<1.20	<1.80	<1.19	<1.00
Bifidobacterium	9.75	9.56	9.82	9.57	10.06
Clostridium(L+)*	<1.25	<1.20	<1.80	<1.19	<1.00
Enterobacteriaceae	9.66	9.15	9.78	9.66	8.68
Enterococcus	3.72	7.48	7.68	8.45	<1.00
Lactobacillus	<2.24	<2.20	<2.80	<2.19	<1.00
Staphylococcus	6.14	4.81	6.09	5.14	5.59
Bacillus	<2.25	<2.20	<2.80	<2.19	<1.00
Candida	<2.25	<2.20	<2.80	<2.19	<1.00
Pseudomonas	<2.25	5.51	6.70	<2.19	<1.00
投与 *B. breve*	<2.25	7.81	8.71	8.22	8.81

*Lecithinase positive

ス菌より *Bacteroides* の方が優勢になっており，成人型により近づいている（またこの児はビフィズス菌より早く緑膿菌が定着していた児でもある）．次いで非投与群の To は *Clostridium* が 4 名の中で最も多く定着している上，緑膿菌

表 2.8 第 8 週の腸内細菌叢

BBG 投与	(−)	(−)	(+)	(+)	(+)
(log N/g)	To	Ta	K	N	Y
Total bacteria	10.05	10.36	10.35	9.67	10.12
Bacteroidaceae	<1.25	<1.22	<1.39	<1.19	7.21
Bifidobacterium	9.61	9.47	9.74	9.1	10.03
Clostridium(L+)*	<1.19	<0.01	<0.01	<1.33	<1.21
Enterobacteriaceae	9.71	10.2	9.93	8.23	9.13
Enterococcus	8.71	8.78	10.09	7.92	7.58
Lactobacillus	<2.19	<0.10	6.17	7.04	6.59
Staphylococcus	4.8	4.55	3.98	6.84	6.27
Bacillus	<2.19	<0.01	<0.10	<2.33	<2.21
Candida	<2.19	<0.01	<0.10	<2.33	<2.21
Pseudomonas	<2.19	5.04	5.82	<2.33	<2.21
投与 *B. breve*	9.36	7.89	9.1	8.41	7.58

*Lecithinase positive

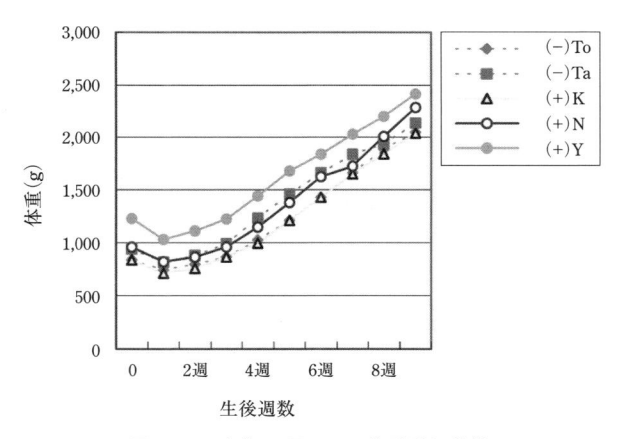

図 2.12 生後 9 週までの体重増加曲線

の菌数も多い（表 2.9）．

　発育の度合いは，よい方から N, Y と投与群の 2 名，最低は K でその次は To であった（図 2.13，図 2.14）．*Clostridium* がいないこととビフィズス菌優位であることがよい条件であった．

　(iii) 8 歳頃の腸内細菌叢と発育について　　8 歳の時点で投与ビフィズス菌

表 2.9 12 カ月での腸内細菌叢

BBG 投与 (log N/g)	(−) To	(−) Ta	(+) K	(+) N	(+) Y
Total bacteria	10.62	10.18	10.62	10.92	10.24
Bacteroidaceae	9.88	7.20	9.92	10.14	8.55
Bifidobacterium	10.62	10.04	9.49	10.16	10.24
Clostridium(L+)*	6.70	3.61	3.04	<1.82	3.14
Enterobacteriaceae	8.82	7.80	8.41	8.82	8.45
Enterococcus	9.23	8.25	8.83	9.42	8.49
Lactobacillus	1.78	<1.92	<1.89	2.30	1.88
Staphylococcus	5.01	4.32	5.89	5.42	5.14
Bacillus	<1.78	<1.92	<1.89	<1.82	<1.88
Candida	3.50	3.53	3.49	4.18	3.57
Pseudomonas	4.18	<1.92	<1.89	2.30	<1.88
投与 *B. breve*	<1.78	<1.92	<1.89	3.41	5.84

*Lecithinase positive

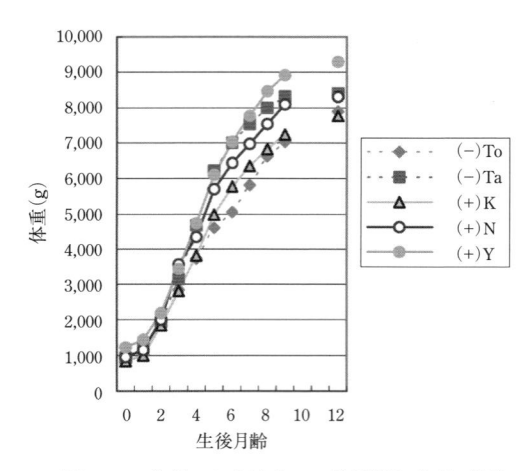

図 2.13 生後 12 カ月までの体重増加曲線（月）

の回収のできる児はいなかった（表 2.10）．しかし乳児期には基本的にビフィズス菌優位そして乳酸桿菌が定着していることが望ましいとされているが，学童期にそれが残っているのは，早期新生時期にビフィズス菌が優位になるまで緑膿菌が一度も定着しなかった Y（投与群）と To（非投与群）の 2 名だけであっ

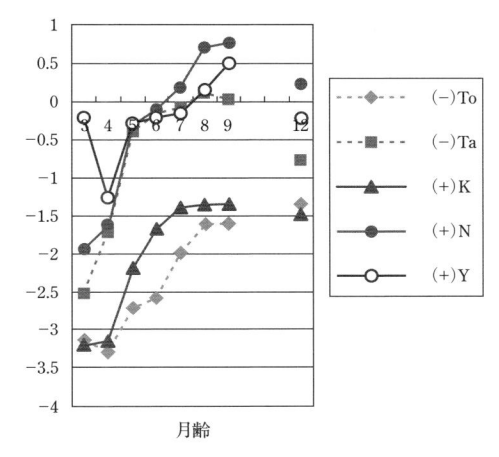

図 2.14 生後 12 カ月までの体重標準偏差の推移

表 2.10 8 歳での腸内細菌叢

BBG 投与 (log N/g)	(−) To	(−) Ta	(+) K	(+) N	(+) Y
Total bacteria	10.28	10.56	10.07	10.06	10.26
Bacteroidaceae	9.56	10.02	9.66	10.01	8.98
Bifidobacterium	10.02	9.67	9.09	9.73	9.77
Clostridium (L+)*	<2.59	5.72	6.15	<2.81	<2.98
Enterobacteriaceae	7.87	8.21	8.69	7.37	7.61
Enterococcus	8.95	8.01	7.97	8.08	9.01
Lactobacillus	5.16	6.77	7.82	2.89	5.67
Staphylococcus	3.19	4.16	<2.37	4.08	3.06
Bacillus	<2.19	<2.32	<2.37	<2.41	<2.58
Candida	<2.19	<2.32	<2.37	<2.41	<2.58
Pseudomonas	<2.19	<2.32	<2.37	<2.41	<2.58
投与 *B. breve*	<2.19	<2.32	<2.37	<2.41	<2.58

*Lecithinase positive

た．投与群の N は，12 カ月の時点では *Crostridium* がなくて最もよかったが，8 歳ではこの児だけ乳酸桿菌が増加していないで，*Bacteroides* 優位の成人型に近づいている．早期新生児期から緑膿菌が定着した K（投与群）と T（非投与群）はともに，*Bacteroides* 優位のパターンになっている．

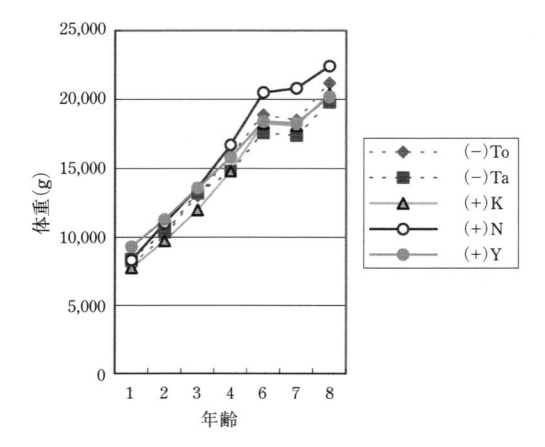

図 2.15　8歳までの体重増加体重増加曲線（年）

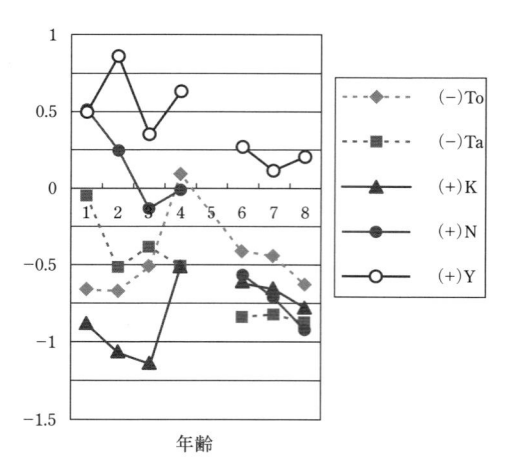

図 2.16　8歳までの体重標準偏差の推移

　発育の点では，Yが最もよく，次いでTo，Ta，Kと続くが，Nは2日から4日に1回の便秘とともに発育が悪くなっている．やはり，腸内細菌叢が乳児の型（ビフィズス菌優位の乳酸桿菌がしっかり定着していること）が最も発育に適している（図2.15，図2.16）．

（iv）新生児期から8歳までの腸内細菌叢の変遷　新生児期から8歳まで大きな間隔でみてきたが，新生児期早期に定着した緑膿菌が12カ月あたりの *Clostridium*，そして *Bacteroides* の定着を進め，一方早期から定着したビフィズス菌が乳酸桿菌の生育を助け，ともに *Bacteroides* 優位になることを防いでいるようにみえる．Nのみが，12カ月から乳酸桿菌の成育が悪いようである（表2.11）．

b. まとめ

（i）生後約4週間のビフィズス菌投与により，投与群では生後1週から投与菌が生着始め，2週で定着した．一方非投与群の1名は水平感染によると思われる投与菌の定着が2週で起り，もう1名は病棟に定着していた別のビフィズス菌株が4週で定着した．

（ii）生後8週間の体重増加に差はないが，非投与群で早期から緑膿菌の定着した児の体重増加が8週頃には悪くなっていた．

（iii）生後12カ月では最も増加のよい児は，レシチナーゼ陽性の *Clostridium* が陰性の児で，ついで乳酸桿菌が生着しつつある児（ともに投与群で投与菌がまだ便から回収されている）であり，増加の悪い児は *Bacteroides* がビフィズス菌を上回る成人型へ転換した児であり，次いで悪いのは，緑膿菌が定着した児であった．

（iv）早期新生児期にビフィズス菌が定着するまでの間に，緑膿菌が定着することは，乳酸桿菌の成育を抑えた後にビフィズス菌優位の乳児の型が作りにくくなる．この場合，逆に *Clostridium* の定着も起しやすくし，その後に *Bacteroides* の優位な成人型の菌叢を作りやすくなる．ビフィズス菌優位の乳酸桿菌定着型（乳児の型）が同じものを摂取しても，腸管内では消化吸収が最も優れているために，体重増加がよいと考えられる．

早期新生児期にビフィズス菌が定着するまでの間に，緑膿菌が定着することは，乳酸桿菌の成育を抑え後にビフィズス菌優位の乳児の型が作りにくくなる．この場合，逆に *Clostridium* の定着も起しやすくし，その後に *Bacteroides* の優位な成人型の菌叢を作りやすくなる．

ビフィズス菌優位の乳酸桿菌定着型（乳児の型）が同じものを摂取しても，腸管内では消化吸収がもっとも優れているために，体重増加がよいと考えられ

表2.11 胎児における生後1〜8週, 12カ月, 8歳での腸内細菌叢の変化

To(−)

(log N/g)	1週	2週	3週	4週	5週	6週	7週	8週	12カ月	8歳
Total bacteria	6.65	9.65	9.71	10.16	10.40	10.27	10.05	10.05	10.62	10.28
Bacteroidaceae	<1.83	<1.06	<1.02	<1.25	<1.06	<1.85	<1.18	<1.25	9.88	9.56
Bifidobacterium	<2.83	<3.06	<3.02	9.75	8.72	9.45	8.99	9.61	10.62	10.02
Clostridium (L+)*	<1.83	<1.06	<1.02	<1.25	<1.06	<1.85	<1.18	<1.19	6.70	<2.59
Enterobacteriaceae	<2.83	5.94	<2.02	9.66	10.40	10.27	9.61	9.71	8.82	7.87
Enterococcus	6.65	9.62	9.56	3.72	6.80	7.78	9.10	8.71	9.23	8.95
Lactobacillus	<2.83	<2.06	<2.02	<2.24	<2.06	<2.85	<2.18	<2.19	1.78	5.16
Staphylococcus	3.31	6.49	3.43	6.14	4.24	5.23	4.70	4.8	5.01	3.19
Candida	<2.83	<2.06	<2.02	<2.25	<2.06	<2.85	<2.18	<2.19	3.50	<2.19
Pseudomonas	<2.83	<2.06	<2.02	<2.25	<2.06	<2.85	<2.18	<2.19	4.18	<2.19
投与 *B. breve*	<2.83	<2.06	<2.02	<2.25	<2.06	<2.85	8.19	9.36	<1.78	<2.19

*Lecithinase positive

Ta(−)

(log N/g)	1週	2週	3週	4週	5週	6週	7週	8週	12カ月	8歳
Total bacteria	4.36	10.12	10.25	9.56	9.89	10.27	9.99	10.36	10.18	10.56
Bacteroidaceae	<1.52	<1.39	<1.29	<1.20	<1.20	<1.22	<1.41	<1.22	7.20	10.02
Bifidobacterium	<2.52	9.62	10.07	9.56	9.16	9.30	8.37	9.47	10.04	9.67
Clostridium (L+)*	<1.52	<1.39	<1.29	<1.20	<1.20	<1.22	<1.41	<0.01	3.61	5.72
Enterobacteriaceae	<2.52	9.56	9.67	9.15	9.77	10.11	9.76	10.2	7.80	8.21
Enterococcus	<2.52	7.55	7.46	7.48	7.24	8.73	8.38	8.78	8.25	8.01
Lactobacillus	<2.52	<2.39	<2.29	<2.20	<2.20	<2.22	<2.41	<0.10	<1.92	6.77
Staphylococcus	<2.52	6.59	6.62	4.81	4.53	<2.22	3.02	4.55	4.32	4.16
Candida	4.36	<2.39	<2.29	<2.20	<2.20	<2.22	<2.41	<0.01	3.53	<2.32
Pseudomonas	<2.52	4.25	5.61	5.51	6.55	6.01	5.75	5.04	<1.92	<2.32
投与 *B. breve*	<2.52	9.62	10.07	7.81	7.53	9.30	8.32	7.89	<1.92	<2.32

*Lecithinase positive

K(+)

(log N/g)	1週	2週	3週	4週	5週	6週	7週	8週	12カ月	8歳
Total bacteria	5.95	9.69	10.39	10.03	9.83	9.87	9.88	10.35	10.62	10.07
Bacteroidaceae	<1.53	<1.16	<1.11	<1.80	<1.18	<1.16	<1.00	<1.39	9.92	9.66
Bifidobacterium	<2.53	9.32	9.89	9.82	9.50	9.65	8.65	9.74	9.49	9.09
Clostridium (L+)*	<1.53	<1.16	<1.11	<1.80	<1.18	<1.16	<1.00	<0.Q1	3.04	6.15
Enterobacteriaceae	<2.53	9.08	9.57	9.78	9.52	9.57	9.76	9.93	8.41	8.69
Enterococcus	5.95	7.71	6.24	7.68	7.79	8.66	8.96	10.09	8.83	7.97
Lactobacillus	<2.53	<2.16	<2.11	<2.80	<2.18	<2.16	4.12	6.17	<1.89	7.82
Staphylococcus	<2.53	6.54	6.44	6.09	4.61	<2.16	4.51	3.98	5.89	<2.37
Candida	<2.53	<2.16	<2.11	<2.80	<2.18	<2.16	<1.00	<0.10	3.49	<2.37
Pseudomonas	5.80	7.85	5.12	6.70	6.60	6.98	4.70	5.82	<1.89	<2.37
投与 *B. breve*	<2.53	9.32	9.89	8.71	8.56	8.66	7.96	9.1	<1.89	<2.37

*Lecithinase positive

N(+)

(log N/g)	1週	2週	3週	4週	5週	6週	7週	8週	12カ月	8歳
Total bacteria	3.87	9.84	10.03	10.04	10.09	9.98	9.88	9.67	10.92	10.06
Bacteroidaceae	<1.87	<1.00	<1.37	<1.19	<1.24	<1.58	<1.12	<1.19	10.14	10.01
Bifidobacterium	3.87	9.41	10.03	9.57	9.36	8.79	9.35	9.1	10.16	9.73
Clostridium(L+)*	<1.87	<1.00	<1.37	<1.19	<1.24	<1.58	<1.12	<1.33	<1.82	<2.81
Enterobacteriaceae	<2.87	9.31	8.13	9.66	9.82	9.88	9.67	8.23	8.82	7.37
Enterococcus	<2.87	5.41	3.89	8.45	8.07	8.49	8.02	7.92	9.42	8.08
Lactobacillus	<2.87	<1.96	<2.37	<2.19	<2.24	<2.58	6.98	7.04	2.30	2.89
Staphylococcus	<2.87	6.90	6.97	5.14	3.39	3.70	4.32	6.84	5.42	4.08
Candida	<2.87	<1.96	<2.37	<2.19	<2.24	<2.58	<2.12	<2.33	4.18	<2.41
Pseudomonas	<2.87	2.92	<2.37	<2.19	<2.24	<2.58	<2.12	<2.33	2.30	<2.41
投与 *B. breve*	3.87	9.41	8.91	8.22	8.05	8.31	8.17	8.41	3.41	<2.41

*Lecithinase positive

Y(+)

(log N/g)	1週	2週	3週	4週	5週	6週	7週	8週	12カ月	8歳
Total bacteria	7.32	9.91	10.22	10.06	10.01	10.62	10.17	10.12	10.24	10.26
Bacteroidaceae	<2.37	<1.11	<1.25	<1.00	<1.31	<1.19	<1.51	7.21	8.55	8.98
Bifidobacterium	4.92	9.61	10.12	10.06	8.77	9.03	9.65	10.03	10.24	9.77
Clostridium(L+)*	<2.37	<1.11	<1.25	<1.00	<1.31	<1.19	<1.51	<1.21	3.14	<2.98
Enterobacteriaceae	7.32	8.98	9.75	8.68	9.72	9.89	10.17	9.13	8.45	7.61
Enterococcus	<3.37	<2.11	4.50	<1.00	8.23	7.94	8.35	7.58	8.49	9.01
Lactobacillus	<3.37	<2.11	<2.25	<1.00	<2.31	2.79	6.64	6.59	1.88	5.67
Staphylococcus	3.84	7.35	7.86	5.59	4.71	4.65	5.44	6.27	5.14	3.06
Candida	<3.37	<2.11	<2.25	<1.00	<2.31	<2.19	<2.51	<2.21	3.57	<2.58
Pseudomonas	<3.37	<2.11	<2.25	<1.00	<2.31	<2.19	<2.51	<2.21	<1.88	<2.58
投与 *B. breve*	4.92	9.61	10.12	8.81	7.49	7.94	8.31	7.58	5.84	<2.58

*Lecithinase positive

る．Matteuzzi らによると，ビフィズス菌はアンモニアを窒素源として，必須アミノ酸を含む多くのアミノ酸を生成し，細胞外に遊離する．これを宿主が利用するのではないだろうか．

2.3.2 正期産児での考察：新生児・乳児期の栄養方法と大腸菌 O157 感染症の重症度

a. はじめに

大腸菌 O157 感染症においてその重症化因子はまだ解明されていない．われわれは 1996 年 7 月の堺市小学校における大腸菌 O157 による食中毒罹患疑い

のある児へのアンケート調査から「排便習慣が1日1回以上で朝食後にすぐ排便する習慣をもっている児が軽症であり，とくに1日2回以上の排便のある児は無症状の場合が多かった．これは腸内の停滞時間が短いと菌が腸粘膜に接する前にすべて排出されてしまう結果とも解釈される．一方逆に便秘で排便時期不定の児は重症化していた．このことは菌の腸内での停滞時間が長いほど増菌され，菌自体が腸上皮細胞に接着し，粘膜への直接侵襲が起り血便となると考えられる」と報告した．

一方，重症化因子は細菌の毒性やその摂取量も考慮にいれなければならないが，むしろ無症状の細菌培養陽性児がいることや毒性細菌を摂取した時点での腸内細菌叢による粘膜防御機構として，宿主の抵抗性が大きな因子となっていると考えられる．その一つとしての，早期新生児期からの栄養方法に着目して検討を加えてみた．

対象と方法は以下のようである．1996年7月14日から約3週間に食中毒の疑いで大阪府立母子保健総合医療センターを受診した堺市内の小学生587名にアンケート調査を実施した．アンケート内容は前回報告のとおりである．

回答数は259（回答率：44.1%）で男子139，女子118，不明2で，菌陽性児は65名であった．患児は35小学校に分布し，センター近傍の6校（すべて南地区）が主で各校17〜45名であった．その他は南地区15校（2〜7名），中地区11校（1〜5名），東地区2校（1〜4名），西地区1校（1名）であった．南地区の患者数は213名，中地区は27名，東地区5名，西地区1名，不明16であった．患者を症状別に重症度をA（血便を呈する），B（血便を伴わない下痢・腹痛），C（無症状）の3群に分けて以下の項目を比較検討した．

検討したアンケート内容項目は，1）日常の排便回数，2）排便時刻（朝・昼間・夕方・夜遅く・不定），3）食後にすぐでるか，4）排便所要時間（すぐ・10分・20分以上）であった．

さらに以下の栄養の項目を既回答者から電話にて調査し，232名（菌陽性児59名）から回答を得た．

・赤ちゃんの時のミルクはどうでしたか？
・母児は（同室；生まれてすぐから，＿日目から，昼間のみ／異室／未熟児室に入院）

・母乳のみ（__カ月頃まで），混合（母乳が主／人工乳が主；__カ月頃まで），
人工乳のみ

統計学的にはカイ2乗検定を行い$p<0.05$のみ有意とした．

（ⅰ）母児同室の母乳哺育確立と大腸菌O157感染時の症状への影響　母児同室88名，一部同室9名，異室131名であった．4カ月以上の母乳哺育率は，母児同室で63/88（71.6％），母児異室で57/131（43.5％）であり，母児同室で有意に高かった（$p=0.000$）．症状との関係は，4カ月以上の母乳哺育では，母児同室と異室の症状の差はなかったが，4カ月未満の母乳哺育児（23名）では母児同室の方が異室より軽症であった（図2.17，血便の有無について，$p=0.048$）．また人工栄養では，むしろ母児同室の方に血便の頻度が高い傾向にあった（$p=0.1209$）．

（ⅱ）栄養方法と重症度との関係（全体を対象とした場合）　母乳栄養4カ月以上は127名，1カ月以上4カ月未満は23名，混合栄養11名，人工栄養71名であった．菌陽性児では，4カ月以上の母乳栄養が39名，4カ月未満の母乳栄養が5名，人工栄養が15名であった．症状の分布をみると，母乳栄養4カ

図2.17　血便の有無について

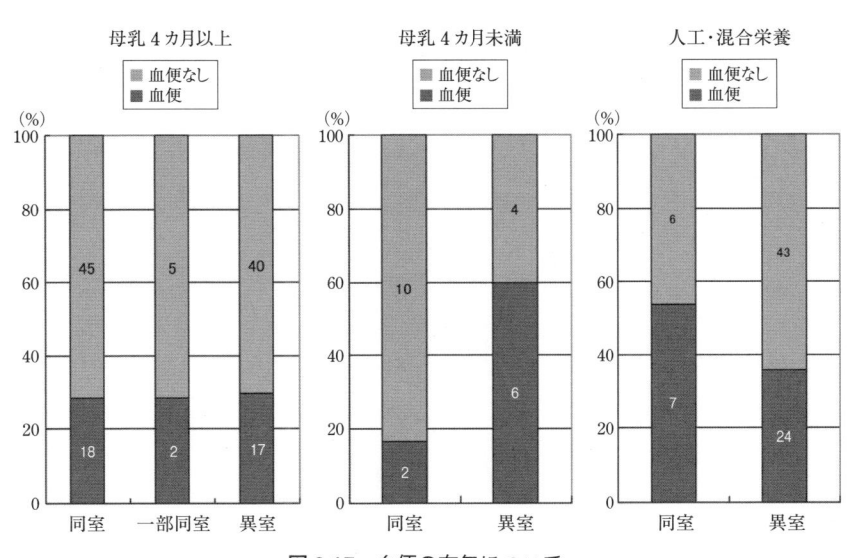

月以上以外はよく似たパターンであったので，残りを人工・混合栄養として比較検討した．

症状別の全体の比較では，母乳（A：37，B：56，C：34），人工・混合（A：41，B：46，C：18）であり，母乳栄養のほうが軽症傾向（$p=0.1314$）であったのみである．また栄養と排便回数の比較でも有意な差はなかった．ただし，排便回数が3日に1回の便秘者（9名）で比較すると，母乳哺育4名のうち1名が血便まで至っただけであるが，人工栄養児では4名全員が血便であった．もう1名は，後述する新生児期に新生児治療室へ入院していた児であった．

（ⅲ）栄養方法と排便回数・重症度との関係（菌陽性者を対象とした場合）

一方菌陽性児で検討すると，母乳（A：7，B：18，C：14）人工・混合（A：12，B：5，C：2）で母乳栄養のほうが明らかに症状は軽かった（図2.18：$p=0.0012$）．つまり無症状者の16名中15名が母乳哺育（うち1名は2カ月まで）であり，一方血便者20名中10名が人工栄養児であり，その他4カ月未満の母乳栄養児2名が含まれていた．またもう1名は生後数日で腹部膨満のために，新生児集中治療室へ約2週間の入院の後，退院してから生後約1カ月で母乳哺育が確立し以後は21カ月まで哺乳させられていた児である．この児は3日に一度の排便パターンであった．さらに1日1回の排便児において，血便の発症数は母乳栄養の方が少なかった（$p=0.0469$）．

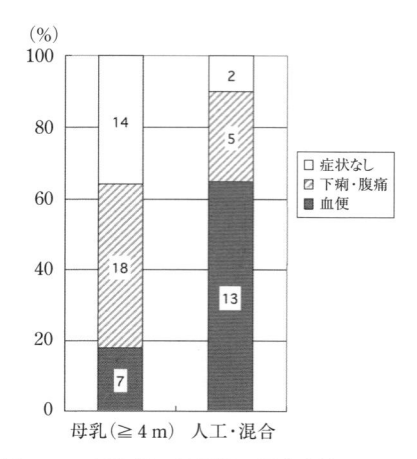

図 2.18 新生児・乳児期の栄養方法と症状

排便回数に関しては1日1回以上の児は母乳栄養では82％で人工・混合栄養では45％であった（図2.19：$p=0.0222$）．排便時刻は朝（母乳56％，人工・混合25％，$p=0.0219$）で排便後すぐ（母乳62％，人工・混合25％，$p=0.0079$）とで差があった．

b. まとめ

母児同室により母乳哺育率が高くなっている．4カ月未満の母乳哺育児では，母児同室のほうが異室よりも軽症であった．母乳栄養の効果がはっきりと現われているのは菌陽性児で，その排便回数が1日1回以上あることとともに，前回指摘した朝食後すぐの排便の習慣が確立されていたことは，重症化予防には日常のよい排便習慣の形成とともに母乳哺育がその背景にあると考えられる．

これまでのO157感染症の報告では，HUSなどの主に感染症の重篤度に論点がおかれることが多かった．そしてまたわれわれ医療関係者は，抗生物質をはじめ止痢剤や下剤そして整腸剤などの治療薬の効果を一生懸命解析することで，この感染症に対抗しようとしている．一方感染症の解析には，宿主側の因子も重要であり，日常の食生活や運動についてその重症度との関連が報告されている．しかし最も直接的に重症度とかかわる因子として日常の排便習慣が検討されたことはない．一概に排便習慣といっても一朝一夕に変更できるもので

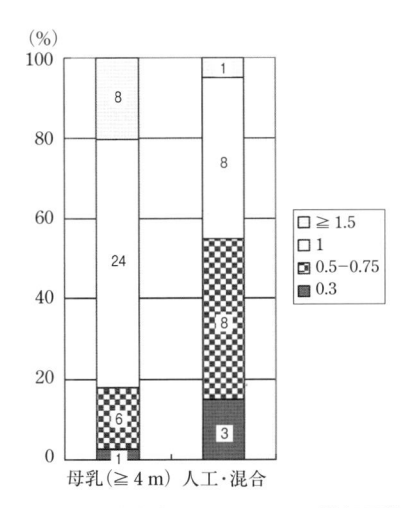

図2.19 栄養方法と1日あたりの排便回数

はなく，新生児期からの毎日の積み重ねた訓練の上に成立した個々人特有の習慣となったものである．

　排便習慣が1日1回以上で朝食後にすぐ排便する習慣をもっている児が軽症であり，とくに1日2回以上の排便のある児は無症状の場合が多かった．このことは，まさに腸内の停滞時間が短いと菌が腸粘膜に接する前にすべて排出されてしまう結果とも解釈された．一方逆に便秘で排便時期不定の児は重症化していた．このことは菌の腸内での停滞時間が長いほど増菌され，菌自体が腸上皮細胞に接着し，粘膜への直接侵襲が起り血便となると考えられる．

　では排菌しているにもかかわらず無症状の子どもたちには，菌を腸上皮細胞にまでたどり着かせないようなバリアが存在するのだろうか．今回のデータでは，この有菌無症状の子どもたちのほとんどが4カ月以上の母乳栄養児であったこと，また3日に1回の排便しかない便秘の子どもたちでも，母乳栄養児の4人中3人は血便にならなかったが，一方人工栄養児は4人全員が血便となっていた．さらに新生児期にNICUに2週間入院したために，退院後母乳栄養で育てられても，便秘で血便にまでいたった児がいた．以上のようなデータは，正期産児であっても，新生児の腸管に最初に定着する菌の大切さを語っていると考えられる．

文　献
1) H.Sakata, H.Yoshioka, K. Fujita, *Eur. J. Pediatr.*, **144**, p.186 (1985).
2) H.Kitajima, Y.Sumida, R.Tanaka, N.Yuki, H. Takayama, M. Fujimura, *Arch. Dis. Child*, **76**, F101 (1997).
3) D.Matteuzzi, F.Crociani, O.Emaldi, *Ann. Microbiol. Inst. Pasteur.*, **129B**, p.175 (1978).
4) H.Kitajima, S.Ida, M.Fujimura, *Arch. Dis. Child*, **87**, p.337 (2002).

2.4　初期の共生不全が原因の乳児重症疾患（壊死性腸炎，アレルギーなど）

　ヒトの免疫系の大部分が広く外界と接する腸管に存在することはよく知られている．出産後から1～2歳までは，食物や腸内細菌を含む微生物といったさまざまな外来因子に初めて腸管免疫システムが遭遇する期間であり，粘膜免疫

系の発達という点から適切な腸内共生系（腸内細菌叢）の関与がきわめて大きい．この時期における腸管免疫システムの発達の障害はさまざまな疾患と関連する．たとえば腸内細菌叢形成が遅れる帝王切開出産児ではアレルギー発症のリスクが高いことが知られている．ここでは未熟児に認められる壊死性腸炎・乳児期のアレルギー疾患と腸内細菌叢の関連について現在の考えをまとめてみたい．

2.4.1 壊死性腸炎

a. 疫学と臨床症状

壊死性腸炎は主に出生体重が 1,500 g 未満あるいは 33 週以前の低出生体重児/早産児（未熟児）に発症する緊急度の高い疾患である．海外では 1,500 g 未満の児の約 10％に，わが国ではその約 2％に発症し，死亡率は 15〜30％，米国の統計では年に 1,000 例の死亡があるという[1]．20〜40％が外科的手術を受けている．本疾患のリスクとして，未熟児であることが大きな要因であることはよく知られており，出生体重が少ないほど，また出生週数が低いほど発症リスクが高まる．臨床症状としては腹部膨満，血便，無呼吸，全身状態の不良などがあり，初期の症状はしばしば非特異的なものであり，敗血症が鑑別診断となることが多い．発症は栄養が開始されてからがほとんどである．症状が消化管に限局する軽症型から急速な経過で多臓器不全に至る重症型までの経過をとる．重症例では腸管穿孔，腹膜炎，ショックなどに陥る．Bell らは，臨床症状をもとに重症度を stage1（疑い），stage2（明確），stage3（進行型）の 3 つに分類している．

b. 病態生理

本疾患の発症機序には多くの因子が関与しているがいまだに詳細な機序は明らかにされていない．未熟児は，消化管運動機能，消化機能，循環調節，腸管バリア機能，免疫能（生体防御能）などが未熟なためにリスクが高いと考えられている．他の発症寄与因子としては，低酸素/虚血，人工栄養，病原性腸内細菌の定着などが知られている．この中で以前には壊死性腸炎の原因として重要と考えられていた低酸素/虚血は，無菌動物では低酸素/虚血で壊死性腸炎を誘導できないこと，壊死性腸炎の集団発生の解析から腸内細菌の関与が明

らかになったことを含めて，いくつかの研究から，最近では壊死性腸炎の一義的な原因ではないと考えられている[2]．

　未熟児における，分泌吸収，粘液産生，抗菌ペプチド産生などの物理的／免疫学的腸管バリア機能の未熟性は壊死性腸炎の発症に深く関与している（図2.20）．たとえば新生児では生後数日以内に消化管からの巨大分子の透過性が低下するが，未熟児では成熟児に比べていわゆる gut closure が遅れる．また，gut closure は母乳栄養児に比べて人工栄養児では有意に遅延する．生体防物質である抗菌ペプチドの産生能の低下は病原性細菌の浸潤につながり腸炎のリスクとなる．一方で，未熟な腸上皮は TLR2 や TLR4 などの微生物に対する受容体（microbe-associated molecular patterns 受容体：MAMPs 受容体）を発現しており，TLR4 のリガンドである LPS 刺激により成熟腸上皮よりも多量のインターロイキン 8（IL-8）を産生することが知られている[3]（図2.21）．IL-8 は好中球の強力な遊走因子であり，好中球性炎症を惹起する．すなわち，免疫学的バリアは十分でないのに対し，強い炎症反応を誘導しやすいのが未熟腸上皮の特徴である．

　一方で，新生児の腸上皮は出産後直ちに TLR4 刺激に対して不応答性を獲得することも明らかとされている．この腸上皮の LPS 刺激に対する不応答性は帝王切開で出生した新生児では認められないが経口 LPS 刺激後に獲得されること，新生児の腸管内に LPS が存在すること，TLR4 をノックアウトしたマウスでは得られないことなどから出生後の腸上皮の活性化とその後の LPS 不応

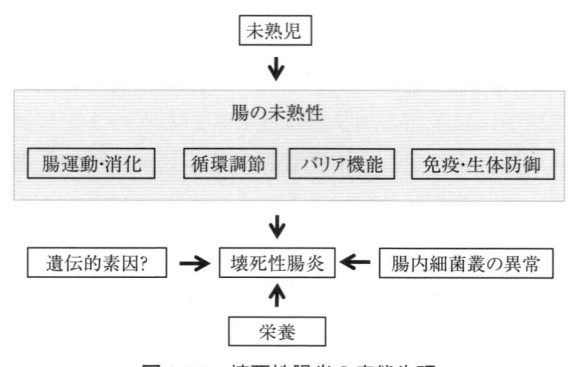

図 2.20　壊死性腸炎の病態生理

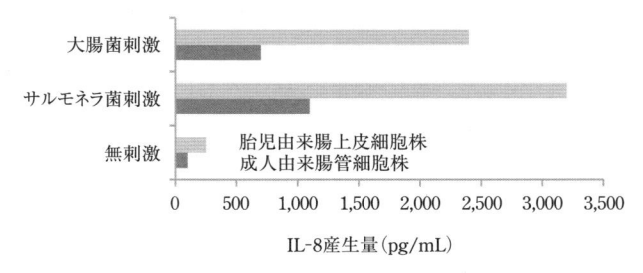

2.4 初期の共生不全が原因の乳児重症疾患（壊死性腸炎，アレルギーなど） 51

```
大腸菌刺激
サルモネラ菌刺激
無刺激
         胎児由来腸上皮細胞株
         成人由来腸管細胞株
0  500  1,000  1,500  2,000  2,500  3,000  3,500
              IL-8産生量（pg/mL）
```

図 2.21 成人由来腸上皮細胞株と胎児由来腸上皮細胞株の菌刺激による炎症性サイトカイン産生の比較

答性は腸内細菌を介して得られると考えられる[4]．この LPS 不応答性には IRAK-1 発現の調節が関連することが明らかになっている．したがって，腸管における細菌叢の生後早期の確立は腸上皮の過剰な炎症反応の抑制という点からもきわめて重要であるといえる．

c. 予　防

　先に述べたように，壊死性腸炎の原因は単独ではなく児の未熟性に加えて，人工栄養，病原性腸内細菌の定着などが重要と考えられる．母乳栄養は，人工栄養に比べて壊死性腸炎の発症率を 1/3 から 1/10 に低下させる．さらに最近の報告では，未熟児に与えられる強化乳（母乳に母乳強化パウダーを加えて作成する）に使用される強化パウダーも牛乳由来ではなく母乳由来のものが壊死性腸炎の発症率を有意に低下させることが報告されている[5]．

　壊死性腸炎の発症には腸内細菌の関与が大きいことから以前からプロバイオティクスの投与が壊死性腸炎の予防として行われてきた．興味深いことにヒトの常在細菌である *Bacteroides thetaiotaomicron* が peroxisome proliferator activated receptor-γ（PPAR-γ）を介してヒト由来腸上皮細胞株 Caco-2 の活性化を抑制することが明らかにされており，ヒトと長く共生してきた常在細菌は腸の強い炎症を惹起しない[6]（図 2.22）．実際には新生児壊死性腸炎の予防にはプロバイオティクスとしてよく知られているビフィズス菌や乳酸桿菌などが使用されている．これら 2 種の菌属のうち，乳酸桿菌ではまれにではあるが菌血症が認められることから本来乳児期の優勢菌属であるビフィズス菌がより安全性が高いと考えられている[7]．わが国では現在のところ *Bifidobacterium breve* が

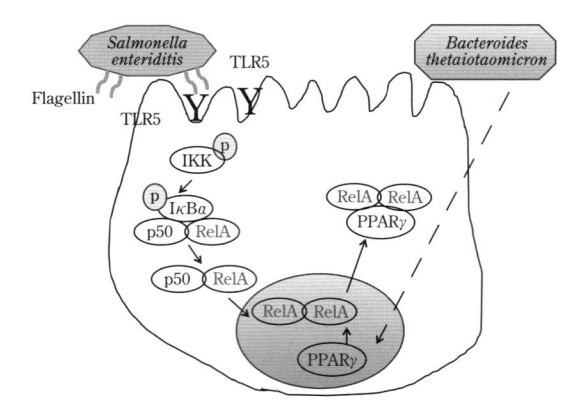

図 2.22　腸内常在菌による腸炎症抑制作用

最もよく新生児医療の現場で用いられている．

文　献
1) PW. Lin, BJ .Stoll, *Lancet,* **368**, p.1271 (2006).
2) CR. Martin, WA. Walker, *Semin. Fetal. Neonatal. Med.,* **11**, p.369 (2006).
3) EC. Claud, L. Lu, PM. Anton, T. Savidge, WA. Walker, BJ. Cherayil, *Proc. Natl. Acad. Sci. USA.,* **101**, p.7404 (2004).
4) M. Lotz, D. Gütle, S. Walther, S. Ménard, C. Bogdan, MW. Hornef, *J. Exp. Med.,* **203**, p.973 (2006).
5) G. Deshpande, S. Rao, S.Patole, *Lancet,* **369**, 1614 (2007).
6) D. Kelly, JI. Campbell, TP. King, et al., *Nat Immunol.,* **5**, p.104 (2004).
7) AN., JN. Noel, MP. Fairchok, *J. Pediatr. Gastroenterol. Nutr.,* **38**, p.457 (2004).

2.4.2　乳児期のアレルギー

a．消化管アレルギー

表 2.12 に示した米国の消化管アレルギーの分類の中で主として新生児・乳児期に発症する疾患は，食物誘発性直腸結腸炎（food protein-induced proctocolitis syndrome），食物誘発性小腸結腸炎（food protein-induced enterocolitis syndrome：FPIES）である[1]．前者は直腸と結腸を主座とするアレルギー性炎

2.4 初期の共生不全が原因の乳児重症疾患（壊死性腸炎，アレルギーなど）

表 2.12 消化管アレルギーの分類

疾患	機序	症状
花粉・食物アレルギー症候群	IgE	口腔内の接触蕁麻疹
消化管アナフィラキシー	IgE	アレルゲン摂取後の急速な嘔気，嘔吐，腹痛，疝痛，下痢（時に蕁麻疹などの合併）
アレルギー性好酸球性食道炎	IgE／細胞性	胃食道逆流症，腹痛
アレルギー性好酸球性胃腸炎	IgE／細胞性	反復性腹痛，間歇性嘔吐，体重増加不良・減少末梢血好酸球増多
食物誘発性直腸結腸炎	細胞性	肉眼的血便，体重増加良好
食物誘発性小腸結腸炎	細胞性	反復性嘔吐，下痢，腹部膨満，体重増加不良
セリアック病	細胞性	下痢，脂肪便，体重増加不良・減少

症であり，症状は血便のみであり重篤な症状がないことから以前は良性直腸肛門炎とよばれていた．後者は小腸から大腸までが侵されるため嘔吐，下痢，血便，成長障害などを症状とする．新生児期に発症することが多くしばしば小児外科的疾患が疑われて紹介される．年長児や成人に比較して，一般的に乳幼児期のアレルギー疾患は細胞性免疫を主体とする機序によるものが多いが，FPIES も牛乳蛋白質などの食物抗原に対する細胞性免疫により惹起されると考えられている[2]．FPIES あるいは好酸球性胃腸炎の患者の十二指腸生検部から樹立された食物アレルゲン反応性 T 細胞は TNF-α，IL-5，IL-13 などを産生することが明らかにされている[3]．TNF-α，IL-13 は消化管透過性を亢進させ，IL-5，IL-13 は好酸球炎症を誘導することから，これらのサイトカインが消化管アレルギーの病態に関与することが示唆される．

興味深いことにこれらの食物アレルゲン反応性 T 細胞は IL-10 や TGF-β などの抑制性サイトカインをほとんど産生しない．ヒトでは消化管アレルギーと腸内細菌叢の関連についてはほとんど報告されていないが，食物に対する免疫学的寛容が TLR4 を介して誘導されることがマウスの食物アレルギーモデルを用いて証明されている[4]．壊死性腸炎の項でも触れたが，常在腸内細菌叢は MAMPs 受容体を介して消化管アレルギーの発症抑制に重要な役割を果たしていると考えられる．

b. アトピー性皮膚炎

腸内細菌叢とアトピー性皮膚炎の関連を調査した最近の前向き出生コホート研究を表2.13に示す．これらの研究の多くで腸内細菌叢の変化がアトピー性皮膚炎発症に先行しており，腸内細菌叢の異常がアトピー性皮膚炎発症と関連することを示唆している[5]．

Bjorkstenの報告ではアレルギー発症児は非発症対照児に比較して生後1カ月での*Enterococcus*の検出率および1歳までのビフィズス菌の検出率が有意に低かった．Kalliomakiらは，アレルゲン感作児と非感作児間の比較でFISH（Fluorescence in situ hybridization）法で検出される*Clostridium*が前者で有意に多く，ビフィズス菌の*Clostridium*に対する比は有意に前者で低いことを示した．

著者らも千葉県農村部の病院産科で出生した新生児を追跡して生後6カ月までのビフィズス菌菌種と6カ月までのアレルゲン感作またはアレルギー疾患発症との関連を菌種特異的プライマーを用いてPCRにて解析した．その結果，アレルギーを発症する前，生後1カ月の時点で後にアレルギーと診断された児での*Bifidobacterium catenulatum*属の検出率が非発症群に比較して有意に高値であった[6]．

以上から，ビフィズス菌や乳酸桿菌などの善玉菌の絶対数の減少，善玉菌に対する悪玉菌の相対的増加，さらに善玉菌中の菌種レベルの違いなどが，アトピー性皮膚炎発症に関連する可能性が示唆される．

表2.13 アトピー性皮膚炎と腸内細菌叢の関連：主な前向き出生コホート研究

著者	発表年	年齢	腸内細菌叢の関連
Bjorksten	2001	2歳までのアトピー性皮膚炎発症	あり
Kalliomaki	2001	1歳までのアレルゲン感作	あり
Nambu	2004	1歳時でのアレルゲン感作	あり
Penders	2006	2歳までの湿疹	あり
Suzuki	2007	1歳までのアレルゲン感作／湿疹	あり
Strachan	2007	1.5歳までのアレルゲン感作／湿疹	なし

c. アレルギーと関連する腸内細菌叢の機能的解析

Isolauri のグループは，北欧のアレルギー乳児と対照健康乳児の腸内細菌叢を比較し，アレルギー乳児では *B. adolescentis* が多く，健康児では *B. bifidum* が多いことを示している．興味深いことに，*B. bifidum* は *B. adolescentis* に比べて腸粘膜への接着能が強く，マウスマクロファージ細胞株からの IL-10 誘導能が高く，IL-12 誘導能が低かった[7]．すなわち，健康児には腸管への接着能が強く，炎症抑制能の高いビフィズス菌菌種が多いという結果であった．一方，アレルギー児の腸内細菌叢の異常としての悪玉菌である *Bacteroides* や *Clostridium* は腸の炎症を強く誘導することが示されている．

以上の結果から，腸管での炎症を抑制する腸内細菌叢の形成がアレルギー発症の予防や増悪の抑制に重要であると考えられる．また Feleszko らは，新生仔マウスにプロバイオティクスを投与後にアレルゲン感作を行うとアレルゲン刺激による腸間膜リンパ節細胞からの TGFβ 以外のサイトカイン産生が抑制され，傍気管リンパ節中に FoxP3 陽性細胞が増加しアレルゲン吸入による気道収縮も抑制されることを報告している[8]．すなわち，適切な腸内細菌叢の形成は腸以外の皮膚や呼吸器でのアレルギーの予防にも関与していることが示唆される．

文 献

1) SH.Sicherer, HA.Sampson, J. *Allergy Clin. Immunol.*, **117**, S470 (2006).
2) A.Nowak-Wegrzyn, A. Muraro, *Curr Opin Allergy Clin. Immunol.*, **9**, p.371 (2009).
3) K.Beyer, R.Castro, A.Birnbaum,et al., *J. Allergy Clin. Immunol.*, **109**, p.707 (2002).
4) ME.Bashir, S.Louie, HN. Shi, *J. Immunol.*, **1172**, p.6978 (2004).
5) MF.Vassallo, WA.Walker, *Nestle Nutr Workshop Ser Pediatr Program*, **61**, p.211 (2008).
6) S.Suzuki, N.Shimojo, Y.Tajiri , M.Kumemura,Y.Kohno, *Clin. Exp. Allergy.*, **37**, p.506 (2007).
7) F. He , AC.Ouwehand, E.Isolauri, et al., *FEMS Immunol. Med. Microbiol.*, **30**, p.43 (2001).
8) W.Feleszko, J.Jaworska, RD.Rha, et al., *Clin. Exp. Allergy.*, **37**, p.498 (2007).

2.5 感染症の予防・治療で投与する抗生物質，菌製剤などが共生の発達に及ぼす影響

2.5.1 生後の腸内細菌叢獲得

ヒトの腸内は出生直後は無菌状態であり，出生後に産道や，母親，医療従事者，周囲の環境からさまざまな菌が腸内に侵入し生着していく．腸内に生着する細菌は最終的にはかなり限局した細菌門の細菌しか生着しないことが明らかになってきた．この限局性は，長期間にわたってヒトと細菌とが共生関係を築いていく過程で確立されてきたのであろうと考えられる．最近では，腸内細菌獲得のメカニズムの一端がショウジョウバエを用いた研究で明らかにされた[7]．それによると，ホストの腸管発生に重要な遺伝子の発現を抑制すると，ホストにとって有用な腸内細菌が減少し，有害菌が増加して死んでしまうという結果で，ホストは自分に有用な細菌を特殊なメカニズム（ここでは腸管上皮細胞が産生する抗菌ペプチド）を介して選択している可能性が示唆された．

一般的にはヒトの腸内細菌は，生後1週間くらいまでに急激に腸球菌や大腸菌などの通性嫌気性菌が増加し，その後これに取って代わるようにビフィズス菌や*Bacteroides*などの偏性嫌気性菌が優勢になると考えられている．そして生後1カ月くらいでは個体にとっての安定した乳児型腸内細菌叢が確立すると考えられている．その後，離乳期を経て安定した成人型の腸内細菌叢が確立する．この過程を考えると，生後1週間くらいの時期は最も腸内細菌叢の確立には重要な時期で，その後離乳までの約1年は，安定性に乏しい不安定な時期と考えられる．

著者らは，新生児期に手術が必要な先天性異常を抱えた患児の治療に携わっているが，これまでに多くの重症患児が低栄養と重症感染症で亡くなることを経験してきた．そのような結果は，以上述べてきた生直後からの正常腸内細菌叢の獲得が重症患児ではできないために起るのではないかという疑問が生じ，その検証を行ってきた．

2.5.2 抗生物質による腸内細菌叢獲得阻害

新生児外科疾患とは，呼吸器系の発生異常（先天性嚢胞性腺腫様奇形，肺低

形成など), 消化管の発生異常 (消化管閉鎖症, 消化管穿孔など), 泌尿生殖器系の発生異常 (水腎症など), 体壁の発生異常 (臍帯ヘルニア, 腹壁破裂, 横隔膜ヘルニアなど), などである. 呼吸器や消化管の発生異常では生後すぐには経腸栄養を行えないことが多く, 腸管の機能成熟が遅れることになる. また, これらの疾患は手術治療を含めて感染症の治療や予防が重要なために抗生物質の投与が必須である. 患児の救命のために帝王切開による出産も多く行われ, 正常経腟分娩で得られる産道菌の暴露もない. このような生後早期の環境は, 腸内細菌の獲得にはきわめて不利であることが予想される.

比較的軽症の患児では, 治療が終了して生後1カ月以内に経腸栄養が始まり, 抗生物質の使用も終了してあまり問題になることはない. しかし重症の患児では, 治療が長引き繰り返し抗生物質投与や経腸栄養の制限が行われるようになる. そのような患児では, 正常腸内細菌の確立は非常に難しく, 通常の抗生物質に耐性の細菌が生着してくることになる. 著者らはこれまでにメチシリン耐性黄色ブドウ球菌 (methicillin-resistant *staphylococcus aureus*：MRSA) が異常増殖して重篤な腸炎を起した患児を3例経験した. いずれも, 糞便中にMRSAが異常高値で増殖しており, 他の細菌がほとんど検出されない (表2.14). MRSAは腸炎を起すと腸管壁全層性に炎症が及び, 腸管穿孔の危険がある. 著者らの3例では2例が腸管穿孔, 1例は腸管狭窄を引き起した.

このような最重症例はまれではあるが, 1980年代以降胎児期から超音波検査にて発生異常が診断されるようになってきたため, 患児の胎児期管理が進歩し, 従来であれば救命できなかった重症例が救命されることが多くなってきている. そのような重症例では, 表2.15に示すように生後1年以上入院を余儀なくされることも多く, 腸内細菌叢は例外なく異常である. *Bacteroides* やビフィズス菌といった偏性嫌気性菌の生着抑制と, MRSAや緑膿菌, カンジダなどの

表2.14 MRSA (メチシリン耐性黄色ブドウ球菌) 腸炎に罹患した患児の腸内細菌叢

症例	性	年齢	*Bacteroides*	*Bifidobacterium*	*Enterobacteriaceae*	*Streptococci*	MRSA	*Candida*	*Pseudomonas*	*Lactobacillus*
1	M	2M	<2.7	<2.7	<2.3	<2.3	6.08	<2.3	<2.3	<2.3
2	M	1M	<2.7	<2.7	6.89	<2.3	8.53	<2.3	<2.3	<2.3
3	F	2M	<2.7	<2.7	8.48	8.94	6.17	<2.3	<2.3	<2.3

＊菌数は自然対数値, 培養法による検索

表 2.15　出生後 1 年以上入院を余儀なくされた患児の腸内細菌叢

症例	病名	Bacteroides	Bifidobacterium	Enterobacteriaceae	Streptococci	Staphylococci	Candida	Pseudomonas	Lactobacillus
1	VACTERL連合（食道閉鎖,鎖肛合併）	0	0	9.78	9.38	4.3	0	3.34	5.62
2	短腸症候群	0	0	9.2	7.68	6.05	3.08	0	0
3	巨大臍帯ヘルニア	0	0	9.17	0	6.38	3.66	0	0
4	気管狭窄症	10.04	0	9.41	4.08	3.26	0	7.15	0
5	難治性腸炎	0	0	9.76	6.75	3.66	0	0	5.78
6	短腸症候群	0	0	0	0	0	9.41	0	0
7	食道気管瘻・気管狭窄	0	0	9.78	9.7	4.88	7.95	5.76	6.07
8	ヒルシュスプルング病（全結腸型）	0	7.66	8.24	8.38	4.04	4.03	0	0
9	喉頭気管食道裂	0	0	8.73	10.07	0	7.08	0	0
10	両側横隔膜挙上症	10.49	0	9.09	9.32	3.62	6.44	7.14	0

＊菌数は自然対数値，0：検出限界以下，培養法による検索

病原性微生物の異常増殖が多くの患児でみられることが明らかになった．このような腸内細菌叢異常は，一つは腸管免疫機構の成立を阻害し，重症の腸炎や全身感染症を引き起こすと考えられる．

実際，最近のデータでは低出生体重児で多くみられる壊死性腸炎は，抗生物質の投与回数が多い患児にみられるという結果が報告されており[8]，それが腸内細菌叢の異常と関連しているという．また，乳児期に抗生物質を投与することで有意に呼吸器疾患が増加するという報告もみられる．乳児期の抗生物質投与が腸内細菌に影響を及ぼし，その結果腸内免疫機構に異常が起ってさまざまな疾患発症につながるという因果関係が示唆される．

腸管機能のもう一つの重要なポイントは栄養吸収である．腸内免疫機構の異常により腸炎を起すと経腸栄養ができなくなるので低栄養に陥る，ということは容易に理解できる．しかし，最近ではそれ以外の要素も関連していることが明らかになりつつある[4]．無菌マウスに正常腸内細菌を移入すると，肝臓での脂肪合成が増加し，末梢組織での脂肪貯蓄が促進されるという報告がある[2]．腸内細菌の働きの一つに，ホストの全身代謝をコントロールしてエネルギー貯蓄に向かわせる働きがあるということが示唆され，裏を返せば腸内細菌叢異常の患児では全身代謝を同化に傾ける働きが失われており，そのために低栄養に

なるということが想像される．

また，肥満の人とやせている人では腸内細菌叢の構成が異なるという報告がある[5]．肥満の人は *Firmicutes* 門の細菌の比率がやせている人より高く，かつ肥満の人がダイエットをするとその比率が低下するという．これは腸内細菌叢の違いによって，エネルギー吸収効率が異なるということを示唆している．著者らが経験する乳児期腸内細菌叢異常の患児は例外なく低栄養状態であるが，その原因の一つはこのような観点から説明ができるのではないか．おそらく腸内細菌叢異常によって全身代謝が異化に傾き，かつエネルギー吸収効率が低下しているのではないかと考えられる．

2.5.3 プロバイオティクスによる腸内細菌叢コントロール

腸内細菌叢の異常が，さまざまな疾患につながることを前節で述べた．そして著者らが治療している新生児の外科疾患患児でも腸内細菌叢異常によって重症感染症に罹患したり，低栄養に陥っていることが予想された．そこで，約13年前から，プロバイオティクスやプレバイオティクスという概念を臨床応用することを始めた．プロバイオティクスとして，*Bifidobacterium breve Yakult* 株と，*Lactobacillus casei Shirota* 株をヤクルト中央研究所から供与いただいて使用した．プレバイオティクスとしては，ガラクトオリゴ糖（ヤクルト薬品工業）を使用した．これらを同時に使用するシンバイオティクスという概念を腸内細菌叢異常を有する患児に応用した．これは異常腸内細菌叢を有した患児の腸内環境を改善し，重症感染症予防と栄養状態改善を目的とし，治療的シンバイオティクス療法と位置付けた[1]．

その結果，投与したプロバイオティクスがまず腸内で増殖し，腸炎の発症が抑制され，患児の栄養状態が改善した．抗生物質など腸内細菌叢異常を惹起する治療が続く限りは，プロバイオティクスを外来性に投与し続けることが必要だと考えている．その後，患児の状態が落ち着くとともにプロバイオティクスは役目を終えたかのように次第に腸内で減少していくことが明らかになった．

当初はプロバイオティクス菌が腸内細菌の代表として正常腸内環境をずっと維持すると考えていたが，実はプロバイオティクスは腸内細菌環境を変えるきっかけを作るプロモーターの働きをするのではないかと最近では考えてい

60　2章　共生の始まり

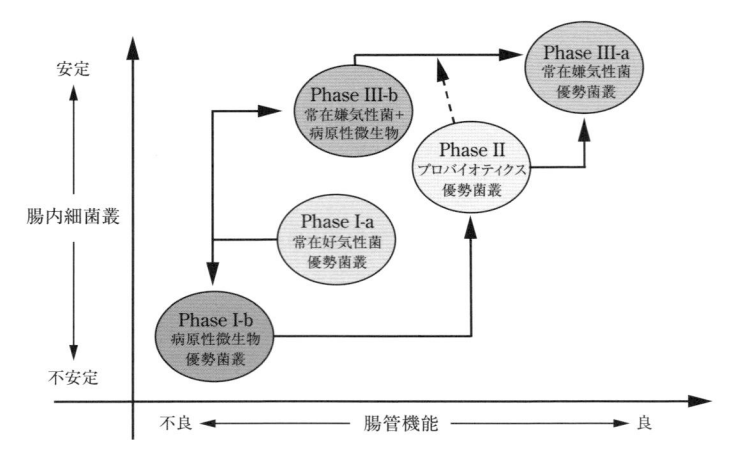

図 2.23　治療的シンバイオティクス療法による腸内細菌叢 Phase の変化と腸管機能

重症患児では，まず常在通性嫌気性菌が生着する（Phase I-a）が，抗生物質の繰返しの使用によって次第に病原性微生物が増殖してくる（Phase I-b）．時には，常在偏性嫌気性菌が生着しているにもかかわらず病原性微生物が共存していることがある（Phase III-b）．このような異常腸内細菌叢に対して，シンバイオティクス療法を行うと，Phase I-b においてはプロバイオティクス優位の菌叢が誘導できる（Phase II）．Phase III-b の菌叢では，プロバイオティクスが優位に生着する．そして患児の状態が改善するにつれて，腸内細菌叢は常在偏性嫌気性菌優位の Phase III-a になる．Phase III-a 菌叢は腸管機能が一番安定している菌叢と考えられ，Phase II 菌叢は，シンバイオティクス療法を続けている限り維持できて，機能的にも Phase III-a に近いと考えている．

る．プロバイオティクスが病原性菌や通性嫌気性菌優位の異常腸内細菌叢に対してどのような具体的な働きをするのかはいまだ明らかではないが，これまでの経過から想像すると，まずプロバイオティクス菌自身が腸管内に生着・増殖し，自身がもっている代謝作用によって腸内環境を変え，その結果ホストであるヒトの腸管が自分に適した細菌（主に偏性嫌気性菌群）を徐々に選択して正常腸内細菌叢を確立する，と考えている．このような過程を図 2.23 に示した[10]．

生直後に常在通性嫌気性菌をまず患児は獲得する．この時期を著者らは Phase I-a とよぶ．そしてこの菌叢が度重なる治療によって，病原性微生物優位の菌叢に変化する．これを Phase I-b とよぶ．そして，この異常菌叢をプロバイオティクスによって治療するとプロバイオティクス優位の菌叢が誘導され

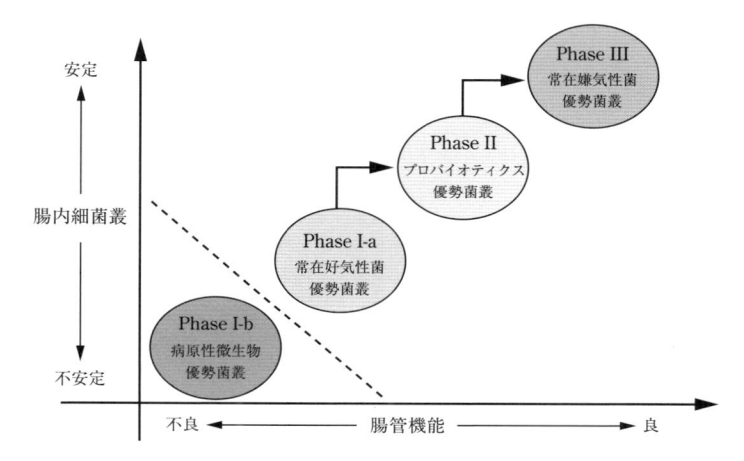

2.5 感染症の予防・治療で投与する抗生物質，菌製剤などが共生の発達に及ぼす影響　　61

図 2.24　予防的シンバイオティクス療法による腸内細菌叢 Phase の変化と腸管機能
生後可及的早期からシンバイオティクス療法を始めると，Phase I-b や Phase Ⅲ-b などの病原性微生物が生着する菌叢はまったく経験しない．患児は，生後まず Phase I-a 菌叢を獲得するが，その後すぐにプロバイオティクス優位の Phase Ⅱ 菌叢を獲得し，生後 3〜4 カ月時には，常在偏性嫌気性菌優位の PhaseⅢ-a 菌叢に移行する．この時期にはプロバイオティクス菌は減少して最優勢ではなくなる．Phase Ⅱ のプロバイオティクス優位菌叢は，集中治療が行われている間維持され，治療が終了するとその役割を終えたように次第に腸内で減少していく．Phase Ⅱ 菌叢は，Phase I-a 菌叢と，PhaseⅢ-a 菌叢の橋渡しをする役割と考えられる．

る．これを Phase Ⅱ とよんでいる．最終的には常在嫌気性菌優位の菌叢になり，これを Phase Ⅲ-a とよんでいる．とくに治療期間が長くなると，常在嫌気性菌が生着したにもかかわらず病原性微生物が同時に生着している菌叢が時にみられる（Phase Ⅲ-b）．この場合もシンバイオティクス療法を行うと病原性微生物は抑制されることが明らかになった．

　この考えをさらに推し進めて，数年前から重症新生児外科疾患患児に対して生後早期からプロバイオティクスを予防的に投与する治療法を始めた[12]．これを予防的シンバイオティクス療法と名付けた．この治療法の結果，患児の腸内はまず常在性の通性嫌気性菌が生着した（Phase I-a）後，プロバイオティクス菌が最優勢で生着し（Phase Ⅱ），その後早々に常在偏性嫌気性菌が定着することが明らかになった（Phase Ⅲ-a）（図 2.24）．そしてプロバイオティクス

菌は徐々に減少していく．この経過は治療的に異常腸内細菌叢をコントロールする治療的シンバイオティクス療法とほぼ同じで，異なるのは経過中にほとんど病原性菌が検出されないという点である．この点は治療的シンバイオティクス療法よりも，予防的シンバイオティクス療法の方がより安全に患児の管理ができることを意味し，いっそう望ましい治療法であると考えている．そして，プロバイオティクスの基本的な働きは，腸内環境を整えるための整地作業を行うことであり，その結果整地された土壌にホストに必要な正常腸内細菌が生着していき，腸内環境は完全に整うのではないかと考える．

2.5.4 非培養法による腸内細菌叢解析の最新知見と今後の可能性

これまでに述べた知見のうち著者らが得たものは糞便の培養によって得られた結果であるが，ここで文献的に引用した知見のいくつかは，培養法ではなく細菌遺伝子の解析による新しい腸内細菌の検索結果である．この検索方法は，腸内細菌のもっている 16S rRNA 遺伝子を糞便から抽出し，増幅してさまざまな方法を使って解析する方法で，培養法では検出できなかった多くの細菌が腸内に存在していることを示し，腸内細菌の全体像が俯瞰できる可能性を示した[6,11]．

最近では，定量性の高い遺伝子解析が可能になってきており，細菌の種類だけでなく細菌の分布も定量的に明らかにできるようになってきた．たとえば，新生児壊死性腸炎の患児の腸内細菌叢解析では，腸炎を起した患児では *Proteobacterium* の比率が高くなっており，腸内細菌叢の多様性が失われているという結果が報告されている．この腸内細菌叢の多様性（Diversity）は，いくつかの他の報告でも指摘されているように正常腸内細菌叢の重要な姿である可能性があり，著者らもこの多様性が抗生物質の繰返しの使用により失われた結果，先に述べた重篤な MRSA 腸炎が重症患児では引き起されたのだと考えている．

また，腸内細菌が全体としてどのような機能遺伝子をもっているかを解析するメタゲノム解析の手法も利用できるようになりつつあり，これによって複雑な腸内細菌のシステムが腸内でどのような働きをしているのかが定量的に明らかにできる可能性が出てきた．著者らも，プロバイオティクスがもつ直接作用と，プロバイオティクスが誘導する正常腸内細菌の働きの違いがどのようなも

のであるかなど，機能解析を進めていく必要性を感じている．

文　献
1) Y. Kanamori, M. Sugiyama, K.Hashizume, et al., *J. Pediatr. Surg.*, **39**, p.1686 (2004).
2) F. Backhed, H. Ding, T. Wang, et al., *Proc. Natl. Acad. Sci.*, **101**, p.15718 (2004).
3) 伊藤喜久治編，プロバイオティクスとバイオジェニクス—科学的根拠と今後の開発展望，エヌ・ティー・エス．(2005).
4) JL. Sonnenburg, J. Xu, DD. Leip, et al., *Science*, **307**, p.1955 (2005).
5) PJ. Turnbaugh, RE. Ley, MA. Mahowald, et al., *Nature*, **444**, p.1027 (2006).
6) C. Palmer, E.M. Bik, D.B. DiGiulio, et al., *Plos. Biol.*, **5**, p.1556 (2007).
7) JH. Ryu, SH. Kim, HY. Lee, et al., *Science*, **319**, p.777 (2008).
8) Y. Wang, J.D. Hoenig, K.J. Malin, et al., *ISME J.*, **3**, p.944 (2009).
9) 古賀泰裕編，"医科プロバイオティクス学"，シナジー (2009).
10) 金森豊，静脈経腸栄養，**25**, p.923 (2010).
11) T.M.Marques, R. Wall, R.P. Ross, et al., *Curr. Opin. Biotech.*, **21**, p.149 (2010).
12) Y. Kanamori, T. Iwanaka, M. Sugiyama, et al., *Pediatr. Int.*, **52**, p.362 (2010).

2.6　共生の成立に果たす乳の役割

2.6.1　母乳の役割

a．母乳の成分と理化学的性状

　母体の乳腺から分泌される母乳は蛋白質，脂質，糖質などのさまざまな成分が含まれている（表2.16）．これらのほとんどの成分は乳腺細胞で合成され，その組成は分娩後数日間の初乳，その後の移行乳，成熟乳で大きく変化している．母乳の成分組成は個体差があることが知られており，また，脂肪酸組成や微量元素は授乳婦の摂取量に著しく影響を受ける．さらに，分泌型 IgA については生活環境により影響されることが知られている．母乳には児の成長に必要な栄養成分が含まれるだけでなく，未発達な免疫機能を補完する感染防御成分などの機能成分が含まれている[1,2]．また，母乳栄養児の腸内細菌叢は生後1週間程度で大腸菌群などの好気性菌主体の細菌叢からビフィズス菌優勢の細菌叢となることが知られている．この腸内細菌叢形成には，ビフィズス菌を選択的に増殖させる成分のほか，腐敗菌の増殖抑制や病原菌の感染防御に働く成分が大きく関与していると考えられている．本項では，母乳中の成分について

表 2.16 母乳（成熟乳）の組成

成　分	初乳（3〜5日）*	成熟乳**
蛋白質	2.1 g	1.1 g
脂　質	3.2 g	3.5 g
炭水化物	7.1 g	7.2 g
灰　分	0.3 g	0.2 g
無機質		
ナトリウム	34 mg	15 mg
カリウム	74 mg	48 mg
カルシウム	29 mg	27 mg
マグネシウム	3 mg	3 mg
リン	17 mg	14 mg
鉄	0.05 mg	0.04 mg
亜　鉛	0.5 mg	0.3 mg
銅	0.05 mg	0.03 mg
マンガン	—	Tr
ビタミン		
レチノール	192 μg	45 μg
ビタミン B_1	0.003 mg	0.01 mg
ビタミン B_2	0.04 mg	0.03 mg
ビタミン C	7 mg	5 mg
脂肪酸		
飽　和	—	1.32 g
一価不飽和	—	1.52 g
多価不飽和	—	0.61 g
n-3 系多価不飽和	—	0.09 g
n-6 系多価不飽和	—	0.52 g

＊ 100 mL 当たり （井戸田，"産婦人科の実際"（2007）より抜粋）
＊＊可食部 100 g：98.3 ml 当たり（文部科学省資源調査分科会報告 "5 訂増補日本食品標準成分表 2010" 本表編　より抜粋）

概説するとともに，初乳に多く含まれている免疫グロブリンやラクトフェリンなどの機能成分について述べる．

（ⅰ）蛋白質　　母乳の蛋白質濃度は初乳で高く，最初の 1 カ月間で 2/3 まで減少し，その後は穏やかに減少しながら最終的には初乳の 1/2 程度まで減少する[1]．母乳中の蛋白質は酸およびペプシンにより沈殿するカゼインと沈殿しない乳清蛋白質に大別される．図 2.25 に初乳と成熟乳の電気泳動図を示す．また，表 2.17 に母乳中の蛋白質含量を示す．

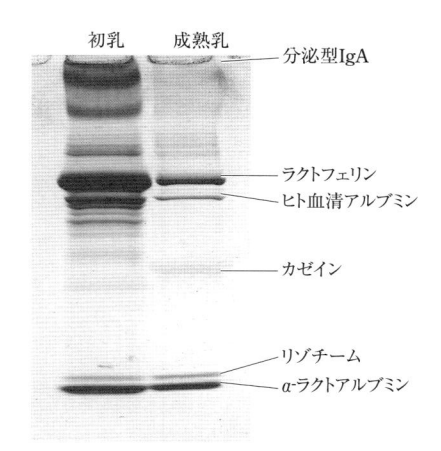

2.6 共生の成立に果たす乳の役割

図 2.25 母乳（初乳，成熟乳）中の蛋白質

表 2.17 母乳中の蛋白質成分の含量

蛋白質	分子量	濃度（g/100 g）
カゼイン		0.27
β-カゼイン	24,000	（80％）
κ-カゼイン	37,100	（15％）
乳清蛋白質		0.63
α-ラクトアルブミン	14,100	0.18
血清アルブミン	65,000	0.04
免疫グロブリン（分泌型 IgA）	385,000	0.13
ラクトフェリン	80,000	0.15
リゾチーム	15,000	0.01
その他		0.11
脂肪球皮質蛋白質		0.03

（山内邦男，"牛乳成分の特性と健康"（1993）より引用一部改変）

（1）カゼイン：母乳中のカゼインは微細な球状粒子（ミセル）として存在する．ミセルの形成にはカゼイン分子のグリコシル基，あるいはカルシウムイオンを結合するリン酸基が必要である．母乳中のカゼインのほとんどはβ-カゼイン，κ-カゼインからなっており，それぞれのカゼイン中の割合は80％，15％である．β-カゼインはアミノ酸残基数212個，分子量約24,000のリン蛋白質で，リン酸基を0から5個もつ．κ-カゼインはアミノ酸残基数158個，

分子量約37,100の糖蛋白質で，ガラクトース，フコース，ヘキソサミン，シアル酸の糖を含有する．キモシンにより分子全体の約1/3に相当するカゼイングリコペプチドが遊離する．

(2) 乳清蛋白質：乳清蛋白質は蛋白質の約70%を占め，主要なものとしてα-ラクトアルブミン，ラクトフェリン，血清アルブミン，免疫グロブリンがある．α-ラクトアルブミンはアミノ酸残基数123個，分子量約14,100で，糖鎖をもたない．血清アルブミンはアミノ酸残基数585個，分子量約65,000の蛋白質である．なお，ラクトフェリン，免疫グロブリンについては（vi）感染防御成分の中で述べる．

(3) 乳脂肪球皮膜蛋白質：母乳中にはほかに乳脂肪球皮膜に含まれ，乳汁全蛋白質の2〜4%が乳脂肪球に存在している．

（ii）脂　質　母乳の脂質含量は初乳で約2〜3 g/100 gと低く，その後2カ月ごろまで増加し，成熟乳では約3.5 g/100 gとなる．母乳中の脂質は中性脂肪，複合脂質，ステロール類に大別される[3]．

(1) 中性脂質：中性脂質はグリセリンと脂肪酸のエステル体で脂質の約98%を占める．脂肪酸の大部分は10種類ほどの偶数炭素脂肪酸と多価不飽和脂肪酸であり，パルミチン酸（$C_{16}:0$）が約20%，オレイン酸（$C_{18}:1n\text{-}9$）が約30%，リノール酸（$C_{18}:2n\text{-}6$）が約10%を占める．母乳に含まれる多価不飽和脂肪酸はn-6系脂肪酸に分類されるリノール酸（$C_{18}:2n\text{-}6$），アラキドン酸（$C_{20}:4n\text{-}6$），n-3系列脂肪酸に分類されるα-リノレン酸（$C_{18}:3n\text{-}3$），エイコサペンタエン酸（$C_{20}:5n\text{-}3$），ドコサヘキサエン酸（$C_{22}:6n\text{-}3$）などがある．母乳中の脂肪酸組成は母体の摂取した食事の影響を受け，魚を多く摂取する日本人はドコサヘキサエン酸含量が高値を示す．

(2) 複合脂質：複合脂質はグリセロールと脂肪酸よりなり，さらにリン酸基，窒素などの塩基が結合した脂質である．複合脂質の主な成分はリン脂質で母乳中100 mL中には15〜20 mg含まれ，全脂質の0.4〜0.5%を占める．スフィンゴミエリン（sphingomyelin；リン脂質中38.9%）が最も多く，ホスファチジルコリン（phosphatidylcholine；27.5%），ホスファチジルエタノールアミン（phosphatidylethanolamine；19.9%），ホスファチジルセリン（phosphatidylserine；8.4%），ホスファチジルイノシトール（phosphtidylinositol；5.3%）の順

となる.また,複合脂質には,ガングリオシドなどのシアル酸を含むスフィンゴ糖脂質も約 11 mg/L 含まれている.

(3) ステロール類:母乳の主要なステロールはコレステロールであり,約 10〜18 mg/100 mL 含まれる.

(iii) 糖　質　　母乳中の糖質は約 7% を占め,固形分の中で最も多く,二糖の乳糖,三糖以上のオリゴ糖でほとんどが占められている[3,4].

(1) 乳糖:母乳は哺乳動物の中で最も乳糖含量の高い乳汁であり約 6 g/100 mL 含まれる.乳糖 (Lactose: Galβ1-4Glc) はガラクトース (Gal) とグルコース (Glc) が β-1,4 結合した 2 糖類である.母乳の乳糖含量は泌乳初期に比べ 1 カ月ごろまでは増加し,その後の変化はない.

(2) オリゴ糖:オリゴ糖は約 130 種類程度存在し,約 90 種類のオリゴ糖が構造決定され,乳糖 (Galβ1-4Glc),ラクト-*N*-テトラオース (Galβ1-3GlcNAcβ1-3Galβ1-4Glc) などの 13 系列のコア骨格に,*N*-アセチルグルコサミン (GlcNAc),ガラクトース (Gal),フコース (Fuc),*N*-アセチルノイラミン酸 (Nue5Ac) が結合した構造になっている.母乳のオリゴ糖含量は約 1〜2 g/100 mL 程度であり,初乳期で高く泌乳期を経るに従い低下する.オリゴ糖の種類別では 2′-フコシルラクトース (Fucα1-2Galβ1-4Glc),ラクト-*N*-フコペンタオース I (Fucα1-2Galβ1-3GlcNAcβ1-3Galβ1-4Glc),ラクト-*N*-ジフコヘキサオース I (Fucα1-2Galβ1-3 [Fucα1-2] GlcNAcβ1-3Galβ1-4Glc) などのフコース結合型オリゴ糖が多く含まれる.また,ラクト-*N*-ビオース (Galβ1-3GlcNAc) 単位をもつオリゴ糖が真のビフィズス因子として注目されている.

(iv) 無機質　　母乳中の無機質としてミネラル,微量元素がある.母乳中のナトリウム,カリウム,マグネシウム,カルシウムはリン酸,塩素,クエン酸,重炭酸などの陰イオンや蛋白質などと塩を形成しており,リンおよび塩素を含めて主要ミネラルとして扱われている.また,微量元素としては鉄,亜鉛,銅,マンガン,セレン,ヨウ素,クロム,モリブデンなどがある[3].

(v) 生理活性成分　　母乳中には細胞増殖因子やホルモン,遊離アミノ酸,ヌクレオチド,造血因子などのさまざまな生理活性物質が存在する.これらは消化管の発達や適応に関与しているものと考えられている.細胞増殖因子としては EGF (epidermal growth factor,上皮成長因子),TGF-α (transforming growth factor-α, トランスフォーミング成長因子-α), TGF-β (transforming growth factor-β), IGF-I (insulin-like growth factor-I, インスリン様成長因子-Ⅰ), ホルモンとしては成長ホルモンや甲状腺ホルモン, 遊離アミノ酸としてはグルタミンやアルギニンなどがある[1,3]。

（vi）感染防御成分　新生児では感染防御機能が未熟なことから, 母乳の感染防御としての機能はきわめて重要である. 母乳には免疫グロブリン, ラクトフェリンなど各種の感染防御成分が含まれ（表2.18）, これらの感染防御成分は相互に作用しながら機能を果たしていると考えられる[1,5〜13]。

（1）免疫グロブリン：免疫グロブリンは抗体ともよばれ, IgG, IgA, IgE, IgDの各クラスに分かれている. ヒト母乳に含まれる主な免疫グロブリンはIgAであり, 乳中の免疫グロブリンの約80％を占め, 分泌成分（secretory component：SC）とJ鎖を介してIgAが2分子結合した分泌型IgAとして存在している. その濃度は成熟母乳中に0.5〜1 mg/mL, 初乳ではさらに高く2 mg/mL含まれている. 分泌型IgAはフリーのIgAと比べてプロテアーゼやpHの変化に対して安定であるため, 腸管内で作用するのに適していると考えられている.

母親が消化管あるいは気道などの免疫組織で細菌などの抗原刺激を受けると, それに対応して感作されたIgA産生形質細胞の前駆細胞が, 乳房内の乳腺組織の固有層にホーミングし, そこでIgA抗体を産生・分泌するようになる. これらのIgAが, 乳腺上皮細胞に取り込まれ, 細胞内を通過してSCと結合し,

表2.18　母乳に含まれる感染防御成分

感染防御成分	初　乳	成熟乳
免疫グロブリン（分泌型 IgA, IgG, IgM）	2 mg/mL（分泌型 IgA）	0.5〜1 mg/mL（分泌型 IgA）
ラクトフェリン	5〜7 mg/mL	1〜3 mg/mL
ラクトパーオキシダーゼ	0.5 ΔA400/min/mL（peroxidase 活性）	0.34 ΔA400/min/mL（peroxidase 活性）
リゾチーム	0.37 mg/mL	0.24〜0.89 mg/mL
脂質（ラウリル酸, リノール酸）	12 wt%（脂肪酸組成：リノール酸）	13〜14 wt%（脂肪酸組成：リノール酸）
細胞成分（白血球：マクロファージ, 好中球, リンパ球）	2,840 cells/mm^3（白血球数）	10〜51 cells/mm^3（白血球数）

分泌型 IgA として乳中に分泌されることになる．母親が生活している環境から受けるさまざまな微生物などの抗原刺激に応答した結果，産生される免疫グロブリンは，母乳を介して母親と同じ環境で生きる児に的確に伝えられることになる．分泌型 IgA の特異性については，細菌，ウイルス，寄生虫，菌類など広範囲にわたっている．

(2) ラクトフェリン（LF）：ヒト LF はアミノ酸残基数 692 個，分子量約 80,000 の鉄結合性の糖蛋白質である（図 2.26）．LF の含量は成熟乳で 1～3 mg/mL，初乳ではとくに高く 5～7 mg/mL となっている．この蛋白質は乳汁以外にも，涙，唾液などの外分泌液あるいは血漿，好中球の二次顆粒などに広く分布している．LF の生理機能は，抗微生物活性，ビフィズス菌増殖作用，細胞増殖調節作用，免疫調節作用など多彩であり，直接，あるいは間接的にさまざまな形で感染防御効果を示す．また，乳汁や唾液などに含まれるリゾチームや免疫グロブリンなどの感染防御成分と LF との相乗的な抗菌効果が認められている．LF のペプシン分解により強力な抗菌活性をもつペプチドであるラクトフェリシン（LFcin）が生成される．LFcin は，LF 同様にさまざまな病原細菌・真菌に対して抗菌活性を示し，LF に比べ数十倍から数百倍強い抗菌活性を示す．リンパ球の LF レセプター，細胞表層に存在するグリコサミノグリカン，グラ

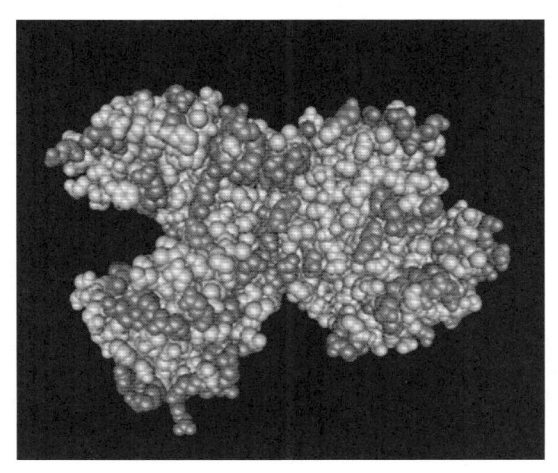

図 2.26　ヒト・ラクトフェリンの構造

ム陰性菌の外膜成分であるリポポリサッカライドなどの結合部位がLFcinに相当するN末端領域に含まれている．LFを経口摂取した場合に胃での消化過程を経てLFcinが生成することがヒトおよびラットで確認されており，LFとともに感染防御に重要な役割を果たすと考えられる．

(3) リゾチーム：ヒトリゾチームはアミノ酸残基数130個の塩基性蛋白質である．母乳中に含まれるリゾチームの濃度は240〜890 µg/mLである．リゾチームは細菌の細胞壁糖鎖のN-アセチルムラミン酸とN-アセチルグルコサミン間のβ-1,4結合を加水分解し，細胞壁に損傷を与えることによりグラム陽性菌を殺菌する．グラム陰性菌は細胞膜が外膜で覆われているため，リゾチーム単独では抗菌活性を示さないが，LFとの相乗効果によって殺菌効果を示す．また，母乳栄養児では糞便中のリゾチーム活性がミルク摂取の児に比べ400倍以上高い．糞便中のリゾチーム活性は，母乳のリゾチームのほか，糞便のpHや内因性リゾチームが関与していることが知られている．

(4) ラクトパーオキシダーゼ（LPO）：LPOは母乳中には3 µg/mL，程度の濃度含まれている．LPOの体内分布としては種々の哺乳類において，乳以外にも唾液，涙液，気道粘液などの分泌液での存在が確認されている．LPOはチオシアン酸（SCN^-）と過酸化水素（H_2O_2）からヒポチオシアン酸（$OSCN^-$）を生成する反応を触媒する．この反応はLPOシステムとよばれ，$OSCN^-$は強力な抗菌・抗ウイルス作用を発揮する．LPOシステムは，グラム陰性菌に対して条件によっては殺菌的に，グラム陽性菌に対しては静菌的に，真菌に対して殺菌的に作用する．

(5) その他の成分：中性脂肪がリパーゼによって分解されると，遊離脂肪酸とモノアシルグリセロールが生成され，細菌，真菌，エンベロープウイルス，原虫に対して抗微生物活性を示す．初乳には細胞成分としてとくに多くの白血球が含まれている．マクロファージが細胞成分の90％を占め，リンパ球が10％を占める．これらの細胞成分が乳中に存在する意義は不明な点も多いが，乳児の感染防御に何らかの役割を果たしていると考えられている．

母乳の機能成分は多彩であり，お互いに共同しながら，直接的な感染防御作用，宿主の免疫機能・防御機能を介した作用，ビフィズス菌叢形成作用などの作用を発揮し，乳児の健康維持に役立っていると考えられる．

文　献
1) 清澤功, "母乳の栄養学", p.3, 金原出版 (1998).
2) 金森正雄ら編, "今日の乳児栄養", p.21, 光生館 (1985).
3) 木ノ内ら, 周産期医学, **38**, p.1211 (2008)
4) 齋藤忠生, 浦島匡, *The Chemical times*, **215**, p.3 (2010).
5) Goldman AS Smith GWJ, *Pediatrics*, **82**, p.1082 (1973).
6) American Academy of Pediatrics, *Pediatrics*, **115**, p.496 (2005).
7) 山内恒治, 産婦人科の実際, **56**, p.327 (2007).
8) GV. Coppa et al., *Dig Liver Dis*, **38**, S291 (2006).
9) B. Lönnerdal, *Am. J. Clin. Nutr.*, **77**, p.1537S (2003).
10) 日本栄養・食糧学会監修, "機能性タンパク質・ペプチドと生体利用", p.93, 建帛社 (2010).
11) M. Tomita et al., *Acta. Paediatr. Japonica*, **36**, p.585 (1994).
12) L Gothefors, S Marklund, *Infect. Immun.*, **11**, p.1210 (1975).
13) Montagne P et al., *Adv. Exp. Med. Biol.*, **501**, p.241 (2001).

b. 母乳の生理的役割

　母乳は新生児／乳児にとって完全な食品であり，完全母乳栄養児は生後半年程度母乳のみを摂取して成長する．母乳に含まれる蛋白質（とくにカゼイン），脂質，および乳糖は乳児小腸で消化・吸収されることによりおもに栄養源として機能する．さらに母乳は，免疫グロブリンによる受動免疫付与，ラクトフェリンによる病原性微生物増殖阻害など栄養面以外にも生理的に重要な作用をもつ．中でも母乳栄養児にみられる早期のビフィズス菌の腸内定着によるビフィズス菌叢の形成は乳児の健康において非常に重要である．ビフィズス菌の定着により乳児の大腸内の pH は酸性に保たれるため，有害菌の腸内増殖を阻害すると考えられる．

　20世紀初頭の人工栄養児にはビフィズス菌の定着がみられず，母乳栄養児と比べて有意に感染症の発症率が高いことが問題であった．そこで，母乳に含まれるビフィズス菌を増殖させる因子の研究が行われた．その結果，母乳に含まれる三糖以上のオリゴ糖成分（ヒトミルクオリゴ糖）に増殖活性があることが証明された．

　母乳に含まれる主要な糖はラクトース（乳糖）であり（60 g/L），最も多く含まれる固形分である．ラクトースは乳児小腸のラクターゼ（β-ガラクトシ

ダーゼ）により分解されてから吸収され主要なエネルギー源として作用する．その他に母乳はヒトミルクオリゴ糖を初乳中に 20 g/L 程度，常乳中に 10 g/L 程度含んでいる．ヒトミルクオリゴ糖は糖脂質糖鎖と同じ構造のオリゴ糖の混合物であり 130 種以上の分子種が同定されている．ヒトミルクオリゴ糖はハプテンとして作用することにより糖鎖を介した細菌の腸管への接着を阻害する働きがあると考えられる．もう一つの重要な働きは，ビフィズス菌増殖因子として作用することにより乳児腸管での早期のビフィズス菌定着を促すことである．ヒトミルクオリゴ糖は小腸の消化酵素に耐性を示し，そのまま消化吸収されずに乳児大腸に達した後，ビフィズス菌により資化されると考えられている．

現在では人工乳にはプレバイオティクスオリゴ糖が添加されており，人工栄養児の大腸にもビフィズス菌は定着する．プレバイオティクスオリゴ糖は小腸で消化されずに大腸まで達し，特定の腸内細菌に資化されることによりそれらを選択的に増殖させると考えられている．この点で，プレバイオティクスオリゴ糖とヒトミルクオリゴ糖の作用機構は同じである．しかしながら，人工栄養児のビフィズス菌の増殖速度や菌叢中のビフィズス菌の占有率は母乳と比較して有意に低い．これは，ヒトミルクオリゴ糖と一般的なプレバイオティクスオリゴ糖ではビフィズス菌を増殖させるメカニズムが異なっていることを示唆している．しかしながらヒトミルクオリゴ糖の複雑な組成によりビフィズス菌増殖のメカニズムは近年まで解明されていなかった．

ヒトミルクオリゴ糖は 12 種類のコアオリゴ糖およびそれらがさらにフコース，シアル酸により修飾された構造として整理することができる．コアオリゴ糖の還元末端はラクトースであり，その非還元末端側のガラクトースにラクト-N-ビオース I（Galβ1→3GlcNAc, LNB）あるいは N-アセチルラクトサミン（Galβ1→4GlcNAc, LacNAc）が β1→3 結合した構造を基本としている．LNB 結合型を I 型，LacNAc 結合型を II 型とよぶ（図2.27）．ヒトミルクオリゴ糖は I 型のオリゴ糖が主成分であり，II 型の含有率が低いことが特徴である．I 型オリゴ糖末端の Galβ1→3GlcNAc 結合は小腸ラクターゼを含む β-ガラクトシダーゼに抵抗性を示す．

Bifidobacterium bifidum の菌体内に β1→3-ガラクトシル-N-アセチルヘキソサミンホスホリラーゼ（GLNBP, 図2.28）とよばれるガラクト-N-ビオース（Gal

2.6 共生の成立に果たす乳の役割

■ ラクト-*N*-テトラオース（Ⅰ型）

$$\underbrace{Gal\beta 1 \rightarrow 3GlcNAc}_{LNB}\beta 1 \rightarrow \underbrace{3Gal\beta 1 \rightarrow 4Glc}_{ラクトース}$$

■ ラクト-*N*-ネオテトラオース（Ⅱ型）

$$\underbrace{Gal\beta 1 \rightarrow 4GlcNAc}_{LacNAc}\beta 1 \rightarrow \underbrace{3Gal\beta 1 \rightarrow 4Glc}_{ラクトース}$$

図2.27 Ⅰ型およびⅡ型糖鎖の基本構造

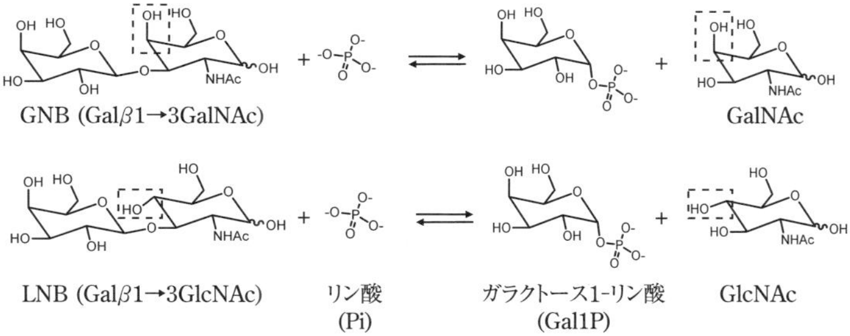

GNB (Galβ1→3GalNAc) + リン酸 (Pi) ⇌ ガラクトース1-リン酸 (Gal1P) + GalNAc

LNB (Galβ1→3GlcNAc) + リン酸 (Pi) ⇌ ガラクトース1-リン酸 (Gal1P) + GlcNAc

図2.28 GLNBPの反応
GNBとLNBは四角で囲んだ4位の水酸基の向きのみが異なる二糖である．

β1→3GalNAc GNB）およびLNBを加リン酸分解する酵素の存在が報告されたことを契機に，ビフィズス菌のヒトミルクオリゴ糖代謝関連酵素の全容が明らかにされてきた．GLNBPはLNBと結合の位置のみ異なるLacNAcにはまったく作用しない．*B. longum*の遺伝子解析の結果，GLNBPをコードする遺伝子（*lnp*A）はガラクトース代謝遺伝子クラスター（*lnpABCD*）中に存在し，その上流には，ATP依存性糖トランスポーターをコードする遺伝子群が存在することが明らかになった．このトランスポーターは，菌体外に生成したGNBおよびLNBを菌体内に輸送する働きをもつと考えられた．LnpBはこれまで報告例になかった新規酵素 *N*-アセチルヘキソサミン1-キナーゼ（NahK）であり，GlcNAcおよびGalNAcのα-アノマー水酸基をリン酸化する．LnpCおよびLnpDはガラクトース代謝経路の一つであるLeloir経路に含まれるUDP-グルコース-ヘキソース1リン酸ウリジリルトランスフェラーゼ（GalT）およびUDP-グルコース4-エピメラーゼ（GalE）であるが，通常のGalTおよ

び GalE と異なり，Gal1P/Glc1P の変換だけでなく GalNAc1P/GlcNAc1P の変換も可能な酵素系であった．これらの活性を総合すると，LnpA-LnpD により，GNB/LNB はグルコース 1-リン酸（Glc1P）および N-アセチルグルコサミン 1-リン酸（GlcNAc1P）にまで変換される．これらの化合物はさらに酵素変換を受けてフラクトース 6-リン酸に変換されて解糖系に導入されると考えられる．この代謝経路を GNB/LNB 経路とよぶ（図 2.29）．

B. longum に GNB/LNB 経路が見出されたことから，各種ビフィズス菌の LNB の資化性および GNB/LNB 経路の分布が調べられた．その結果，GNB/LNB 経路は，乳児の糞便からよく分離されるビフィズス菌種である B. longum subsp. longum, B. longum subsp. infantis, B. bifidum, B. breve では調べたすべての菌株が保有していたが，成人の主要ビフィズス菌種である B. adolescentis からは全く検出されなかった．また，LNB の資化性と GNB/LNB 経路の有無は B. pseudocatenulatum を唯一の例外として一致していた（表 2.19）．ビフィズス菌以外の腸内細菌は LNB を資化しなかった．これは，GLNBP がビフィズス菌以外の腸内細菌にほとんど分布していないことおよび，通常の β-ガラクトシ

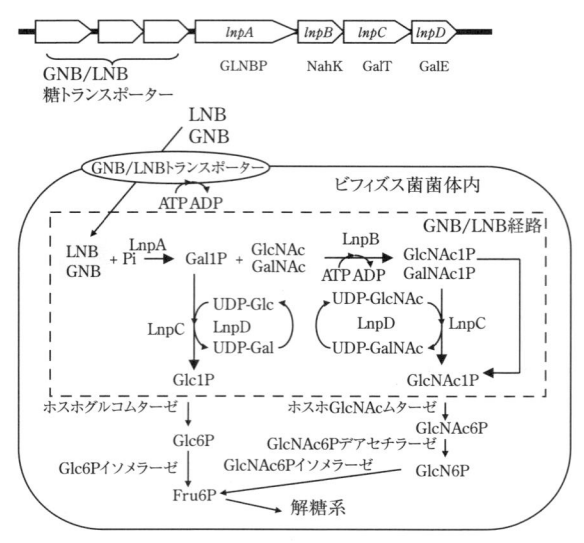

図 2.29　ビフィズス菌菌体内 GNB/LNB 経路による糖代謝経路

2.6 共生の成立に果たす乳の役割

表 2.19 ビフィズス菌種による GNB/LNB 経路の分布と LNB 資化性

ビフィズス菌種(供試菌株数)	GNB/LNB 経路保持(%)	LNB 資化性(%)
B. longum subsp. *longum* (6)	100	100
B. longum subsp. *infantis* (21)	100	100
B. bifidum (6)	100	100
B. breve (9)	100	100
B. adolescentis (51)	0	0
B. catenulatum (13)	0	0
B. pseudocatenulatum (61)	0	52
B. dentium (16)	0	0
B. angulatum (3)	0	0
B. animalis subsp. *animalis* (4)	75	75
B. animalis subsp. *lactis* (7)	0	0
B. pseudolongum (5)	80	80
B. termophilum (5)	0	0

(J.-z. Xiao, S. Takahashi, M. Nishimoto, T. Odamaki, T. Yaeshima, K. Iwatsuki, M. Kitaoka, *Appl. Environ. Microbiol.*, **76**, p.54(2010)より抜粋)

ダーゼが LNB を切断できないためであると考えられる.

GNB/LNB 経路は他のオリゴ糖の代謝には役に立たないため，GNB および LNB は，ビフィズス菌の生育環境中に存在すればビフィズス菌の生育に対して重要な役割をもつことが考えられた．ビフィズス菌の生育環境である大腸内でのこれらの存在を考えると，まず粘膜に含まれるムチン糖蛋白質の糖鎖が考えられた．ビフィズス菌はムチン糖蛋白質から GNB を遊離する酵素をもつことが報告されており，ビフィズス菌の代謝経路の意義の一つは粘膜ムチンを栄養源に利用して大腸内で生育することにあると考えられた．

GNB/LNB 経路は GNB のみならず LNB にも作用するため，母乳に含まれるヒトミルクオリゴ糖が有力な LNB 源と考えられる．母乳に含まれるヒトミルクオリゴ糖は小腸で消化を受けずに大腸に達するため，ビフィズス菌がヒトミルクオリゴ糖から LNB を切り出す菌体外酵素系をもっていればヒトミルクオリゴ糖によるビフィズス菌増殖がうまく説明できることになる．この仮説（LNB 仮説）に基づいてビフィズス菌はヒトミルクオリゴ糖のコア構造から LNB を切り出すラクト-*N*-ビオシダーゼという酵素をもつことが予言され，実際に *B. bifidum* がこの酵素を菌体外にもつことが証明された．その他，二種の

```
                              シアリダーゼ
                                Neu5Acα2
     α1,3/4-フコシダーゼ              ↘  6
            Fucα1        Neu5Acα2→3Galβ1→3GlcNAcβ1→3Galβ1→4Glc
              ↓ 4
Fucα1→2Galβ1→3GlcNAcβ1→3Galβ1→4Glc
         ↑
      α1,2-フコシダーゼ            ⇓
                          ラクト-N-ビオシダーゼ
                     Galβ1→3GlcNAcβ1→3Galβ1→4Glc
                              ⇓
                       Galβ1→3GlcNAc  [LNB]
                              ↓ 特異的トランスポーターによる取込み
                     (ビフィズス菌菌体内GNB/LNB経路)
```

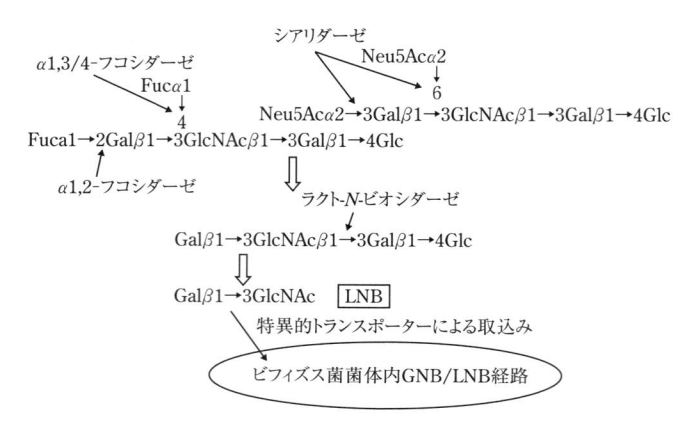

図 2.30 *B. bifidum* より単離されたヒトミルクオリゴ糖から LNB を切り出す菌体外加水分解酵素群

フコシダーゼ，シアリダーゼの存在も証明され，*B. bifidum* はヒトミルクオリゴ糖から LNB を切り出して利用していることが証明された（図 2.30）．

母乳栄養児腸管内でのビフィズス菌の共生機構を調べる目的で，各ビフィズス菌種のヒトミルクオリゴ糖の資化に関しても研究が進んできた．*B. longum* subsp *infantis*, *B. longum* subsp *longum*, *B. breve*, *B. bifidum*, *B. adolescentis* ヒトミルクオリゴ糖を炭素源とする培地で培養したところ，*B. longum* subsp *infantis* に最もよい増殖がみられた．*B. longum* subsp *infantis* は重合度 4〜7 のヒトミルクオリゴ糖を速やかに消費した．ゲノム解析の結果から，*B. longum* subsp *infantis* は *B. bifidum* と異なり，フコシダーゼおよびシアリダーゼを菌体内にもつこと，ラクト-*N*-ビオシダーゼをもたないこと，およびヒトミルクオリゴ糖分子をそのまま菌体内に取り込むと考えられるトランスポーターをもつことが明らかになったことから，本菌株はヒトミルクオリゴ糖分子をそのまま菌体内に取り込んで利用していることが考えられた．*B. longum* subsp *infantis* は GNB/LNB 経路をもち，LNB で培養するときに GLNBP 活性も確認される．しかしながら，GLNBP はヒトミルクオリゴ糖分子には直接作用できないため，ラクト-*N*-ビオシダーゼが存在しなければヒトミルクオリゴ糖を GNB/LNB 経路に導入することはできない．通常の β-ガラクトシダーゼは Galβ1→3GlcNAc結合を切断できないため，本菌株の菌体内でのヒトミルクオリゴ糖代謝は完全には説明されていない．

B. breve はしばしば母乳栄養児の糞便から単離されるが，単独ではほとんどヒトミルクオリゴ糖を利用することができない．本菌はGNB/LNB経路をもつが，フコシダーゼ・シアリダーゼ・ラクト-*N*-ビオシダーゼは検出されていない．本菌が母乳栄養児腸管で増殖するためには他の腸内細菌の菌体外酵素によるヒトミルクオリゴ糖の分解が必要である．このように，母乳栄養児腸管内でのビフィズス菌叢の成立に関しては単独菌種のヒトミルクオリゴ糖代謝機構を明らかにするとともに，ビフィズス菌種間の共生関係を考慮する必要がある．

種々の哺乳類の乳に含まれるミルクオリゴ糖中で，I型オリゴ糖は霊長類以外の哺乳動物ではみつかっていない．また，ゴリラ，チンパンジー，ボノボなどの類人猿まで含めてもI型オリゴ糖を主成分とするミルクオリゴ糖を分泌する動物種はヒトのみである．LNBがビフィズス菌以外の腸内細菌でほとんど利用できないことを考慮すると，乳児とビフィズス菌の共生関係はI型オリゴ糖を主成分とするヒトミルクオリゴ糖により成立していると考えられる．

文　献
1) 吉岡一，藤田晃三，片関憲一，坂田宏，"ビフィズス菌の研究"，p.192, 日本ビフィズス菌センター (1994).
2) 木幡陽，野口研究所時報，**52**, p.3 (2009).
3) M. Kitaoka, J. Tian, M. Nishimoto, *Appl. Environ. Microbiol.*, **71**, p.3158 (2005).
4) M. Nishimoto, M. Kitaoka, *Appl. Environ. Microbiol.*, **73**, p.6444 (2007).
5) 西本完，北岡本光，化学と生物，**46**, p.522 (2008).
6) J.-z. Xiao, S. Takahashi, M. Nishimoto, T. Odamaki, T. Yaeshima, K. Iwatsuki, M. Kitaoka, *Appl. Environ. Microbiol.*, **76**, p.54 (2010).
7) K. Yamamoto, T. Katayama, M. Kitaoka, S. Fushinobu, *Biosci. Microflora*, **29**, p.23 (2010).
8) D. A. Sela, D. A. Mills, *Trends Microbiol.*, **18**, p.298 (2010).
9) T. Urashima, G. Okada, S. Asakuma, Y. Uemura, K. Goto, A. Senda, T. Saito, K. Fukuda, M. Messer, O. T. Oftedal, *Glycobiology*, **19**, p.499 (2009).

2.6.2　人工栄養（調製粉乳）の共生に及ぼす影響

a．母乳との成分上の違い

哺乳動物であるヒトの乳児にとって，健康な母親の母乳は最良の栄養組成物であり，無菌の母胎内から出産によって各種感染リスクの存在する外界に放出

された新生児の未熟な免疫機能を補うため，種々の感染防御因子を供給する重要な組成物でもある．また，母乳は乳児の腸内細菌叢をビフィズス菌優位な状態に保持するビフィズス菌増殖因子なども含有し，有害細菌の排除能を高めることで乳児の感染防御能を高めている．

一方，何らかの理由によって母乳の哺乳が困難な場合には育児用ミルク（乳児用調製乳）が使用される．わが国における育児用ミルクは，1920年頃にその原型となる製品が各社から発売された．その後，1960年代以降に法制度の改正や乳業技術の進歩とともに，母乳研究や乳児栄養学の発達を受けて栄養成分や機能の改良が進められ，現在のような育児用ミルクに発展した（表2.20）．育児用ミルクは，牛乳を主要な原料として，乳児に必要な各種栄養成分を配合し，不要なものを除去することで栄養成分バランスを調整するとともに，各栄養成分の質的な改良を重ねて母乳に近づけられてきた（表2.20）．さらに，感染防御などのさまざまな母乳の機能に関する研究成果に基づいて，ビフィズス菌増殖因子やラクトフェリンの配合などの改良が加えられ，人工栄養児においても母乳栄養児と同様のビフィズス菌優位の腸内細菌叢が形成されるようになっている．しかし，現在も母乳栄養児と人工栄養児の腸内細菌叢には依然として明らかな差異が存在する．この腸内細菌叢の差を埋めるためには，今後も母乳中の栄養成分や機能性成分について未解明の部分をひとつひとつ解明し，育児用ミルクの改良に繋げていく必要があることはいうまでもない．

本項では，このような人工栄養児の腸内細菌叢を母乳栄養児に近づけるという観点から，その差異に影響する成分についてこれまでの知見を概説する．

（i）母乳栄養児と人工栄養児の腸内細菌叢の差異について　母乳栄養児と人工栄養児の腸内細菌叢の差異については多くの報告があり，その結果から母乳中にはビフィズス菌優位の腸内細菌叢の形成に深く関与する成分が存在することが注目され，いわゆるビフィズス菌増殖因子の研究に発展してきた．現在は多くの育児用ミルクにビフィズス菌増殖因子（難消化性オリゴ糖）が配合されるなど，種々の改良によってビフィズス菌の菌数という点では大幅に改善され，母乳栄養児と同様にビフィズス菌が最優勢菌となっている．しかし，ビフィズス菌以外の嫌気性菌や好気性菌の菌数の点で，母乳栄養児と人工栄養児の腸内細菌叢にはまだ差が存在する[1,2,3]（表2.21）．

2.6 共生の成立に果たす乳の役割

表 2.20 母乳化を目指す人工乳の成分組成改良のあゆみ

年代	蛋白質含量の低減 (g/100 mL)	蛋白質	脂質	炭水化物	ビタミン	ミネラル	機能成分
1920〜			日本で始めての育児用ミルクの製造がはじまる				
1950〜		カゼインのカード改善 シスチンの増強		乳糖の増強	各種ビタミンの強化 葉酸, パントテン酸の増強	各種ミネラルの強化	
1960〜	(単一調乳方式) 1.9〜2.0	蛋白質組成の調整 蛋白質の予備消化	リノール酸の増強 精製植物油による乳脂肪の置換	オリゴ糖の配合 糖質組成の調整	イノシトールの増強	ビタミンB6の増強 脱塩によるミネラル調整	オリゴ糖の配合
1970〜	1.8〜2.0		脂質の消化吸収性の改善	ショ糖無添加 乳糖主体の糖質調整		リン含量の低減, ミネラルバランスの調整	
1980〜	1.76〜1.82 1.60〜1.81	蛋白質組成の改善 タウリンの増強	脂肪酸組成の改善 α-リノレン酸の増強	オリゴ糖の増強	ビタミンKの増強	銅, 亜鉛の配合	ラクトフェリンの配合 溶解性の改善
1990〜	1.61〜1.71 1.60〜1.64	ペプチドの配合による消化性の改善 蛋白質の免疫原性を低減したペプチドミルク	必須脂肪酸バランスの調整 DHAの配合	2種類のオリゴ糖配合	ビタミンKの増強 β-カロテンの増強	カルシウム, リンの増強	オリゴ糖による便性配慮
2000〜	1.52〜1.62	蛋白質組成の調整 (アミノ酸バランス改善)	スフィンゴミエリン等のリン脂質組成の調整 n-6/n-3 比の調整 アラキドン酸の配合		ビタミンバランスの調整 ビタミンバランスの調整	セレンの増強 腎溶質付加の低減 ミネラルバランスの調整	ヌクレオチドの配合
2010							

表 2.21 母乳栄養児と人工栄養児の腸内細菌叢の特徴

	母乳栄養児	人工栄養児
嫌気性菌 ビフィズス菌	・*Bifidobacterium* が最優勢菌である ・*Bifidobacterium* 以外の嫌気性菌の定着菌数が少ない	・*Bifidobacterium* が最優勢菌である ・*Bifidobacterium* 菌数は母乳栄養児と差がない ・*Bifidobacterium* 以外の嫌気性菌の定着が高頻度 (*Bacteroides, Clostridium, Eubacterium* など)
好気性菌	・好気性菌の菌数が少ない ・*Staphylococcus* の菌数が比較的多い	・好気性菌の検出率が高い傾向 (*Enterobacteriaceae, Streptococcus, Lactobacillus, Bacillus, Pseudomonas* など)

(ⅱ) 母乳栄養児と人工栄養児の腸内細菌叢の差異に及ぼす栄養成分　乳児の腸内細菌叢の構成には，母乳と育児用ミルクの各種栄養成分の組成の違いが大きく影響していると考えられるため，多くの検討が行われてきた[4,5].

(1) 蛋白質：蛋白質は，乳児の正常な発育を支える最も重要な栄養成分の一つである．育児用ミルク中の蛋白質は，牛乳と母乳の蛋白質の質的な差異を考慮して母乳よりも高い濃度に調整されてきたが，カゼインと乳清蛋白質の配合比率調整や酵素消化物の利用などによる栄養価や消化吸収性などの質的改善に伴い，その含量は徐々に低減されてきた（表 2.20）．しかし，現在の育児用ミルクの蛋白質含量は依然として母乳よりも高値であり，そのことが母乳と育児用ミルクの緩衝能の差異として腸内細菌叢に大きく影響していると考えられる．また，蛋白質含量の高い育児用ミルクの哺乳は，乳児の未熟な消化吸収能を上回る窒素成分が小腸下部から大腸に移行する量を増やすこととなり，大腸菌などの有害腐敗菌の増殖を促すことにつながると考えられる．

一方，構成蛋白質の影響として，カゼインと乳清蛋白質の配合比率が腸内細菌叢に影響するとの報告があり，乳清蛋白質の増強がビフィズス菌優位の菌叢形成に有利であるとされる[4]．また，α-ラクトアルブミンやグリコマクロペプチド，ラクトフェリンにはプレバイオティクス効果があり，大腸菌などに対する感染抵抗性を向上させるという報告がある[4,5]．最近の育児用ミルクでは，ほとんどの製品でカゼインと乳清蛋白質の比率が母乳と同様に調整されており，さらにα-ラクトアルブミンを増強した製品も開発されている．

(2) ペプチド，アミノ酸：乳蛋白質である αs1-カゼイン，αs2-カゼインに由来するペプチドに *Staphylococcus* などに対する抗菌作用があることや，α-ラクトアルブミンや β-ラクトグロブリンの酵素消化物には *in vitro* における大腸菌の増殖抑制作用があることが報告されている．また，ラクトフェリンのペプシン消化物にはラクトフェリン自身よりも強い抗菌活性があることも明らかであり，腸内細菌叢の形成に影響していると考えられる[5]．

一方，食事中のトリプトファンは *Bacteroides* を顕著に増加させ，その結果ビフィズス菌を軽度に減少させるなど，アミノ酸による影響も報告されている．

(3) 脂質：一般に高脂肪食（西洋食）はビフィズス菌数の低下を招くと考えられているが，脂肪酸組成や同時摂取する蛋白質量，消化吸収状態の影響を受けるようである．また，脂質の消化で生じる脂肪酸の抗菌活性もその一因と考察されている[3]．

現在の育児用ミルクの脂質は，母乳とほぼ同程度の含量に調整されている．また，飽和脂肪酸が多く，消化吸収性の劣る乳脂肪を除去し，植物油や魚油を配合して各種必須脂肪酸の量とバランスが調整された調整脂肪に置換するなどの改良が図られている．しかし，母乳中には胆汁酸活性化リパーゼが存在すること[5]やヒトの消化吸収機構に適したトリグリセリド構造の効果もあり，母乳脂質消化吸収率は育児用ミルクよりも高い．このことが，人工栄養児において小腸下部から大腸への未消化の脂質成分の移行量増加を介して腸内細菌叢に影響を及ぼす可能性が考えられる．また，同様の現象は，下痢症などの消化吸収不全の状態においても起こり得る．一方，脂質の消化吸収のために分泌される胆汁酸には殺菌作用があり，さらに腸内細菌による胆汁酸の脱抱合作用などがその殺菌作用を高めることで，腸内細菌叢の形成に影響を及ぼすと考えられている[3]．このため，母乳と育児用ミルクにおける脂質の消化吸収性の差は，これら胆汁酸代謝の変化を介して，栄養法による腸内細菌叢の差に何らかの影響を及ぼす可能性も考えられる．

その他，糖脂質であるガングリオシドを母乳と同程度に配合した育児用ミルクを哺乳させた低出生体重児で，ビフィズス菌数の増加と大腸菌数の減少を確認したとの報告がある[6]．

(4) 炭水化物（乳糖）：母乳中の主要な糖質である乳糖は，乳児の主要なエ

ネルギー源として小腸粘膜のラクターゼによって分解され,吸収利用される.また,乳糖はビフィズス菌や乳酸桿菌に非常によく利用される糖質源としても知られている.

母乳中の乳糖含量は,乳児の消化管における乳糖の消化吸収能をわずかに超える量であり,さらにその加水分解が他の糖よりも緩やかに進むことから,乳児が消化吸収できなかった乳糖が小腸下部から大腸に到達して,ビフィズス菌などの有用菌の増殖に利用されるという絶妙のバランスによって,ビフィズス菌優位の腸内細菌叢の形成に寄与していると考えられている[5].育児用ミルクにおいても,このような乳児栄養における乳糖の重要性を考慮して,母乳と同程度の乳糖含量になるように調整されている.

(5) 難消化性オリゴ糖(ビフィズス菌増殖因子):母乳栄養児において,ビフィズス菌が圧倒的に優勢な腸内細菌叢が形成されるのは,乳児の消化吸収能と母乳の乳糖含量の適度なバランスの他に,乳糖以外の糖質として含まれている難消化性オリゴ糖がとくに重要な影響を及ぼしている.母乳中には,乳糖をその構造の基本とし,*N*-アセチルグルコサミンやガラクトース,フコースなどが結合したオリゴ糖が約130種類以上含まれ,母乳中の全糖質の20%,常乳では12〜13 g/L,初乳では実に22〜24 g/Lに及ぶとされる.シアル酸を含む酸性オリゴ糖は,病原性菌などの腸管上皮への付着を競合的に抑制する効果も有している.マイクロアレイ分析による遺伝子発現解析によれば,母乳栄養児に特有なビフィズス菌最優勢の腸内細菌叢の形成には,母乳中の糖質の果たしている役割が大きいと考えられる.

乳児の腸管内でビフィズス菌の増殖を促進する因子としてラクチュロースが報告されて以来,人工栄養児においても母乳栄養児と同様にビフィズス菌優位の腸内細菌叢を形成するための研究が進められてきた.現在の育児用ミルクには,ラクチュロース,ガラクトオリゴ糖,フラクトオリゴ糖,ラフィノースなどがビフィズス菌増殖因子として配合されている.従来は1種類のオリゴ糖だけがビフィズス菌増殖因子として育児用ミルクに配合されていたが,構成糖の種類や結合型が異なる複数種のオリゴ糖を配合した育児用ミルクを哺乳した乳児では,ビフィズス菌の菌数の増加とともに,*Bacteroides*や*Clostridium*などの嫌気性菌の菌数が抑制されるとする報告があり,わが国でも2種類のオリゴ

糖を配合した育児用ミルクが実用化されている（表2.20）．最近では海外においても2種類のオリゴ糖配合が主流となり，研究報告も多くなっている．

また，母乳中のラクト-N-ビオース構造を有するオリゴ糖が，母乳栄養児におけるビフィズス菌最優勢の菌叢形成に重要であることが示されており，将来的に育児用ミルクのビフィズス菌増殖因子として応用されることが期待される．

(6) ミネラル：牛乳には母乳の約3.5倍のミネラルが含まれており，育児用ミルクでは脱塩技術によって過剰なミネラルを除去した乳原料を使用することで，乳児の未熟な腎機能への負担を低減するとともに，必要なミネラル類の量とバランスが調整されている．しかし，母乳と比較した場合の吸収利用性や個人差に対する安全率も考慮して，育児用ミルクの栄養成分組成に関する国内外の規格・勧告では，母乳中含量を上回る量の配合が規定されている．このことは，育児用ミルクの緩衝能（酸塩基平衡）を高める一因として，人工栄養児の腸内細菌叢に影響を及ぼす．

また，個々のミネラル成分が腸内に生息する細菌に及ぼす直接的な影響も考えられる．たとえば，正期産児は母胎内で生後6カ月頃までに必要な鉄を肝臓などに蓄積して出生するため，母乳中の鉄含量は著しく低含量であるが，育児用ミルクには上記の理由により十分量の鉄が配合されている．しかし，ほとんどの乳児は育児用ミルク中の鉄を利用する必要がないためそのまま糞便中に排泄するので，腸内に生息する*Bacteroides*などにとって格好の生育条件を提供することとなり，結果として人工栄養児の腸内細菌叢が母乳栄養児よりも劣る一因になる．

(7) 核酸成分（ヌクレオチド）：ヌクレオチドなどの核酸成分は，消化管上皮の成熟促進や免疫細胞を介した免疫賦活効果などに関与することで乳児の成長発達に寄与している．種々の量のヌクレオチドを配合した育児用ミルクを用いた研究では，ヌクレオチドが乳児腸内の腸内細菌叢を改善する作用が報告されている．ただし，実際に母乳中のどの画分の核酸成分が腸内細菌叢の改善に寄与しているかは不明である．

最近の育児用ミルクには，5種のヌクレオチド（CMP, UMP, AMP, GMP, IMP）を母乳の比率に合わせて合計で1～3 mg/100 mL配合した製品が多い．

(ⅲ) 母乳栄養児と人工栄養児の腸内細菌叢の差異に及ぼす機能性成分

母乳中には，乳児自身の未熟な免疫能を補完するためにさまざまな感染防御因子が含まれ，直接，間接に腸内細菌叢の構成にも影響を及ぼすと考えられる．

(1) ラクトフェリン：ラクトフェリンは，ガラクトースやマンノースなどの糖鎖が結合した分子量約 80,000 の糖蛋白質であり，母乳中に含まれる最も代表的な感染防御因子である．ヒトの母乳中含量は，初乳で約 5～7 mg/mL，常乳で 1～3 mg/mL と高値であり，大腸菌や *Bacillus*，*Helicobacter pylori*，*Staphylococcus* などの幅広い菌種に対して抗菌活性を示すことで，同じく母乳中に含まれる分泌型 IgA などと協働して，乳児の未熟な感染防御能を高めていると考えられている．

このラクトフェリンは，ビフィズス菌に対しては増殖効果を示す，いわゆるプレバイオティクス効果を有することが報告されており，ビフィズス菌優勢な母乳栄養児の腸内細菌叢の形成に寄与すると考えられる．

育児用ミルクにおいても，ラクトフェリンを配合したミルクの摂取によって，乳児の腸内細菌叢におけるビフィズス菌占有率が改善する効果が報告され，1986 年に世界ではじめて牛乳から分離したラクトフェリンを配合した製品が日本で発売された（表 2.20）．最近では，胃ペプシン消化によって強力な抗菌ペプチド"ラクトフェリシン®"が生成することや，腸管免疫系を介した全身免疫系の賦活作用なども報告されており，さまざまな形で腸内細菌叢に影響していると考えられる．

(2) 免疫抗体：出生後の乳児は，母乳の哺乳によって主に分泌型 IgA を経口的に摂取して，生後早期の未熟な感染防御機能を補っており，これらが腸管内での病原菌などの増殖を抑制することでビフィズス菌優位の腸内細菌叢の形成に寄与していると考えられる[10]．しかし，育児用ミルクには分泌型 IgA などの免疫抗体の配合は実用化されていない．

一方，乳児の腸管において腸内細菌叢が確立すると，それら細菌の抗原性によって乳児自身が抗体を産生すると考えられるが，乳児自身の免疫系と腸内細菌叢形成との相互作用についてはまだ明らかにされていない．

(3) ラクトパーオキシダーゼ：リゾチーム母乳中にはラクトパーオキシダーゼが約 3 μg/mL 程度含まれ，チオシアン酸と過酸化水素からヒポチオシアン

酸の生成を触媒することで，細菌，ウイルス，真菌に対する静菌殺菌作用を示し，腸内細菌叢の形成に影響していると考えられる．

また，30～3,000 μg/mLの濃度で母乳に含まれるリゾチームは，細菌の細胞壁糖鎖を分解することでグラム陽性菌の殺菌効果を示すほか，グラム陰性菌に対してはラクトフェリンと協同して殺菌効果を示す．母乳栄養児では人工栄養児よりも腸内リゾチーム活性が非常に高いことが示されており，栄養法による腸内細菌叢の差に何らかの影響を与えていると考えられる[10]．

(4) 補体成分，細胞成分：母乳中には，補体成分やマクロファージなどの細胞成分が感染防御因子として含まれている．これらの成分を母乳として経口摂取することによって，腸管内における有害菌の増殖を抑制し，ビフィズス菌優位の腸内細菌叢の形成に寄与していると推測されるが，その詳細は十分明らかにされていない．

これらの感染防御因子の腸管内における作用機序は不明な点も多く，育児用ミルクにはまだ実用化されていない．その供給源を含めて今後の検討課題として残されている．

また，母乳，牛乳と人工乳の主な栄養成分含量の比較を表2.22にまとめた．

(iv) 母乳栄養児と人工栄養児の腸内細菌叢の差異に及ぼすその他の因子

乳児の腸内細菌叢の構成には，乳汁としての特性の違いや，乳児の未熟性，育児用ミルクの使用目的に応じた組成の違いなどが影響を及ぼすと考えられている．

(1) 緩衝能（腸内pH）：母乳や育児用ミルクに含まれる乳糖の一部や難消化性オリゴ糖は，未消化のまま大腸・結腸に移行してビフィズス菌などの腸内細菌に利用される．その過程で産生された乳酸や酢酸などの有機酸が腸管内pHを低下させ，大腸菌などの耐酸性の低い有害菌の増殖を抑制する[10]．しかし，蛋白質やミネラルの含量の多い育児用ミルクの緩衝能は母乳よりも高く，腸内細菌が産生する有機酸によるpH低下が起りにくい状態をもたらす．このため，人工栄養児ではpH低下による有害菌の増殖抑制効果が弱く，ビフィズス菌以外の細菌の検出率を高める一因となる．

(2) 溶存酸素，酸化還元電位：細菌の生育状態は溶存酸素濃度の影響を受け，その酸素との関わりをもとに，一般に*Staphylococcus*や*Enterococcus*などの好

表 2.22 母乳，牛乳と人工乳の主な栄養成分含量の比較

成　分		母　乳 (人　乳) 可食部 100 g 当たり (98.3 mL)	人工乳 (国産乳児用 調製粉乳の一例) 100 mL 当たり	牛　乳 (普通牛乳) 可食部 100 g 当たり (96.9 mL)
蛋白質	(g)	1.1	1.52	3.3
脂　質	(g)	3.5	3.51	3.8
炭水化物	(g)	7.2	7.32	4.8
乳糖*	(g)	6.8	6.79	4.8
その他の糖	(g)	0.4	0.53	
灰　分	(g)	0.2	0.3	0.7
調乳濃度	(%)	–	13	–
エネルギー	(kcal)	65	67	67
ビタミン A	(mg)	45	53	38
ビタミン B_1	(mg)	0.01	0.046	0.04
ビタミン B_2	(mg)	0.03	0.091	0.15
ビタミン B_6	(mg)	trace	0.039	0.03
ビタミン B_{12}	(mg)	trace	0.16	0.3
ビタミン C	(mg)	5	7.2	1
ビタミン D	(mg)	0.3	0.85	0.3
ビタミン E	(mg)	0.4	0.87	0.1
ビタミン K	(mg)	1	3.3	2
リノール酸	(g)	0.49	0.43	0.088
α-リノレン酸	(g)	0.047	0.052	0.013
アラキドン酸	(mg)	13	4.6	6
ドコサヘキサエン酸	(mg)	30	9.1	trace
ナイアシン	(mg)	0.2	0.46	0.1
葉　酸	(mg)	trace	13	5
パントテン酸	(mg)	0.5	0.52	0.55
β-カロテン	(mg)	12	5.9	6
リン脂質*	(mg)	19–29	30	13–35
ヌクレオチド*	(mg)	1.1–1.3	1.0	0.96–2.7
カルシウム	(mg)	27	49	110
リン	(mg)	14	27	93
ナトリウム	(mg)	15	18	41
カリウム	(mg)	48	64	150
塩　素*	(mg)	38	40	109
マグネシウム	(mg)	3	5.9	10
鉄	(mg)	0.04	0.78	0.02
銅	(mg)	0.03	0.042	0.01
亜　鉛	(mg)	0.3	0.35	0.4
マンガン	(mg)	trace	3.9	trace
ヨウ素	(mg)		3.9	16
セレン	(mg)	2	0.91	3

母乳と牛乳の栄養成分含量は，文部科学省資源調査分科会報告 "5訂増補日本食品標準成分表 2010" から抜粋したものに，*の成分について他の文献値を追加した．

気性菌，ビフィズス菌や *Clostridium* などの嫌気性菌に分けられる．

人工栄養児の腸内細菌叢では，母乳栄養児に比して好気性菌の検出率が高く，好気性菌が腸管内の酸素を消費することで溶存酸素濃度と酸化還元電位が低下して嫌気性菌にとって好都合な条件である．しかも，育児用ミルクの緩衝能が高いため人工栄養児の腸内pHは低下しにくいので，ビフィズス菌以外の耐酸性の低い嫌気性菌が抑制されず，一種の共存状態が形成されると考えられている[10]．

一方，母乳栄養児では好気性菌の菌数が出生後早期に低下し，溶存酸素の消費も進まないため酸化還元電位は人工栄養児よりも高いとされる．乳児の腸内に多い *B. breve* や *B. bifidum* などは比較的酸素感受性が低く，酸化還元電位の影響を受けにくいが，その他の嫌気性菌には必ずしも好都合な生育環境ではないため，ビフィズス菌以外の嫌気性菌の定着が抑制されると考えられている．また，ビフィズス菌が産生する酢酸や乳酸は，緩衝能の低い母乳栄養児の腸内pHを効果的に低下させ，中性付近の環境を好む腐敗菌や好気性菌の増殖を抑制するので，ビフィズス菌が圧倒的に優勢な腸内細菌叢が維持されると考えられる．

(3) 乳児の未熟性：母乳と育児用ミルクの成分組成上の違いとは異なるが，乳児の未熟性が腸内細菌叢の形成に影響するため，我が国ではその対策が早くから進められている．

母体や児自身の何らかの原因によって出生時の体重が低値である低出生体重児は，一般の正期産児と比べてビフィズス菌の定着が遅れることが知られている[11]．その原因として，感染防御の目的で抗生剤が多用されること，消化管機能が未熟なため経腸栄養の開始が遅れる傾向にあり，さらに乳汁摂取量が制限されること，帝王切開などの出産形態，侵襲的な処置の有無などの影響が考えられている．したがって，低出生体重児では一般の乳児以上に母乳栄養の継続が重要になる．低出生体重児が急速な成長を始める時期になると，母乳のみでは蛋白質やカルシウム，リンなどの栄養成分の摂取が不足することとなるが，これらの栄養成分を母乳に補充するための母乳添加用粉末[12]が開発されており，母乳の利点を損なうことなく哺育を継続することが可能である．

一方，十分な母乳が得られない場合には，低出生体重児用に栄養成分組成が

表 2.23　腸内細菌叢に影響が想定される因子

栄養成分	機能成分	その他の因子
蛋白質（含量，種類，比率）	ラクトフェリン	乳汁（母乳，ミルク）の緩衝能
ペプチド	ビフィズス菌増殖因子	腸管内 pH
アミノ酸	（オリゴ糖）	胆汁酸
脂質（含量，脂肪酸，糖脂質）	免疫抗体（sIgA など）	腸管内の酸化還元電位
炭水化物（乳糖）	ラクトパーオキシダーゼ	溶存酸素
難消化性オリゴ糖	リゾチーム	乳児の未熟性
ミネラル（含量，鉄など）	補体成分	
核酸成分	細胞成分	
その他	その他	

調整されたミルクが使用される．低出生体重児用ミルクは，少ない哺乳量で母胎内と同様の発育を得るために栄養成分を供給する必要があるため，一般乳児用の育児用ミルクに比べて蛋白質やビタミン，ミネラルを高濃度に含んでおり，正常な腸内細菌叢の確立には不利な要因となる．このため，低出生体重児用調製粉乳においてもビフィズス菌増殖因子[13)]やラクトフェリン，リゾチームの配合など，一般乳児用の育児用ミルクと同様の配慮がされている．また，我が国では児の栄養法にかかわらず，乳児由来のビフィズス菌 (*B. breve*) がプロバイオティクスとして広く使用されており，ビフィズス菌優位の腸内細菌叢を早期に確立させる効果が報告されている[14)]．腸内細菌叢に影響を与えると考えられる因子を表 2.23 にまとめた．

（v）おわりに　人工栄養児の腸内細菌叢は，ビフィズス菌増殖因子の配合をはじめとする種々の改良によって，ビフィズス菌数や検出率の点では母乳栄養児に匹敵するレベルにまで改善し，母乳栄養児と同様のビフィズス菌最優勢の菌叢が形成されるようになった．しかし，*Bacteroides* や *Clostridium* などのビフィズス菌以外の嫌気性菌数は母乳栄養児のように抑制できておらず，ビフィズス菌占有率としてみた場合には課題が残されている．これまでの育児用ミルクの改良は，乳児の成長発育に最適とされる母乳にならって栄養成分組成を近似させることに主眼を置き，感染防御機能の母乳化については，ビフィズス菌増殖因子やラクトフェリンなどの配合によってのみ考慮されてきた．しかし今後は，栄養法による腸内細菌叢の差異を解消するために，ビフィズス菌を

プロバイオティクスとして育児用ミルクに配合する以外にも，栄養成分の量や質がミルクの緩衝能や消化吸収性の差異として腸内細菌叢に及ぼす影響や，腸内細菌叢の構成菌種間の拮抗作用や共生関係に及ぼす影響についても考慮する必要があるだろう．

文　献

1) Y.Benno, K.Sawada, T.Mitsuoka, *Microbiol. Immunol.*, **28**, p.975 (1984).
2) J.M. Hermie et al., *J. Peditar. Gastroenterol. Nutr.*, **30**, p. 61 (2000).
3) 光岡知足編，"ビフィズス菌の研究" p.184，日本ビフィズス菌センター (1994).
4) K.Orrhage and C.E.Nord, *Acta Paediatr. Suppl.*, **430**, p.47 (1999).
5) K.C.Mountzouris et al., *Br. J. Nutr.*, **87**, p.405 (2002).
6) R.Rueda et al., *J. Pediatr.*, **133**, p.90 (1998).
7) 浦島匡他，*Milk Science*, **56**, p.155 (2008).
8) E.S.Klaassens et al., *Appl. Environ. Microbiol.*, **75**, p.2668 (2009).
9) 川口茂他，周産期医学，**19**, p.557 (1989).
10) 清沢功，"母乳の栄養学"，p.180，金原出版 (1998).
11) I.H.Gewolb et al., *Arch Dis Child Fetal Neonatal Ed.*, **80**, p.F167 (1999).
12) 林 智靖、板橋家頭夫，周産期医学，**26**, p.535 (1996).
13) G.Boehm et al., *Arch Dis Child Fetal Neonatal Ed.*, **86**, p.F178 (2002).
14) 秋山和範他，日本新生児学会雑誌，**30**, p.130 (1994).
15) 文部科学省 科学技術・学術審議会 資源調査分科会報告，「5訂増補日本食品標準成分表2010」．

b．人工栄養の役割

（ⅰ）人工栄養が腸内菌叢に与える影響　　人工栄養の腸内共生系に及ぼす影響が存在することは，人工栄養児と母乳栄養児の便性（便の回数，便の固さ，便の色など）の違いとして従来から示唆されてきた．具体的には母乳栄養児と比べて，人工栄養児の方が排便回数は少なく，便は固めであり，便の色はより緑色を帯びている[4]（図2.31～図2.33）．整腸作用を訴求した多くの特定保健用食品でも広く認められているように，こうした便性の違いが糞便の構成成分である腸内菌叢の違いと関係することは容易に想像されるところである．実際，人工栄養児と母乳栄養児では腸内菌叢が異なることが多くの報告で示されている．従来の培養法に加え，最近では糞便中の細菌を分子生物学的な方法で分析した場合でもその違いは確認されている．表2.24は1カ月齢時に採取された1,000人以上の乳児の糞便をReal-Time PCR法で分析した結果であるが，人工

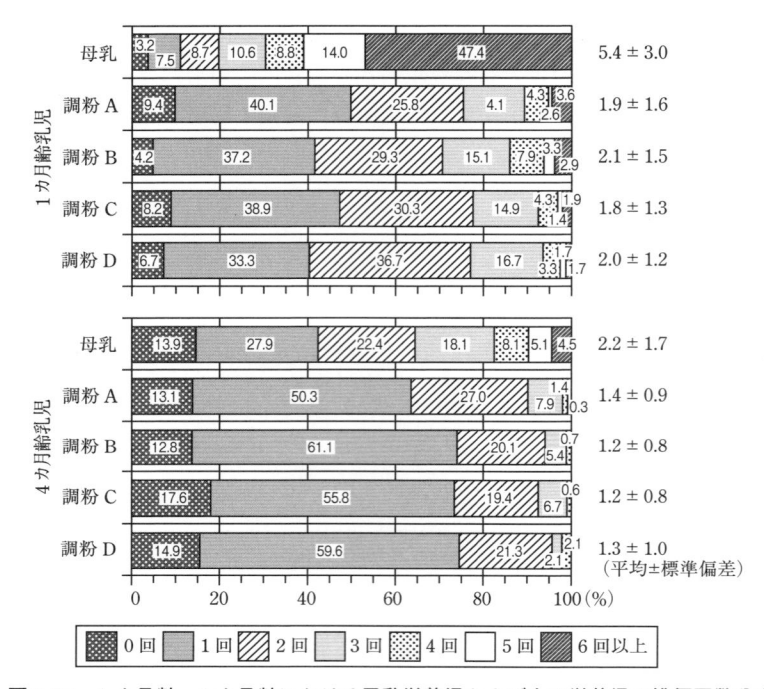

図 2.31 1カ月齢，4カ月齢における母乳栄養児および人工栄養児の排便回数分布
(菅野貴浩，米久保明得，小児保健研究，**64**，p.597（2005）より引用)

栄養児は母乳栄養児に比べて，大腸菌，*C.difficile*，*B.fragilis* Group，および乳酸桿菌の検出頻度が有意に高いことが明らかにされている[5]．なお，表 2.24 で示された栄養法による腸内菌叢の差異は，母親の食餌（菜食主義の有無，有機食品の摂取状況），出産方法（自然分娩，人工分娩，帝王切開），出産場所（自宅，病院），出産時の入院期間，出生児の性別や体重などの交絡因子を補正しても変わらないことが示されている．

現在概ね受け入れられている栄養法による腸内菌叢の差異を表 2.25 に示した[6]．乳児用調製粉乳の改良に伴い 1980 年代以降は，母乳栄養児の特長とされてきたビフィズス菌優位な菌叢が人工栄養児でも認められ，糞便からのビフィズス菌の検出率や検出される菌数は母乳栄養児と人工栄養児で同等となっ

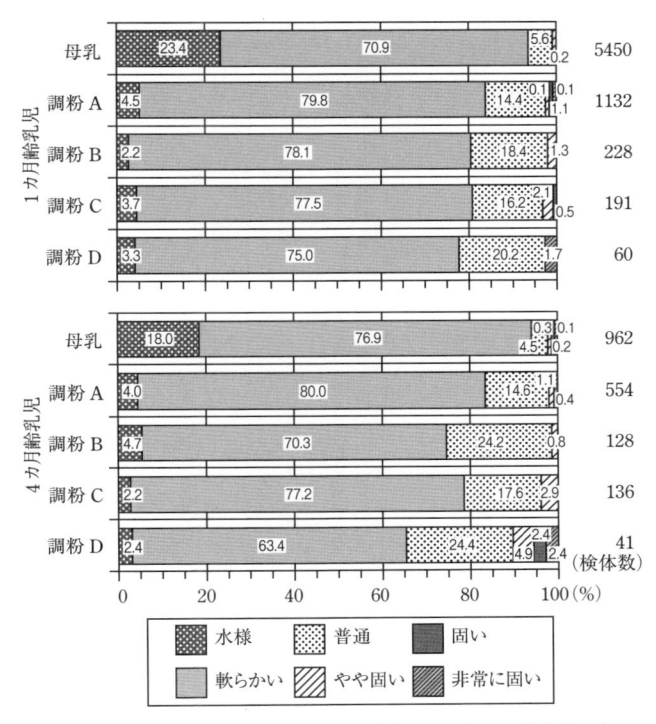

2.6 共生の成立に果たす乳の役割　91

図2.32 1カ月齢，4カ月齢における母乳栄養児および人工栄養児の便の固さ分布
(菅野貴浩，米久保明得，小児保健研究，**64**，p.598（2005）より引用)

ている．同様にかつて母乳栄養児の特長の一つとされてきた乳酸桿菌の存在も，一部の菌種（*L. rhamnosus*）を除き，人工栄養児で母乳栄養児と同じように認められている．一方，*C. difficile* を含む *Clostridium*，*Bacteroides*，*Enterobacteriaceae*，*Enterococcus* は人工栄養児の糞便から多く検出されており，逆に *Staphylococcus* は母乳栄養児の糞便から多く検出されている．

　（ii）腸内菌叢と乳児の健康　　上述の腸内菌叢の違いが乳児の健康に与える影響に関しては，感染症，アレルギー，肥満の三点を中心に関係解明が進んでいる[3,6]．

　母乳栄養児では感染による下痢などの発症率が非母乳栄養児と比べて低いことが一連の疫学研究から示されている．これには分泌型 IgA などの母乳中感

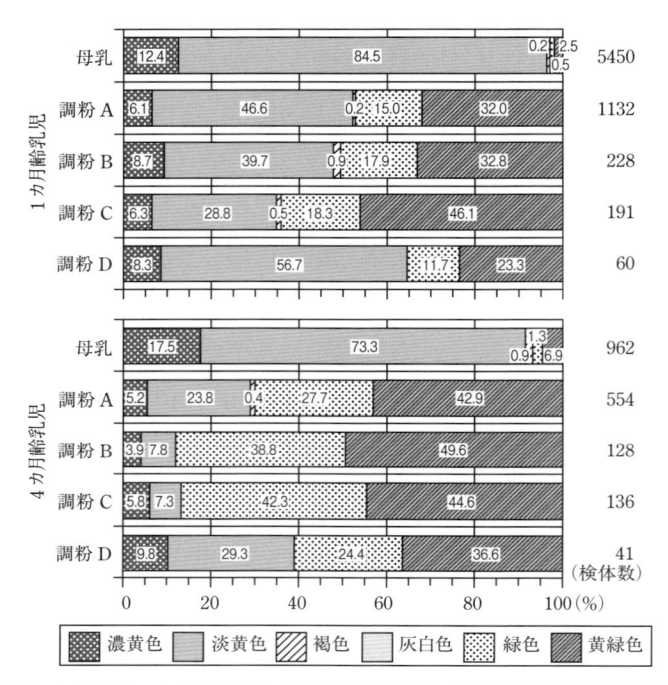

図 2.33 1カ月齢, 4カ月齢における母乳栄養児および人工栄養児の便の色分布
（菅野貴浩, 米久保明得, 小児保健研究, **64**, p.598（2005）より引用）

染防御因子の寄与が示唆されているが, 腸内菌叢も関与している. すなわち, 表 2.25 に示したように, 人工栄養児の腸内菌叢に多い *C. difficile* は, 抗生物質投与によって他の菌が消失すると異常増殖して毒素を産生する結果, 宿主に粘膜傷害や下痢を引き起こすことが知られている. また, やはり人工栄養児の腸内菌叢に多い *Enterobacteriaceae* や *Enterococcus* は, 腸管上皮を通過して循環血液に移行し, いわゆる敗血症を起す可能性が指摘されている. したがって, 母乳栄養児の低い感染症発症率には児が経口摂取する母乳中の感染防御因子に加えて, 児の腸内菌叢構成が貢献しているといえよう.

母乳栄養がアレルギーの発症抑制に有利であることは, 人工栄養に比べて異種の食物抗原（牛乳蛋白質抗原）による感作がほとんどないことと, 母乳中の分泌型 IgA やサイトカインによって乳児の未熟な免疫系が守られていること

表 2.24 1カ月齢児の腸内菌叢の菌数および検出頻度

項目	No.	Bifidobacteria		E coli		C dtffidle		B fragilis Group		Lactobadll		糞便1g当たりの平均菌数の総数 ($\log_{10}$ CFU)
		糞便1g当たりの平均菌数 ($\log_{10}$ CFU)	検出率 %	糞便1g当たりの平均菌数 ($\log_{10}$ CFU)	検出率 %	糞便1g当たりの平均菌数 ($\log_{10}$ CFU)	検出率 %	糞便1g当たりの平均菌数 ($\log_{10}$ CFU)	検出率 %	糞便1g当たりの平均菌数 ($\log_{10}$ CFU)	検出率 %	
栄養法												
母乳栄養[a]	700	10.67	99	9.06	85	4.53	21	8.99	79	8.54	29	10.98
人工栄養	232	10.69	97	9.84	94[e]	7.43	33[e]	9.76	88[e]	8.93	41[e]	11.43[e]
混合栄養	98	10.78	99	9.76	93[e]	5.58	35[c]	9.53	83[c]	8.71	34	11.36[e]

[a] 対照分類
[c] $P <$ 全サンプルから Mann-Whitney rank-sum 法で算出した（菌数と検出率を加味した統計学的な有意差）
[e] $P <$ 同上
(J. Penders, C. Thijs, C. Vink, F. F. Stelma, B. Snijders, I. Kummeling, P. A. van den Brandt, E. E. Stobberingh, *Pediatrics*, **118**, p.511 (2006) より部分引用)

表 2.25 母乳栄養児の腸内菌叢（人工栄養児との比較）

多い	同等	少ない
Staphylococcus	*Bifidobacterium*	*Clostridium* (*C. difficile*)
Lactobacillus rhamnosus[a]	*Lactobacillus*	*Bacteroides*
		Enterobacteriaceae
		Enterococcus

a : *Lactobacillus* 属内での例外
(C. Vael, K. Desager, *Curr. Opin. Pediatr.*, **21**, p.795 (2009) より引用)

の2つの理由からしばしば説明されているが，腸内菌叢の寄与も大きいことが明らかになりつつある．これは，腸内菌叢が生体内の最大の免疫臓器とよばれる腸管の主要な調節因子となっているからである．一般的にはビフィズス菌の多い児ではアレルギーの発症が少なく，大腸菌や *Clostridium*（*C. difficile* を含む）の多い児ではアレルギーの発症が多いとされてきたが，特定の菌叢よりも菌叢の多様性が関係することが近年指摘されている．一方，最近の報告では母乳栄養は必ずしもアレルギーの発症抑制に有利とはいえないとされているが，これには先にも述べたように乳児用調製粉乳の改良が進み，人工栄養児の菌叢が母乳栄養児の菌叢に以前より近づいたことも寄与していると思われる．

母乳栄養が人工栄養に比べて乳児の肥満リスクを低減することが海外の疫学調査で報告されており[1,2]，その最大の要因として乳児用調製粉乳中の蛋白質含量が母乳よりも高いことがあげられている（国内外の乳児用調製粉乳の蛋白

質含量がおよそ 2.1〜2.3 g/100 kcal であるのに対して母乳は 1.6〜1.9 g/100 kcal).これは,生体利用率に劣るために乳児用調製粉乳中の蛋白質含量が国際規格などで母乳中の蛋白質含量よりも高く設定されているからであるが,そのため乳児の血漿分岐鎖アミノ酸濃度が上昇しやすくなり,インスリン様成長因子(IGF-1)の生成が高まる結果,脂肪細胞の分化誘導が進んで肥満に至るという仮説が提唱されている.

　一方,蛋白質およびその構成アミノ酸は細菌による発酵の基質となるので,乳中のこのような蛋白質含量の違いは腸内発酵に大きな影響を与える.実際,人工栄養児の糞便中のアンモニア濃度は母乳栄養児よりも有意に高いことが報告されている.このような腸内発酵の違いは腸内菌叢の変容を招き,腸粘膜から吸収されて生体のエネルギーとなる短鎖脂肪酸の産生を変化させる.したがって,乳児の栄養法が腸内菌叢を介して乳児肥満に影響を及ぼす可能性は十分に考えられる.この分野での研究調査は少ないものの,7歳の時点で肥満児とされた小児は,非肥満児とされた小児よりも生後6カ月および12カ月齢時の糞便中の *Bifidobacterium* が少なく,*Staphylococcus aureus* が多かったことが最近報告されている.ただし,乳児期の母乳栄養の期間は両者とも6〜7カ月間前後でほぼ同じであった.生後6カ月齢までの腸内菌叢の解析を含めて,栄養法と腸内菌叢および小児肥満との関係解明が今後期待されている.

　(iii) 人工栄養の成分組成と腸内菌叢　少なからぬ量の細菌(乳酸桿菌,enterococci, staphylococci,ビフィズス菌など)が母乳から見出されており,母乳は決して無菌ではないことが近年明らかになってきた.さらに母乳は多種類のオリゴ糖を乳糖,脂質に次いで三番目に多い成分として含んでいるが,その大部分はビフィズス菌の増殖促進効果を有している.こうしたことから,乳児用調製粉乳にもプロバイオティクスやプレバイオティクスを強化して人工栄養児の腸内菌叢や発育を母乳栄養児に近づけようとする試みが多数行われている.しかし,これらに関する話題は8章の1および2節の内容と重複するので割愛し,ここでは乳児の腸内菌叢や発育との関係が指摘され,研究が行われている蛋白質,リン,脂質,ヌクレオチド,鉄を取り上げる.

　乳児用調製粉乳の蛋白質源となる牛乳蛋白質にも腸管の運動性,大腸菌などに対する抗菌活性,およびビフィズス菌の増殖促進活性が見出されており(表

表 2.26　主要な牛乳蛋白質の抗菌活性およびビフィズス菌増殖促進活性

成　分	機　能	文　献
α_{s1}-カゼイン	イスラシジンとして知られるペプチドは *Staphylococcus aureus* と *Candida albicans* に対して *in vivo* で抗菌活性を有する.	Lahov, Regelson (1996)
	α-カゾモルフィンペプチドは腸の運動性を減少させる.	Schanbacher et al. (1998)
α_{s2}-カゼイン	カゾシジン-Ⅰとよばれるペプチドは *in vitro* で大腸菌と *Staphylococcus carnosus* の成育を阻害できる抗菌物質として作用する.	Zucht et al. (1995)
β-カゼイン	β-カゾモルフィンペプチドは腸の運動性を減少させる. ラクトフェリンから潜在的生理活性や免疫調節活性を放出させることに関与しているかもしれない.	Schanbacher et al. (1998)
κ-カゼイン	κ-カゼイングリコマクロペプチドは腸内のビフィズス菌群の成育を促進する.	Schanbacher et al. (1998)
	アカゲザルにおける病原性大腸菌感染後の腸でのビフィズス菌群優位な菌叢.	WM Bruck, SL Kelleher. GR Gibson, KE Nielsen, DEW Chatterton and B Lonnerdal (unpublished results)
α-ラクトアルブミン	グラム陽性菌に対する活性.	Pellegrini *et al.* (1999)
	アカゲザルにおける病原性大腸菌感染後の腸でのビフィズス菌群優位な菌叢の促進.	WM Bruck, SL Kelleher, GR Gibson, KE Nielsen. DEW Chatterton and B Lonnerdal (unpublished results)
	α-ラクトアルブミン分解物は *in vitro* で大腸菌 JM103 の成育を抑制する.	Pihlanto-Leppala et al. (1999)
β-ラクトグロブリン	S-線毛Ⅰおよび主としてS-線毛Ⅱを発現している大腸菌が, ヒト回腸瘻流出物から調製した固定化糖蛋白質に付着するのを *in vitro* で阻害する.	Ouwehand et al. (1997)
	β-ラクトグロブリン分解物は *in vitro* で大腸菌 JM103 の成育を抑制する.	Pihlanto-Leppala et al. (1999)
ラクトフェリン	*Bifidobacterium infantis, B. breve,* および *B. bifidum* の *in vitro* での増殖. グラム陰性およびグラム陽性の病原性細菌の成育の阻害.	Petschow et al. (1999); Schanbacher et al. (1998) Pakkanen, Aalto (1997)
	ウシラクトフェリンとその分解物(ラクトフェリシン)の静菌および殺菌活性.	Saito et al. (1991); Schanbacher et al. (1998); van Holjdonk et al. (2000)

(K. C. Mountzouris, A. L. McCartney, G. R. Gibson, *Br. J. Nutr.*, **87**, p.415 (2002) より引用)

2.26)[7]．これらの蛋白質の選択的な増強は一部実用化されている．こうした蛋白質の質的な改良とは別に，蛋白質自体の量的な低減は乳児用調製粉乳のpH緩衝能を母乳に近づけ，ビフィズス菌の増殖促進につながると期待されている．同様な理由で低減の対象となっている栄養素にリンがあるが（国内外の乳児用調製粉乳のリン含量が40 mg/100 kcal前後であるのに対して母乳は23 mg/100 kcal前後），近年蛋白質とリン含量を国際規格の下限値（タンパク質は1.8 g/100 kcal，リンは25 mg/100 kcal）とほぼ同等のレベルにまで低減した乳児用調製粉乳の哺育試験が行われている[8]．その報告によると，2カ月齢の時点で人工栄養児の糞便中のビフィズス菌をはじめとした各種細菌の菌数（表2.27）や発育指標（体重，身長など）は，母乳栄養児と同等であった．なお，この哺育試験で用いられた乳児用調製粉乳中のカゼインと乳清蛋白質との比率は30：70であり，母乳および一般的な乳児用調製粉乳中のカゼインと乳清蛋白質の比率（約40：60）よりも乳清蛋白質が強化されている．今後はカゼインと乳清蛋白質の比率以外に，蛋白質と非蛋白態窒素成分の比率なども考慮して乳児用調製粉乳の改良が進むものと思われる．

　乳児用調製粉乳の脂質，とくに飽和脂肪酸の中で一般的に最も含量が多く，乳児の主要なエネルギー源となるのはパルミチン酸である．乳児用調製粉乳の脂質原料として使用されている植物油脂中では，パルミチン酸は主としてグリセロール骨格のαおよびα'位に結合しているため，リパーゼ消化を受けて遊離脂肪酸となってから吸収される．しかしその際，遊離したパルミチン酸は腸管内のカルシウムやマグネシウムと反応して不溶性の塩を形成し，吸収されにくくなる．これに対して，母乳中ではパルミチン酸は主としてグリセロール骨格のβ位に結合しているため，リパーゼによる消化を受けずにモノグリセリドの形で効率よく吸収される．

　したがって，人工栄養と母乳栄養でパルミチン酸，カルシウムおよびマグネシウムの吸収率が異なり，長期的には骨密度にも栄養法による差が認められている．さらに，人工栄養で生じる腸管内の不溶性パルミチン酸塩は人工栄養児の便を固くし，便秘をもたらすことが報告されている．そこで近年，トリグリセリド中のαおよびα'位結合脂肪酸を選択的に分解する，糸状菌 *Mucor miehei* 由来の酵素（リパーゼ）が発見され，この酵素を用いた脂質改良が実用化

2.6 共生の成立に果たす乳の役割

表 2.27　2 カ月齢児の腸内菌叢の菌数 (logCFU/g 糞便)

	母乳栄養児($n = 17$)		人工栄養児($n = 21$)	
	平均(SD)	中央値	平均(SD)	中央値
FISH 法				
Bifidobacteria	8.8 (0.8)	9.1	8.6 (0.6)	8.8
Clostridia	7.8 (0.2)	7.7	7.8 (0.2)	7.7
計	9.8 (0.2)	9.8	9.7 (0.3)	9.8
培養法				
Bifidobacteria	7.8 (3.2)	9.6	7.2 (3.3)	9.0
Clostridium perfringens	4.1 (1.6)	3.0	3.9 (1.4)	3.0
Enterobacteria	8.9 (0.9)	9.08	9.41 (0.95)	9.33
Enterococci	6.3 (2.4)	7.2	7.3 (2.2)	8.2
Lactobacilli	5.4 (2.2)	6.0	5.5 (2.1)	5.6

(F. Rochat, C. Cherbut, D. Barclay, G. Puccio, A. Fazzolari-Nesci, D. Grathwohl, F. Haschke, *Nutr. Res.*, **27**, p.738 (2007) より引用)

表 2.28　栄養法別の母親による便性評価 (生後 6 週および 12 週目)

便性	人工栄養児(脂質改良群)		人工栄養児(対照群)		母乳栄養児
	6 週 ($n=84$)	12 週 ($n=75$)	6 週 ($n=87$)	12 週 ($n=73$)	($n=104$)
便の硬さ[2]					
硬いまたは有形 (%)	0 (0, 35)	7 (0, 40)	33 (0, 73)[3]	20 (0, 57)	0 (0, 0)[4]
泥状 (%)	50 (23, 88)	57 (32, 92)	60 (22, 88)	69 (40, 92)	0 (0, 0)[4]
トロトロまたは水様 (%)	14 (0, 50)	7 (0, 29)	0 (0, 0)[5]	0 (0, 0)[6]	100 (100, 100)[4]
便の硬さのスコア[2,7]	3.0 (2.7, 3.3)	3.0 (2.8, 3.4)	3.3 (3.0, 3.7)[5]	3.2 (3.0, 3.6)[8]	2.0 (2.0, 2.0)[4]
便の総容量 / 週 (mL)[2]	53 (38, 85)	60 (40, 95)	69 (45, 94)	68 (45, 95)	173 (95, 243)[9]
1 回の便量 (mL)[10]	6.5 ± 2.8	7.3 ± 3.1	6.9 ± 3.4	6.9 ± 2.7	8.7 ± 3.5[9]
便の回数 / 週[10]	11.9 ± 9.6	11.3 ± 8.1	12.8 ± 7.2	12.4 ± 7.3	—

[1] 生後 12 週目で収集したデータ
[2] 中央値 (25 パーセンタイル, 75 パーセンタイル)
[3,5] 生後 6 週目で人工栄養児 (脂質改良群) と有意差あり (Mann-Whitney U test): [3]$P=0.004$, [5]$P<0.001$.
[4] 2 つの人工栄養児群と有意差あり $P<0.05$ (Kruskal-Wallis test).
[6,8] 生後 12 週目で人工栄養児 (脂質改良群) と有意差あり (Mann-Whitney U test): [6]$P<0.001$, [8]$P=0.003$.
[7] 毎回便が出るたびにスコア化し (5 = 硬い, 1 = 水様), 一週間の排便回数で割った
[9] 2 つの人工栄養児群と有意差あり $P<0.02$ (Bonferroni test).
[10] $\bar{x}$ ± SD.

(K. Kennedy, M. S. Fewtrell, R. Morley, R. Abbott, P. T. Quinlan, J. CK. Wells, J. G. Bindels, A. Lucas, *Am. J. Clin. Nutr.*, **70**, p.925 (1999) より引用)

されている.すなわち,出発原料である植物油に *Mucor miehei* 由来のリパーゼを作用させて α および α' 位結合パルミチン酸を遊離させた後,これらの部位に不飽和脂肪酸を結合させる方法が取られている.このような処理をしてできるトリグリセリドを配合した乳児用調製粉乳で乳児を哺育すると,パルミチン酸やカルシウムの吸収率が増大するとともに,便性が母乳栄養児に近づくことが3カ月齢までの哺育試験で確認されている(表2.28)[9].なお,わが国では約30年以上前から母乳と同様にグリセロール骨格の β 位にパルミチン酸が多く結合している油脂(豚脂)を用いた製品が開発されている.

ヌクレオチドなどの核酸関連物質は母乳に含まれる非蛋白態窒素成分の一つであり,これらの生合成能力の低い新生児には準必須栄養素と考えられている.一方,牛乳はヌクレオチドの濃度が元来低めなことに加え,市乳工場で原乳処理の段階で受ける遠心力を利用した異物などの除去工程により,核酸に富む細胞成分(ほとんどが白血球)が除去される.このために牛乳から製造される乳児用調製粉乳のヌクレオチド含有量は母乳に比べて低くなっている.さらに質的にみた場合,牛乳中の主要なヌクレオチドはオロト酸であるが,この物質は母乳にはほとんど含まれておらず,乳児でのサルベージ合成による再利用性も低い.したがって,最近の乳児用調製粉乳にはヌクレオチドが強化されることが多く,ESPGHAN(欧州小児栄養消化器肝臓学会)の国際専門家グループからもヌクレオチド強化に関するコメントが出されている.ヌクレオチドの乳児に対する生理作用としては,脂質代謝の改善,ワクチン効果の向上,下痢の発症率低下,腸管血流量の増加など,多くの報告があり,腸内ビフィズス菌の増殖促進効果もその一つである.200名の乳児を対象にした大規模なランダム化試験でヌクレオチド強化人工乳と非強化人工乳を比較した結果が近年報告されており,5カ月齢の時点でビフィズス菌群に対する *Bacteroides-Porphyromonas-Prevotella* の割合はヌクレオチド強化群の方が非強化群より有意に低く,母乳群と同等であった(表2.29)[10].

鉄は蛋白質と同様,生体利用率に劣るために乳児用調製粉乳中の含量が国際規格などで母乳中の含量よりも高く設定されている栄養素の一つである(国際規格の下限値が0.45 mg/100 kcalであるのに対して,母乳中の含量は0.1 mg/100 kcal前後).鉄は細菌の生育に必須の栄養素であるので,このよう

表 2.29 栄養法別の 5 カ月齢児の糞便菌叢

項　目	人工栄養群[2]		二つの人工栄養群を比較した際のP値[3]	母乳栄養群(対照) ($n = 101$)	母乳栄養群を含めて3群を比較した際のP^4値
	対照人工乳群 ($n = 100$)	ヌクレオチド強化人工乳群 ($n = 100$)			
研究完了率(実数と%) [n (%)]	85 (85)	88 (88)	0.4[5]	96 (96)	0.07[5]
最後に便を回収した週齢	20.5 ± 1.3[6]	20.4 ± 1.4	0.6	20.3 ± 1.4	0.8
離乳食を導入した月齢	14.0 ± 2.3	13.6 ± 2.3	0.3	15.4 ± 1.8	< 0.001[a,b]
抗生物質の使用履歴 (実数と%)			0.2[5]		0.4[5]
1	14 (14)	21 (21)		12 (12)	
2	5 (5)	12 (12)		2 (2)	
3	1 (1)	1 (1)		1 (1)	
4	0 (0)	1 (1)		0 (0)	
糞便菌叢[7]					
BPPのビフィズス菌群に対する比率[8]	20.2 (158)	6.2 (187)	0.007	3.6 (146)	< 0.001[a,c]
BPP(%)[9]	34.6 (20.2)	29.1 (31.9)	0.02[10]	17.5 (24.3)	0.001[11]
ビフィズス菌群[9]	1.8 (2.9)	2.8 (6.5)	0.09[10]	4.9 (6.7)	0.003[11]
腸内細菌群[9]	0.7 (0.3)	0.8 (0.3)	0.2[10]	0.6 (0.2)	0.1[11]
乳酸菌群[9]	0.5 (1.0)	0.5 (1.0)	0.3[10]	1.0 (2.3)	0.01[11]

[1] BPP, バクテロイデス－ポルフィロモナス－プレボテラ群．いくつかの項目で n 数の若干の損失があった（< 2%）．
[2] 乳児はランダムに 2 つの人工乳群のいずれかに割り当てられた．
[3] Student's t test での分析．
[4] ANOVA での分析．異なった上付き文字の値は Bonferroni test での事後比較である；母乳栄養群と対照人工乳群の比較：[a] $P < 0.001$, [d] $P = 0.02$, [e] $P = 0.03$；母乳栄養群とヌクレオチド強化人工乳群の比較：[b] $P < 0.001$；対照人工乳群とヌクレオチド強化人工乳群の比較：[c] $P = 0.01$.
[5] カイ二乗検定での分析．
[6] $\bar{x}$ ± SD (all such values).
[7] 糞便菌叢は，対照人工乳群の 35 名，ヌクレオチド強化人工乳群の 37 名，および母乳栄養群の 44 名で検査された．
[8] 値は幾何平均；括弧内の値は変動係数．
[9] 値は中央値である；括弧内の値は四分位範囲．
[10] Mann-Whitney U test での分析．
[11] Kruskal-Wallis test での分析．

(A. Singhal, G. Macfarlane, S. Macfarlane, J. Lanigan, K. Kennedy, A. Elias-Jones, T. Stephenson, P. DUdek, A. Lucas, *Am. J. Clin. Nutr.*, **87**, p.1789 (2008) より引用)

な鉄含量の差異は腸内菌叢の形成にも大きな影響を与えると考えられる．実際，いくつかの哺育試験で乳児用調製粉乳への鉄増強は *Bacteroides* などの菌数変化をもたらすことが報告されている．また，乳児用調製粉乳への鉄増強は人工栄養児でしばしばみられる，緑色を帯びた便の一因でもあることが知られてい

る(92ページ,図2.33)[4, 11]．鉄の利用性のさらなる改善に向けた今後の研究がまたれる．

文　献
1) 厚生労働省雇用均等・児童家庭局母子保健課編，"授乳・離乳の支援ガイド"，p.14, p.45, p.48 (2007).
2) 日本小児科学会栄養委員会，日本小児科学会雑誌，**111**, p.922 (2007).
3) I. Adlerberth, A. E. Wold, *Acta. Paediatr.*, **98**, p.229 (2009).
4) 菅野貴浩，米久保明得．小児保健研究．**64**, p.594 (2005).
5) J. Penders, C. Thijs, C. Vink, F. F. Stelma, B. Snijders, I. Kummeling, P. A. van den Brandt, E. E. Stobberingh, *Pediatrics*, **118**, p.511 (2006).
6) C. Vael, K. Desager, *Curr. Opin. Pediatr.*, **21**, p.794 (2009).
7) K. C. Mountzouris, A. L. McCartney and G. R. Gibson, *Br. J. Nutr.*, **87**, p.405 (2002).
8) F. Rochat, C. Cherbut, D. Barclay, G. Puccio, A. Fazzolari-Nesci, D. Grathwohl, F. Haschke, *Nutr. Res.*, **27**, p.735 (2007).
9) K. Kennedy, M. S. Fewtrell, R. Morley, R. Abbott, P. T. Quinlan, J. CK. Wells, J. G. Bindels, A. Lucas, *Am. J. Clin. Nutr.*, **70**, p.920 (1999).
10) A. Singhal, G. Macfarlane, S. Macfarlane, J. Lanigan, K. Kennedy, A. Elias-Jones, T. Stephenson, P. Dudek, A. Lucas, *Am. J. Clin. Nutr.*, **87**, p.1785 (2008).
11) J. S. Hyams, W. R. Treem, N. L. Etienne, H. Weinerman, D. MacGilpin, P. Hine, K. Choy, G. Burke, *Pediatrics*, **95**, p.50 (1995).

3章 共生の場

3.1 菌叢の組織特異性

3.1.1 口　腔

a. 口腔の特徴

　消化管の開口部である口腔は，外界から直接大量の異物を摂取するため，細菌学的にも組織学的にも他の消化管とは異なった特徴を備えている．口腔には，下部消化管に匹敵するほど多種類の常在細菌が生息しているが，その主な生息部位は，歯肉縁上・縁下に形成されるデンタルプラーク（以下プラーク）で，その細菌密度は糞便のそれよりはるかに高い．コントロール下のプラークは，グラム陽性球菌を中心に構成されており，口腔環境の維持に働き宿主とは良好な共生関係が保たれる．しかし，不十分な口腔ケアによるプラークの蓄積，加齢や生体防御能の低下によりう蝕や歯周病が発症する．とくに，歯肉溝内において歯周病原菌群の増殖が許容され"軽度慢性炎症性疾患・歯周病"が発症すると，病巣からは血流を介して細菌やその代謝産物，そして炎症物質が持続的に供給される．

　近年，口腔細菌による高齢者の誤嚥性肺炎や歯周病を誘因とする糖尿病や動脈硬化など，口腔細菌とさまざまな全身疾患との関連が数多く報告されている[1]．また，最近の大規模な疫学調査により，口腔ケアと発癌率との関係が報告されている．このように口腔は，細菌や炎症物質のreservoirとして生体にさまざまな影響を与えている．

b. デンタルプラークと口腔細菌叢

　口腔内には，大唾液腺と小唾液腺など多くの唾液腺が存在し，1日約1,000〜1,500 mLもの唾液を分泌しているため，多くの口腔内細菌が洗浄・嚥下される．また，唾液には抗体やさまざまな抗菌物質が含まれ，菌の発育を抑制し

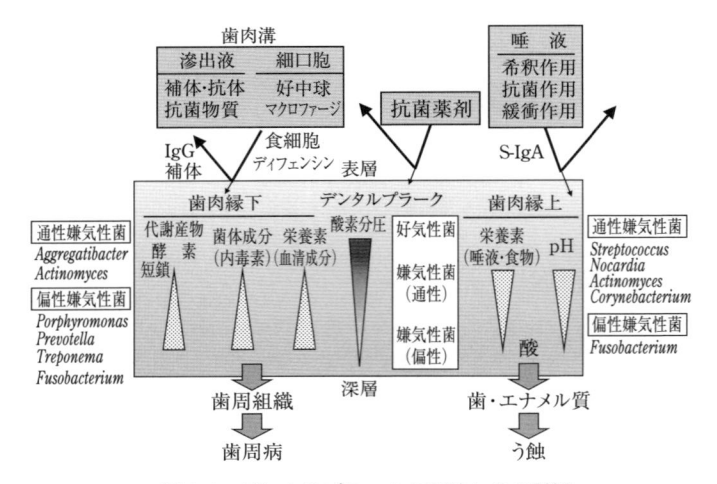

図 3.1 デンタルプラークの蓄積とその影響
歯肉縁上プラークでは，レンサ球菌を中心とする通性嫌気性グラム陽性菌が中心に構成され，歯肉縁下プラークは，偏性嫌気性グラム陰性菌の比率が高い．プラークの蓄積と共に口腔内の自浄作用が阻害され，口腔感染症の原因となる．う蝕では菌の産生する酸が，歯周病では内毒素や線毛などの菌体成分，蛋白分解酵素や短鎖脂肪酸などが病原因子として報告されている．

ているが，IgA プロテアーゼを産生するなどこれらの因子に抵抗し歯や口腔粘膜に付着できる菌のみが口腔細菌叢を形成する（図3.1）[2,3]．一方，重層扁平上皮からなる口腔粘膜は，絶えず脱落を繰り返し細菌の組織内侵入を阻止する．しかし，歯頸部や歯の隣接面などには過剰のプラークが形成されるため菌は強固に付着する．成熟したプラーク1g（湿重量）からは，細菌数として約 $10^{10\sim11}$，未同定菌を含め約700種もの菌種が検出される．腸内細菌叢に次いで多くの細菌が生息するばかりでなく，プラークは細菌とその産生物のみで構成されるため細菌の密度は糞便を遙かにしのぐ．

　口腔細菌は，唾液糖蛋白質成分ムチンが歯や粘膜面に吸着した厚さ0.1～0.2 μm のペリクル（獲得被膜）に付着する．腸管粘膜，とくに大腸は，きわめて厚いムチン層で覆われるため粘膜上皮と腸内細菌が直接触れる機会は少ない．細菌と宿主の共生関係において，ムチン層が細菌付着の仲介をする口腔と隔壁になる消化管とでは大きな違いが認められる[4,5]．

3.1 菌叢の組織特異性　　103

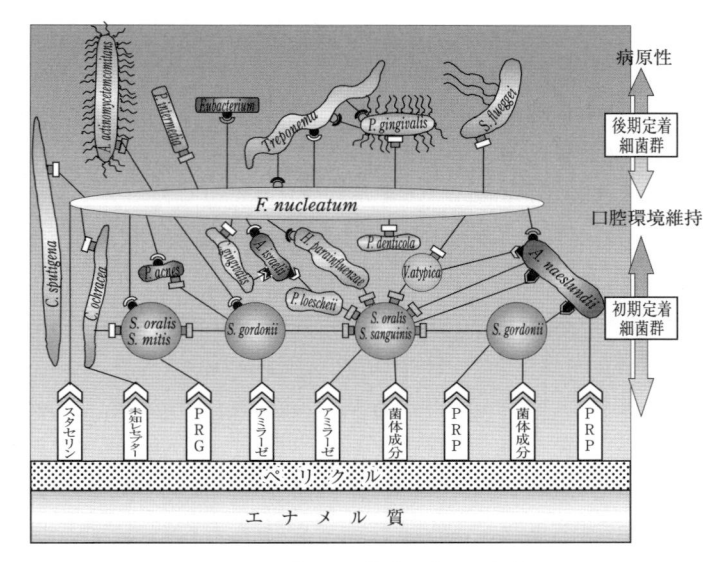

図 3.2　プラーク構成細菌と共凝集
初期定着菌群が歯面上に形成された唾液ペリクル成分に特異的に吸着し，レンサ球菌を主体とした初期プラークを形成する．その後，直接ペリクルに付着能のない後期定着菌群が異菌種間凝集により付着し，プラークが肥厚する．成熟プラークからはさまざまな細菌種が検出されるようになる．
(A·H. Richard, et al, *Trends Microbiol.*, **11**, p.94, (2003) を一部改変)

　プラーク細菌の付着はファンデルワールス力，静電気的吸着，疎水性結合などにより，弱いながらも多くの細菌が非特異的に歯面に付着する．この付着における重要な成分に，高プロリン蛋白質（proline-rich protein：PRP）と糖蛋白質（proline-rich glycoprotein：PRG）がある．口腔細菌の表層成分はこれらの蛋白と特異的に結合するが，この付着機序はすでに分子レベルで詳細に解明されている（図 3.2）．さらに，口腔細菌の多くは付着素とよばれる線毛，レクチン様リガンド，菌体表層蛋白質をもつため歯や粘膜などの表面に強固に，かつ特異的に付着することができる[6]．
　ペリクルに覆われた歯面に短期間で付着する細菌は，mitis レンサ球菌群などグラム陽性球菌が中心で初期定着菌群とよばれる．これらの細菌は，正常な口腔環境を維持するために重要な役割を果たす．う蝕原因菌である mutans レ

ンサ球菌群は，菌体表層の線維状構造物や蛋白質などによりペリクルへ付着する．mutans レンサ球菌群は初期歯垢内での比率はきわめて少ないが，砂糖の過剰摂取などにより砂糖を基質として菌体外多糖を合成し，歯面に強固に付着する結果菌数が増加する．

細菌体表層の線毛（fimbriae）は高分子で，いくつかのドメインに分かれ，疎水性の高いものやレクチン様リガンド線毛などさまざまに分類される．*Actinomyces naeslundii* は type I 線毛により歯面付着し，type II 線毛により上皮細胞や他の細菌と共凝集することができる．両タイプの線毛をもつ菌はプラークに多く，type II のみをもつ菌は頬粘膜から多く検出されている．その他，*Corynebacterium* 属，*Propionibacterium* 属，*Eikenella corrodens*，*Capnocytophaga* 属も付着に関与する線毛様構造をもつ．また，*Porphyromonas gingivalis*，*Prevotella* 属菌などの歯周病原菌は線毛による粘膜上皮付着や他菌種との共凝集能が高いことが報告されている[6]．

c. 口腔細菌叢を特徴づける凝集と共凝集

口腔細菌に共通な性状で腸内細菌叢構成菌と大きく異なるものに凝集性がある．これには，単一菌種の凝集（aggregation）と複数菌種間でみられる共凝集（co-aggregation）があり，これらの細菌間相互作用によってプラークは成

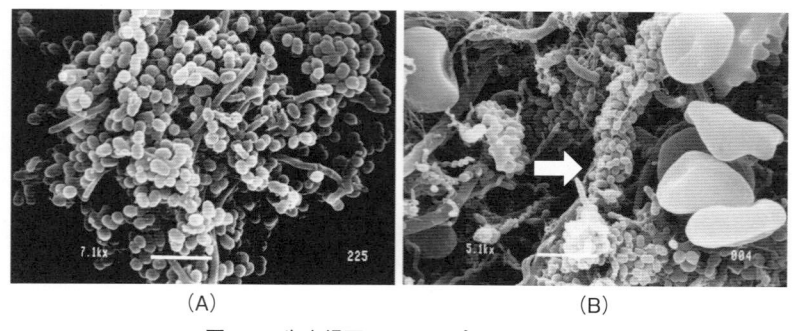

(A)   (B)

図 3.3　歯肉縁下におけるプラークの遷移
健康者の歯肉縁下プラーク（A）では，球菌を中心に桿菌が凝集した像がみられる．一方，成人性歯周炎患者の歯肉縁下プラーク（B）では，赤血球とともに桿菌を軸としてレンサ球菌が共凝集した穂軸状構造物（矢印）が観察される．また，凝集菌塊や組織内に侵入している細菌や多数のスピロヘータがみられ，病原性プラークに遷移した像が観察できる．

熟とともにきわめて複雑な様相を呈する（図 3.2, 図 3.3）．共凝集は，異種菌同士が線毛，レクチン様タンパク，非水溶性粘着性グルカンなどを利用し互いに結合するが，その組合せはきわめて複雑である．共凝集により，ペリクルに直接付着する能力のない細菌もプラークに定着することができるためプラーク量は急速に増加する．初期定着レンサ球菌群は *Actinomyces* 属と，そして，*Actinomyces* 属は *Fusobacterium* 属と共凝集する．

プラークにおける共凝集の典型がトウモロコシの穂軸状構造物（corn-cob）で，糸状菌を軸に周囲に球菌や短桿菌が密集して付着した像が観察される（図 3.3（B））．細菌の共凝集は，相互に定着を促進する一方，それぞれの細菌が産生するバクテリオシンや短鎖脂肪酸などの代謝産物により近傍の細菌を排除する．その結果，プラーク中では遷移が起り，徐々に特定の菌種が優勢となる（図 3.3）[2, 6]．

プラークの蓄積に伴い内部の嫌気度が上昇するに伴って嫌気性菌が増加するが，その傾向は歯肉溝内において顕著で，偏性嫌気性グラム陰性菌の増加とともに歯肉炎などの炎症が起る．*Actinomyces* 属や *Fusobacterium* 属は，成人性歯周炎の原因菌である *P. gingivalis*, *Prevotella intermedia*, *A. actinomycetemcomitans*, *Treponema denticola* などと共凝集する．また，*P. gingivalis* と *T. denticola* は，共凝集するばかりでなく発育因子を供給することで深く関わり合っている．このように初期定着菌群と共凝集しプラーク内に増加する細菌群は後期定着細菌群といわれ，さまざまな口腔疾患の原因となる（図 3.3（B））．

　d．唾液と歯肉溝滲出液

口腔内に大量に分泌される唾液には，洗浄作用や酸などの希釈・中和作用のみならず，他の分泌物と同じようにさまざまな抗菌物質が含まれているが，プラーク形成によりそれらの作用は阻害される（図 3.1, 表 3.1）．さらに，歯と歯肉の間の歯肉溝は，微生物の侵襲や産生される酵素などの影響を受けやすく組織学的な弱点となっている．歯と組織を結合する接合上皮細胞の間からは抗体や各種血清成分を含んだ歯肉溝滲出液が口腔内へ流出しているが，同時に歯周病原菌の栄養源ともなっている．

　e．口腔における免疫応答

口腔内に侵入した抗原は，さまざまなルートを経由して口腔および周辺粘膜

表 3.1 口腔の液性防御因子の産生部位とその特性

分析項目（g/mL）	唾液全体*	耳下腺	顎下腺/舌下腺	小唾液腺	粘膜上皮	歯肉溝滲出液
容量（L/日）	1.0（0.5〜1.5）					
分泌量（mL/分）	1.3（0.2〜3.0）					
pH	6.7（5.6〜7.9）					
全蛋白質量（mg/mL）	2.3（0.2〜7.5）					
β-ディフェンシン I	該当データ無	○	○	○	○	○
ムチン MG1	233 ± 146（標準偏差）	×	○	○	×	×
ムチン MG2	133 ± 116（標準偏差）	×	○	○	×	×
アグルチニン	該当データ無	○	○	○		
分泌型 IgA	299（65-928）	○	○	○		○
IgG	21（8-35）	×	×	×		○
IgM	4（2-10）	×	×	×		○
補体（C3）	5（3.0-8.0）	×	×	×		○
ペルオキシダーゼ（免疫化学）	7.5（0.5-40）	○	○	○		○
ペルオキシダーゼ（活性, mU/mL）	1.0（0.3-2.2）	○	○	○	×	○
リゾチーム（免疫化学）	69.1（14.4-159）	○	○	○		○
リゾチーム（活性, mU/mL）	14.1（4.2-31）	○	○	○	×	○
ラクトフェリン	3.5（0.9-115）	○	○	○	×	○
シスタチン（全量）	50.5（17.9-125）	○	○	○	○(?)	○(?)
ヒスタチン（全量）	33（14-47）	○	○	○		
トロンボスポンジン 1（TSP1）	4.1（1.1-12.8）	×	○	不明		○
カルプロテクチン	1.9（0.5-5.7）	×	×	×	○	○
分泌型白血球プロテアーゼ阻害蛋白質（SLPI）	1.2（0.9-1.7）	○	○	○	×	○

＊：平均値（測定値範囲）を示した．

口腔における唾液の役割は重要で，自浄作用を中心にさまざまな役割を果たしている．また，唾液腺や歯肉溝および粘膜上皮から多様な抗菌物質が分泌され，口腔細菌の増殖を抑制している．分泌される因子は単独で作用するだけでなく，相互に関連し合うことにより口腔内の感染防御作用を行うことが知られている．

下のリンパ組織を刺激する[2,5]．ヒト口腔には，舌基底部のワルダイエル扁桃輪を形成する口腔咽頭リンパ組織が存在するため，口腔粘膜経由で直接抗原感作を受けたリンパ球が口腔局所免疫応答を誘導する．同時に，鼻腔や咽頭粘膜に存在する鼻咽頭関連リンパ組織からもさまざまな免疫学的な刺激を受けている．

嚥下された抗原は，腸管関連リンパ組織に取り込まれ，抗原提示細胞により処理された後，各種 T 細胞や前駆 B 細胞を刺激する．それらの細胞は胸管を経由し，う蝕ワクチン開発における S-IgA 抗体応答で詳細に検討された免疫担当細胞の循環帰巣経路によって実行組織に移動して行く．したがって，口腔粘膜固有層や基底膜周辺には，口腔周辺で直接刺激を受けたリンパ球と循環帰巣経路によってホーミングしたリンパ球が混在する．大部分の粘膜固有層内 T 細胞研究は，小腸や大腸で行われているが，歯周病変部における免疫担当細胞の研究も行われており，全身のリンパ球循環を考えると口腔も消化器の一部として多くの共通点を有すものと考えられる．

常に多くの細菌にさらされている粘膜上皮細胞には，各種 TLR（toll-like receptor）および NOD 系分子が多数存在している[5]．しかし，正常な口腔上皮細胞は，各種菌体成分により刺激されても炎症性サイトカインを産生しない．歯周病原菌 *P. gingivalis* をはじめとする *Bacteroides* 類縁菌のリポ多糖（lipopolysaccharide：LPS）を構成しているリピド A は，大腸菌などの腸内細菌科のリピド A と構造が異なり生物活性がきわめて弱いことが知られている．その結果，*P. gingivalis* はグラム陰性菌の LPS センサーである TLR4 からの認識を回避して生息することができるとの考えもある．*P. gingivalis* の線毛も TLR2 を介して作用するが，歯周病原菌に起因する心血管系の疾患が TLR2 に関係があるとの報告もある．両者の関連性を検討することは，歯周病と全身疾患を解明する上できわめて興味深い．

口腔上皮細胞にも TLR 系分子（TLR1～9），NOD1（nucleotide-binding oligomerization domain1）および NOD2 が恒常的に発現しており，炎症歯周組織では，TLR2 および TLR4 の発現が増強される[5]．口腔上皮細胞を各種合成リガンドで刺激しても炎症性サイトカイン IL-8 や ICAM-1 などの接着分子発現は増強されなかった．しかし，ペプチドグリカン認識蛋白質や β-ディフェンシンの産生量が顕著に増強されことが報告されている（表 3.1）．

類似の現象が，咽頭，気道，腸管，肺，腎臓や子宮頸部から分離した上皮細胞でも確認されている．口腔上皮細胞で認められた性状が同じように細菌にさらされる粘膜上皮細胞に共通していることは，自然免疫系を検討する上できわめて興味ある結果といえる．すなわち，細菌接触により刺激を受けた上皮細胞

は，抗菌因子を活発に産生し細菌の排除を行う一方で，炎症性サイトカインの産生を抑制して粘膜の炎症を防いでいると考えられる．

しかし，口腔上皮細胞を炎症性サイトカインで処理した後にTLR系分子やNODを刺激すると高レベルの炎症性サイトカインが産生される．この結果は，口腔病変部位において歯周病原菌の菌体成分により炎症性サイトカイン産生増加が起る現象の説明に反映することができる．歯肉線維芽細胞も恒常的にTLR系分子およびNOD1系分子を発現しているが，それぞれのリガンド刺激により炎症性サイトカイン産生が増加する．また，炎症部位に多数浸潤するヒト単球系細胞を同じようにそれぞれのリガンドで刺激すると，相乗的に炎症性サイトカインの産生が増加することが報告されている．

これらの結果は，常に細菌に接している口腔上皮細胞は，細菌を認識しても炎症や免疫応答を誘導しない状態にあり，むしろ抗菌物質産生を活発に行い感染防御に働いていることを示している．しかし，炎症状態におかれた細胞や細胞内への細菌侵入が起ると菌体成分により強い炎症反応を起すと考えられる．さらに，上皮細胞のバリアが破壊されると，通常細菌接触のない線維芽細胞などは，活発に炎症反応や免疫応答を誘導する．類似の現象は，歯周病原菌が大量に産生する短鎖脂肪酸，とくに酪酸の為害作用に対する歯肉細胞間相互作用でも報告されている[4]．このような反応がさまざまなレベルで繰り返され歯周組織が破壊される結果，歯周病巣でみられる炎症性組織破壊が起るものと思われる．生体は，細菌体や代謝産物などからうけるさまざまな刺激をそれぞれの細胞レベルで認識し，振り分けることによって組織の恒常性維持に最適な方法を選択しているのではないだろうか．

f. 口腔に現れる全身の情報

う蝕と歯周病は，国民の大部分が罹患する感染症であるにもかかわらず生活習慣病の一つと考えられており，また直接生命に関わる感染症でないという認識が強い．しかし，近年の基礎研究や疫学調査から歯周病が糖尿病や動脈硬化，そして，心臓血管障害，腎臓病や肥満などさまざまな全身疾患のリスクファクターになることが明らかになってきた．また，免疫学的，細菌学的視点からの飲食物の経口摂取の重要性，高齢者および癌治療患者，さらに終末期医療におけるQOLなど口腔ケアはきわめて重要な問題となっている．

共生細菌や病原細菌の情報は，粘膜表層レセプターで感知され粘膜下や近傍のリンパ組織に伝わり防御反応が誘導される．細菌と宿主間相互作用の研究は消化管を中心に行われているが，腸管粘膜において相互作用を診断することは容易ではない．口腔内には，腸管と同様に多くの細菌が生息し直接粘膜に付着している．粘膜免疫学の創生期におけるう蝕ワクチン研究において，「口腔の情報は全身に伝わり，全身の情報が口腔に伝わる」ことが免疫学的にも証明された．全身の免疫応答が口腔粘膜にも反映していることから，口腔の炎症を全身の免疫応答の場と捕らえ，寄生体・宿主間相互作用を判断する最もよい部位の一つと考えることができる．口腔組織の特異性を考慮しても，口腔粘膜は診断上重要な部位と考えられる．粘膜免疫学の進歩に伴い，安全かつ効率のよい免疫法として経口免疫法や舌下免疫法が開発され，さらに唾液による高精度の癌の診断法が開発されている．口腔から得られる情報はきわめて多く，口腔の重要性はより一層高まるものと思われる．

文　献
1) L. F. Rose, R. J. Genco, D. W. Walter, B. L. Mealey, "Periodontal Medicine", B. C. Decker Inc. (2000).
2) R. J. Lamont, R. A. Burne, M. S. Lantz, D. J. Leblanc, "Oral Microbiology and Immunology", ASM Press (2006).
3) 鴨居久一，花田信弘，佐野勉，野村義明，"Preventive Periodontology"，医歯薬出版（2007）．
4) K. Ochiai, T. Kurita-Ochiai, *Jpn. Dent. Sci. Rev.*, **45**, p.75 (2009).
5) 落合邦康，山田潔，医科プロバイオティクス学，p.113，シナジー（2009）．
6) P. E. Kolenbrander, R. J. Palmer Jr., S. Periasamy, N. S. Jakubovics, *Nat. Rev. Microbiol*, **8**, p.471 (2010).

3.1.2　上部消化管—胃・十二指腸—

上部消化管（胃・十二指腸）は摂取された食物中の外来性細菌が胃酸や胆汁酸，膵液中酵素などにより，効率的に殺菌・除菌されるという解剖学的特異性をもつ．そのため上部消化管に定着し持続感染を起す細菌は少ない．近年，胃粘膜には *Helicobacter pylori* が約半数のヒトに定着して胃十二指腸疾患を含むさまざまな疾病の原因となることが明らかにされた．以下に上部消化管に棲みつく細菌叢の組織特異性と宿主特異性を論ずる．

a. 胃内正常細菌叢

(ⅰ) 胃内細菌叢　胃粘膜細胞のうち,壁細胞から胃酸が分泌される.その結果,胃粘膜内のpHは1〜3と強酸となるため,胃粘膜内に定着する細菌数は少ない(10^3 CFU/mL以下).ヒト胃粘膜から乳酸桿菌, streptococci, ビフィズス菌, clostridia, veilonella, coliforms, *Candida*, *Torulopsis*, yeastなどが分離培養法により検出されている[1,2].食物摂取後には一過性に胃内pHが上昇し,検出される細菌数は10^5〜10^7 CFU/mLまで増加する.上記の細菌の他,*Staphylococus*, *Eubacterium*, *Bacteroides*, *Enterobacteiaceae*などの細菌も検出される.また,胃酸分泌抑制剤投与患者や胃酸分泌低下症患者の胃粘膜のpHは中性領域まで上昇するため,定着する胃内細菌数は増加する.DrasarとHill

表3.2　胃および十二指腸からの細菌分離培養（文献4）より改変引用）

細菌	胃		十二指腸	
	菌数[a]	検出率(%)	菌数[a]	検出率(%)
Bacillus spp.			4	9.1
Bacteroides spp.	2	16	2	9.1
Bifidobacterium spp.			3	9.1
Candida spp.			2	9.1
Clostridium spp. (gel-)	4	33.3	2	27.3
Corynebacterium spp.	3	25	3	18.2
Escherichia coli	5.5	16	2.5	18.2
Enterococcus spp.	7	8.3		
Fusobacterium fusiformes	3	8.3		
Fusobacterium spp.	2	8.3	4	9.1
Klebsiella spp.	3.5	16	2	45.5
Lactobacillus spp.	4	41.6	2	27.3
Peptococcus spp.	3.5	16	2	9.1
Peptostreptococcus spp.	5	8.1		
Propionibacterium spp.	3	8.1	2.5	18.2
Proteus spp.	5	8.1	2	45.5
Rodothorula spp.	4	8.1	1	9.1
Staphylococcus spp.	2	8.1	1	9.1
Staphylococcus spp. (coag-)			3	27.3
Streptococcus spp.	4	2.5		
Torulopsis spp.			4	9.1
Veillonella spp.	4	41.6	3	45.5

a：平均菌数（CFU/$\log_{10}$）

は胃内 pH と胃内分離生菌数とは逆比例することを示し，胃内 pH の上昇に伴い検出される細菌数が増加することを報告した[3]．

Zilberstein らは健常人ボランティア 20 名（男 8 名，女 12 名）の胃粘液を可動性シリコンチューブにより吸引採取して培養法により胃内細菌の解析を行った（表 3.2）[4]．*Enterobacter* spp. および *Enterococcus* spp. の分離菌数が最も多く 10^7 CFU/mL を示した．次いで大腸菌（*Escherichia coli*）（$10^{5.5}$ CFU/mL），*Peptostreptococcus* spp.（10^5 CFU/mL），*Proteus* spp.（10^5 CFU/mL）の分離菌数が多かった．検出頻度については，*Lactobacillus* spp. と *Veillonella* spp. がもっとも高く，41.6％を示した．次いでゲラチナーゼ陰性 *Clostridium* spp.（33.3％），*Corynebacterium* spp.（25％），大腸菌（16％），*Klebsiella* spp.（16％），*Peptococcus* spp.（16％）が高率に分離された．

近年，培養によらない分子遺伝学的解析法により胃内細菌叢の解析が行われている．Bik らは 23 例のヒト胃粘膜生検材料を対象として 16S rDNA クローンライブラリー法に基づく分子遺伝学的解析により胃内細菌叢の概要を調べた[5]．すべての材料より 1833 clones が得られ，そのうち 128 種の phylotype が決定された．5 つの主要な細菌門（phyla）として，*Proteobacteria*（952 clones），*Firmicultes*（464 clones），*Bacteroidetes*（193 clones），*Actinobacteria*（164 clones），*Fusobacteria*（56 clones）が検出された．ライブラリー中，最も高頻度で検出された phylotype は *H. pylori* だった（777 clones）．本菌については従来法（培養法，迅速ウレアーゼテスト，抗体法を組み合せて評価した）で，23 例中 12 例が陽性であった．しかし，本クローンライブラリー解析からは 23 例中 19 例で *H. pylori* の配列が検出された．次いで高頻度に検出されたのは *Streptococcus*（299 clones），*Prevotella*（139 clones），*Rothia*（95 clones），*Fusobacterium*（45 clones），*Veillonella*（41 clones）であった．

H. pylori 感染が胃内細菌叢にどのような影響を及ぼすかを明らかにするため，*H. pylori* の有無に従い被験検体を以下の 3 群に分けて phylotype が比較された．従来法でもライブラリー解析でも *H. pylori* 陰性であった群（グループ 1，$n=4$，310 clones），従来法で *H. pylori* だったがライブラリー解析で陽性だった群（グループ 2，$n=7$，471 clones），従来法でもライブラリー解析でも *H. pylori* 陽性だった群（グループ 3，$n=12$，275 clones）の 3 群に分けられ，*H.*

pylori のクローンを除く phylotype を対象として検討が行われた．各グループの phylotype（*Bacteroidetes*, *Fusobacteria*, *Fimicutes*, *Actinobacteria*, Non-*H. pylori Proteobacteria*）の分布は基本的に類似しており，*H. pylori* 持続感染が他の細菌叢に影響を与えている可能性はないことが示唆された．

　Dicksved らは胃癌の発症と胃内細菌叢との関連性を調べる目的で，胃癌患者 10 例および消化性不良患者 5 例（胃癌への対照材料とした）の胃生検材料を用いて分子遺伝学的解析を行った[6]．6 例の胃癌患者よりクローンが得られ，合計 384 クローンについてそれぞれの T-RFLP（terminal restriction fraction length polymorphism）type に基づき比較検討された．塩基配列が決定された 140 clones より 102 の phylotype が検出された．*Firmicutes*, *Bacteroidetes*, *Actinobacteria*, *Proteobacteria*, *Fusobacteria* が主要な 5 つの細菌門であった．*Firmicutes* として *Streptococcus*, *Lactobacillus*, *Veillonella* を含む *Clostridiales* などが高頻度に検出され，*Bacteroidetes* として異なる菌種の *Prevotella* が検出された．また *Proteobacteria* のうち *Neisseria* と *Haemophilus* とが優勢菌属であった．T-RFLP 解析の結果，消化性不良患者とは異なり胃癌患者に特異的に検出される細菌叢は検出されなかった．また，*H. pylori* 感染は上記 6 例中 1 例のみであったため，*H. pylori* 感染に伴う胃内細菌叢の変化についても明らかにされなかった．

　Li らは *H. pylori* 感染および NSAIDS（non-steroidal anti-inflammatory drugs）服用のない胃炎患者 10 例および正常胃粘膜者 10 例の胃生検材料を使用して胃内細菌叢の分子遺伝学的解析を行った[7]．16S rRNA PCR プロダクトより胃生検材料あたり最低 60 クローンの塩基配列が決定された．合計 1,223 のクローンが得られ，これらは 8 つの細菌門に含まれた．主要な細菌門は *Firmicutes*, *Bacteroidetes*, *Actinobacteria*, *Fusobacteria*, *Proteobacteria* であり，133 の phylotype が検出された．これらのうち高頻度に検出された phylotype は，*Streptococcus*（254 clones），*Prevotella*（243 clones），*Neisseria*（175 clones），*Haemophilus*（122 clones），*Porphyromonas*（68 clones）であった．Bik らの報告で高頻度に検出された *Rothia*, *Fusobacterium*, *Veillonella* が本研究ではトップ 5 に入っていなかったことは，*H. pylori* 感染の有無に関連しているかもしれない．さらにリアルタイム定量的 PCR 法により，胃炎患者では *Firmicutes*, とくに

Streptococcus 属の菌数が正常胃粘膜者に比べ高値であることが明らかにされた.

（ⅱ）*Helicobacter pylori*　1983年，Warren & Marshall により胃粘膜に生息する *H. pylori* が分離培養された[8]．本菌は世界人口の約半数に持続感染し，各種の胃十二指腸疾患の原因となるとともに，特発性血小板減少性紫斑病（idiopathic thrombocytopenic purpura：ITP），アトピー性皮膚炎，鉄欠乏性貧血などの消化管外疾患の発症の基盤となることが報告されている．*H. pylori* は正常細菌叢の構成菌であるとはいえないが，その感染の普遍性，疾患との関連性から考え，本稿にて詳述する．

1）細菌学的性状：*H. pylori* は 0.5～1.0 μm×3～5 μm 大のグラム陰性らせん状細菌である．湾曲の周期は約 2.6 μm 前後であり，一端に 5～7 本の鞭毛をもつ．この鞭毛は幅約 30 nm で，幅 12 nm の内部フィラメントとまわりは菌体外膜から伸びる鞘状の膜に覆われている（有鞘性鞭毛）．鞭毛の断端は球状に膨らみ terminal bulb とよばれている．らせん状の菌体と複数の鞭毛により *H. pylori* は胃粘液層を活発に運動することが可能である．嫌気状態，栄養枯渇，抗菌薬処理などにより，らせん状菌は球状菌（coccoid form）へ形態変化する．

H. pylori の遺伝子構造の全貌はすでに 26695 株（英国の胃炎患者由来株），J99 株（米国の十二指腸潰瘍患者由来株），HPAG1 株（スウェーデンの慢性萎縮性胃炎患者由来株）および G27 株（イタリアの患者由来株，疾患名は不詳）の 4 菌株において明らかにされている[9]．26,695 株，J99 株，HPAG1 株および G27 株のゲノムサイズはそれぞれ，1,667,857，1,643,831，1,596,366 および 1,652,983 であり，HPAG1 株が最もゲノムサイズが小さい．いずれの菌株には 1500 前後の open reading frame（ORF）が存在する．4 菌株の間には相違している遺伝子領域が多数存在しており，本菌が遺伝学的に高度な多様性をもつことが明らかとなっている．

本菌は微好気性細菌であり，5～10% O_2 存在下の微好気状態で発育する．多くの菌株は酸素耐性をもつため 10% CO_2 存在下でも発育する．至適発育温度は 37℃ である．本菌の培養には血液，ヘミン，血清，デンプン，チャコールなどの添加物を必要とする．血液寒天培地上のコロニーには弱い溶血活性が

認められる.本菌は強力なウレアーゼ活性をもち,尿素を分解し,アンモニアを産生する.このアンモニアは胃酸を中和して,H. pylori の胃内定着を可能にする(H. pylori の至適 pH は 6 ～ 8 である).アミノ酸または TCA 回路の中間代謝物を基本的なエネルギー源とし,呼吸によりエネルギーを獲得する.グルコース分解酵素遺伝子をもつが通常の糖分解試験では陰性となる.その他,ウレアーゼ陽性,オキシダーゼ陽性,ナリジクス酸(30 μg)耐性,セファロチン(30 μg)感受性などを同定の目安とする(119 ページ,表 3.3).

2)病原因子:H. pylori 感染に際しての病原因子は菌側因子と宿主側因子に分けられる.細菌側病原因子としてウレアーゼ,アドヘジン,VacA,*cag* pathogenicity island(PAI),CagA などがあげられる.

ウレアーゼは尿素を基質としてアンモニアと CO_2 を産生する.産生されたアンモニアは胃酸の中和を行い,本菌の胃粘膜という強酸下での持続感染に寄与する.アンモニアは VacA サイトトキシン活性を増強するとともに,アンモニアと好中球ミエロパーオキシダーゼによって生じる HClO(次亜塩素酸)とが反応して産生されるモノクロラミン(NH_2Cl)は DNA 障害性をもつ[10].本菌のアドヘジン(付着因子)として Bab,*ice*,AlpA/B,HopZ,スルファチド結合アドヘジン,SabA などがこれまでに報告されている[11].BabA(blood group antigen-binding adhesin)は血液型抗原の一種 $Lewis^b$ と結合するアドヘジンであり,*babA2* 遺伝子にコードされている[12].*bebA2* 陽性菌株が感染した場合,好中球浸潤,胃粘膜萎縮,腸上皮化生などの胃粘膜病変が認められる.また,胃癌患者より分離される H. pylori 株では $Lews^b$ の発現率が高い.本菌表層に存在するシアル酸結合性アドヘジン(sialic acid-binding adhesin:SabA)はレセプターである sialyl-dimeric-$Lewis^x$ glycosphingolipid(sLex)と結合する[13].本菌感染に基づく炎症反応時,胃上皮細胞表面の sLex 発現は亢進し,菌体表層の SabA と結合する.

すべての H. pylori 株は *vacA* 遺伝子をもち,VacA サイトトキシン蛋白を産生するが,約 40%(東アジア由来株では 80 ～ 90% 以上)の H. pylori は,活性型 VacA であり,上皮細胞に空胞化(vacuolation)を引き起こす.VacA は空胞化毒素活性のほか,細胞膜上における孔形成性,上皮細胞のタイトジャンクション脆弱化作用,マクロファージのファゴゾーム成熟の抑制,アポトーシス誘導

能，T細胞の増殖抑制作用（Th1のダウンレギュレーションに傾く）などのさまざまな作用をもつ[14]．約半数（東アジアでは80〜90％以上）の菌株は *cagA*（cytotoxin-associated gene）遺伝子をもつ．*cagA* 上流の遺伝子群（35〜40 kb）は *cag* 遺伝子（A〜T）のほかに *vir*, *tra* などのDNAトランスファー関連遺伝子や *ptl*（百日咳毒素の輸送に関与する）遺伝子を含むため，とくに *cag*PAI とよばれている．*cag*PAI にはⅣ型分泌装置（type Ⅳ secretion system：TFSS）を形成する遺伝子が存在する[15]．これらの遺伝子にコードされた蛋白が本菌の内膜から外膜を貫くシリンジ状TFSSを形成する．CagA蛋白は *H. pylori* のTFSSにより本菌に付着した上皮細胞内に移入される[16,17]．細胞内に入ったCagAは，細胞間連結に必要なタイトジャンクションの足場蛋白ZO-1およびタイトジャンクションにおける接着分子JAMに作用し，タイトジャンクションの機能不全を引き起す[18]．一方，細胞内に移入したCagA蛋白は細胞内Srcキナーゼにより，C-端領域のEPIYA（グルタミン酸－プロリン－イソロイシン－チロシン－アラニン）モチーフのチロシン残基がリン酸化される．チロシンリン酸化CagAは直接もしくはCsk活性化を介してc-Srcを抑制する．

この結果，細胞骨格の形成に必要なコルタクチンおよびエズリンのc-Srcによるリン酸化が阻害され（脱リン酸化が亢進し），アクチンの連結が亢進し，hummingbird phenomenon とよばれる細胞の伸長化が引き起される[19]．CagA以外にもTFSSを介して宿主細胞内に移入される分子として細菌壁成分のペプチドグリカンである γ-D-glutamyl-*meso*-diaminopimelic acid（iE-DAP）が報告されている[20]．iE-DAPは細胞内でNOD1と結合し，NF-κBの活性化を引き起し，炎症性サイトカインや β-デフェンシンなどを含む多くの遺伝子の転写を誘導する[21]．

宿主側病原因子として宿主細胞が産生する各種のサイトカインや活性酸素などがあげられる．*H. pylori* の胃上皮細胞への付着や胃内定着は胃上皮細胞および免疫担当細胞よりTNFα，IL-6，IL-8などのサイトカイン分泌を誘導する．また本菌感染は活性酸素やiNOS（誘導性NO合成酵素）を介したNO産生を誘導する[22,23]．活性酸素やNOにはDNA障害作用が認められ，胃粘膜障害の一因となる．

3) 病態と疾病
①胃　炎

　H. pylori 感染は急性胃炎および慢性胃炎の原因となる．*H. pylori* 感染直後の胃粘膜は好中球浸潤主体の急性胃炎を引き起すが，数週間で単核球と好中球による浸潤像を呈する慢性活動性胃炎となる．本菌感染による慢性炎症は胃粘膜の萎縮および腸上皮化生を誘導する．

②胃・十二指腸潰瘍

　胃粘膜の防御因子として胃粘液，微小循環，プロスタグランジンなどが知られている．*H. pylori* 感染はこれらの粘膜防御機構を破綻させ胃粘膜を酸による傷害に対して脆弱にしていることが胃潰瘍の発症基盤となることが想定されている．一方，十二指腸潰瘍発症における *H. pylori* 感染の関与については十分解明されていない．*H. pylori* 感染が胃酸分泌抑制作用やガストリン低下作用をもつソマトスタチンの分泌を刺激することが酸分泌亢進を引き起こすことが想定される．また，十二指腸粘膜に胃上皮化生がみられた場合，*H. pylori* は胃上皮に付着し十二指腸炎を引き起こすことも十二指腸潰瘍発症の基盤となることが想定される[24]．*H. pylori* 感染は胃・十二指腸潰瘍の治癒遷延因子および再発因子となることが知られている．

③胃　癌

　疫学的解析により胃癌患者では有意に *H. pylori* 陽性率が高いことが知られ，1994 年，WHO は本菌を胃癌の確実発癌因子グループ１と認定した．スナネズミへの *H. pylori* 感染が胃癌病変を誘導することも報告されている[25]．臨床的には，胃癌への内視鏡的粘膜切除術が行われた患者において，*H. pylori* 除菌群ではその後の胃癌発生率が有意に低下することも知られている[26]．2008 年，わが国での多施設研究において，早期胃癌の内視鏡的切除を行った患者（除菌群（$n=272$）および非除菌群（$n=272$））を対象として３年間のフォローアップ結果が報告された[27]．フォローアップ間に胃粘膜における異時性発癌を示した患者は除菌群で９名であったのに対し，非除菌群で 24 名であった（intention-to-treat 解析による異時性発癌のオッズ比$=0.353$, $p=0.009$）．この結果より，*H. pylori* の除菌が胃癌の発生を予防することが示された．発癌メカニズムに関する知見として，DNA/RNA 編集酵素として知られている activation-induced cytidine deaminase（AID）と胃癌との関連性が報告された[28]．cagA 陽性 H. pylori は胃上皮細胞への感染後，AID の誘導および発癌抑制遺伝子 TP53 の変異を引き起こすことが明らかにされるとともに，H. pylori 陽性の胃癌組織には 78％（21/27）の高率で AID 蛋白が発現されていた．

④胃 MALT リンパ腫

H. pylori 陽性の胃 MALT（mucosa-associated lymphoid tissue）リンパ腫患者に本菌の除菌を行うと，リンパ腫の縮小と組織学的悪性度の改善が認められるとの多くの報告がある[29]．

⑤その他の疾患

H. pylori 感染が胃・十二指腸以外の疾患（慢性蕁麻疹，特発性血小板減少性紫斑病，鉄欠乏性貧血，動脈硬化症など）の発症とリンクすることが報告されている．H. pylori 陽性の特発性血小板減少性紫斑病（ITP）患者に本菌の除菌を行うと約 1/3 の症例で血小板の増多が認められることが明らかにされている[30]．

4）診断・治療・予防：H. pylori の診断には胃内視鏡検査で採取した胃生検材料を用いる侵襲的検査法と胃生検材料を用いない非侵襲的検査法とがある[31]．侵襲的検査法として分離培養法，組織鏡検査法，迅速ウレアーゼテスト，PCR 法などがある．非侵襲的検査法として抗体検査や糞便中 H. pylori 抗原検出試験などがある．

H. pylori 感染症の治療としてプロトンインヒビター（PPI）（オメプラゾール（OPZ），40 mg/day，2 回/day，またはランソプラゾール（LPZ），60 mg/day，2 回/day，またはラベプラゾール（RPZ），10 mg/day，2 回/day）と 2 種類の抗菌薬（アモキシシリン（AMPC），1.5 g/day，2 回/day，クラリスロマイシン CAM，400 mg/day または 800 mg/day，2 回/day）を用いた三剤併用療法が行われる．本療法での除菌率は 80〜90％ を示すが[32]，近年 CAM 耐性菌が増加しており（20〜30％ 程度），問題となっている．一次除菌に失敗した患者に対する二次レジメンとして，PPI（同上）＋AMPC（同上）＋メトロニダゾール MNZ（0.5 g/day，2 回/day）が適用されている．

本菌の感染経路が完全に解明されていないため，有効な予防法は確立されていない．口－口感染を防ぐため，本菌陽性者と食器や洗面具を共用しない．また，糞－口感染を防ぐため，新鮮な食材を清潔な調理用品を使って調理するこ

とに努める.感染予防のためのワクチンは開発されていない.

b. 十二指腸内正常細菌叢

十二指腸は胃幽門部から小腸空腸に至る25～30 cmに及ぶ消化管であり,十二指腸乳頭部に胆管および主膵管が開口している.胆汁酸や膵液が十二指腸に注ぎ込む.胆汁酸には抗菌活性が認められるため,十二指腸に生息する細菌数は多いとはいえない[2].十二指腸粘膜より分離培養される菌として乳酸桿菌,streptococci, clostridia, *Bacteroides*, *Veillonella*, yeast などが知られている.

上述のZilberstein らの研究において健常人ボランティア(20名)の十二指腸液を採取して培養法により十二指腸内細菌の解析を行った(110ページ,表3.2)[4]. *Bacillus* spp., *Enterococcus* faecalis, *Fusobacterium* spp., *Torulopsis* spp. は分離菌数が最も多く10^4 CFU/mLを示した.次いで*Bifidobacterium* spp. (10^3 CFU/mL), *Veillonella* spp. (10^3 CFU/mL) の分離菌数が多かった.検出頻度については, *Klebsiella* spp., *Proteus* spp., *Veillonella* spp. が最も高く,45.5％を示した.次いで,ゼラチナーゼ陰性*Clostridium* spp.(27.3％), *Lactobacillus* spp.(27.3％), コアグラーゼ陰性*Staphylococcus* spp.(27.3％)が高率に分離された.

ケリアック病は食餌中のグルテンに対する不耐性に基づく小腸の慢性炎症性疾患である.本症患児の十二指腸内細菌叢の構成が検討された[33].内視鏡的に採取された十二指腸生検材料を用いて,FISH (fluorescence in situ hybridization)/フローサイトメトリー解析により十二指腸細菌叢の検討が行われた.ケリアック病活動期患児($n=20$), ケリアック病非活動期患児($n=10$)および健常児($n=8$)の生検材料を使用した.ケリアック病活動期の患児では非活動期患児および健常児のそれに比べ総細菌数,グラム陰性細菌数で有意に多かった.また,細菌群間の割合を比較した結果,ケリアック病活動期患児において*Bacteroides-Prevotella* group,大腸菌の割合は10％以上という高値を示し,ケリアック病非活動期患児および健常児のそれに比べ有意に高かった($P=0.027$). 加えて, *Lactobacillus-Bifidobacterium/Bacteroides-E. coli* の比はケリアック病患児(活動期および非活動期)において健常児に比較して有意に低値を示した.また,健常児ではケリアック病患児(活動期および非活動期)に比べ*Clostridium histolyticum*, *Faecalibacterium prausnitzii* の割合が有意に高かった.

これらの結果より，十二指腸におけるグラム陰性細菌ならびに炎症性サイトカイン産生性細菌の増加がセリアック病発症の基盤となる可能性が示唆された．

Kerckhoffsらは過敏性腸症候群（irritable colon syndrome：IBS）患者（41例）の十二指腸内細菌叢を健常人（26例）のそれと比較した[34]．内視鏡的に十二指腸粘膜の擦過材料を採取して，細菌叢の解析はFISH法を用いて行った．IBS群と健常群とで *Bacteroides-Prevotella* group, *Clostridium coccoides-Eubacterium rectale* group, *C. histolyticum* group, *C. difficile*, *Faecalibacterium prausnitzii*, *Lactobacillus-Enterococcus* group では有意な差は認められなかった．しかし，IBS患者での，ビフィズス菌，とくに *B. catenulatum* の割合（4.85％）が健常人のそれ（17.04％）に比べ有意に低値であった．本研究により，IBSの発症に十二指腸内細菌叢の変化も関連する可能性が示された．

上部消化管の胃と十二指腸における正常細菌叢について最新の知見を交えな

表3.3 *H. pylori* の生物学的性状

テスト	反応
ウレアーゼ	＋*
カタラーゼ	＋
オキシダーゼ	＋
アルカリホスファターゼ	＋
エステラーゼ	＋
炭水化物からの酸産生	－**
硝酸塩還元	－
TSI培地での硫化水素産生	－
インドール	－
発育　25℃	－
37℃	＋
0.5％グリシン	＋
1.0％グリシン	－
1.5％ NaCl	－
薬剤感受性　ナリジクス酸	R***
セファロチン	S

＊＋：90％以上の菌株が陽性，
　－：90％以上の菌株が陰性
＊＊グルコース分解酵素遺伝子をもつが，通常の糖分解試験は陰性となる．
＊＊＊R：抵抗性，S：感受性

がら解説した．小腸や大腸と異なり，胃および十二指腸に棲息する細菌数は多くない．胃に棲息する細菌として *H. pylori* が発見され，本菌の病原性や臨床に関する研究が多数報告されている．しかし，*H. pylori* は胃癌のリスク因子となることが知られているが，その発癌メカニズムについては不明のままである．胃粘膜の病態形成において *H. pylori* と共存する胃内細菌の役割を解明することは重要であるし，胃外病変と *H. pylori* との関連についても同様の解析が期待されている．十二指腸内細菌叢に関する研究についてはこれまでに十分なされてこなかった．本稿で紹介したセリアック病や IBS における十二指腸内細菌の役割についての報告は興味深いものであり，今後本領域の研究の進展が期待される．

文 献

1) DC. Savage, *Annul. Rev. Microbiol.*, **31**, p.107 (1977).
2) 光岡知足，"腸内細菌学"，朝倉書店．p.103（1990）.
3) BS.Drasar, MJ. Hill, "Human intestinal bacteria", Academic Press, New York (1974).
4) B. Zilberstein, A.G. Quintanilha, M.A.A. Santos, D. Pajecki, E.G. Moura, P.R.A. Alves, F.M. Filho, J.A.U de Souza, J. Gama-Rodrigues, *Clinics*, **62**, p.47 (2007).
5) E.M. Bik, P.B. Eckburg, S.R. Gill, K.E. Nelson, E.A. Purdom, F. Frncois, G. Perez-Perez, M.J. Blaser, DA. Relman, *Proc. Natl. Acad. Sci. USA*, **103**, p.732 (2006).
6) J. Dicksved, M. Lindberg, M. Rosenquist, H. Enroth, JK. Jansson, L. Engstrand, *J. Med. Microbiol.*, **58**, p.509 (2009).
7) X-X. Li, GL-H. Wong, K-F To, VW-S. Wong, LH. Lai, KK-L. Chow, JY-W. Lau, JJ-V. Sung, C. Ding, PLos. One 4, e7985 (2009).
8) J.A. Warren, B.J. Marshall, *Lancet*, i:1272 (1983).
9) Q-J. Dong, Q. Wang, Y-N. Xin, N. Li, S-Y. Xuan, *World J. Gastroenterol*, **15**, p.3984 (2009).
10) H. Suzuki, M. Mori, M. Suzuki et al., *Cancer Lett.*, **115**, p.243 (1997).
11) Y, Yamamoto, H. Friedman, P. Hoffman (eds): "*Helicobacter pylori* infection and immunity", p.121, Kluwer Academic/Plenum Publishers, New York (2002).
12) M. Gerhard, N. Lehn, N. Neumayer et al., *Proc. Natl. Acad. Sci. USA*, **96**, p.12778 (1999).
13) J. Mahdavi, B. Sonden, M. Hurtig et al., *Science*, **297**, p.573 (2002).
14) M.J. Blaser, J.C. Atherton, *J. Clin. Invest,*. **113**, p.321 (2004).
15) A. Covacci, JL. Telford, GD. Giudice et al., *Science*, **284**, p.1328 (1999).
16) M. Stein, R. Rappuoli, A. Covacci et al., *Proc. Natl. Acad. Sci. USA*, **97**, p.1263 (2000).
17) M. Asahi, T. Azuma, S. Ito et al., *J. Exp. Med.*, **19**, p.593 (2000).
18) M.R. Amieva, R. Vogelmann, A. Covacci et al., *Science*, **300**, p.1430 (2003).
19) M. Selbach, S. Moese, Backert et al., *Proteomics*, **4**, p.2961 (2004).
20) J. Viala, C. Chaput, I.G. Boneca et al., *Nat. Immunol.*, **5**, p.1166 (2004).
21) J.C. Atherton, M.J. Blaser, *J. Clin. Invest.*, **119**, p.2475 (2009).
22) C. Mooney, J. Keenan, D. Munster, I. Wilson, R. Alardyce, P. Gagshaw et al., *Gut.*, **32**, p.853 (1991).

23) K.T. Wilson, K.S. Ramanujam, H.L. Mobley, R.F. Musselman, S.P. James, S.J. Meltzer, *Gastroenterology*, **111**, p.1524 (1996).
24) S.F. Moss, S. Legon, A.E. Bishop, J.M. Polak, J. Calam, *Lancet*, **340**, p.930 (1992).
25) T. Watanabe, M. Tada, H. Nagai et al., *Gastroenterology*, **115**, p.642 (1998).
26) N. Uemura, S. Okamoto, S. Yamamoto et al., *N. Engl. J. Med.*, **13**, p.784 (2001).
27) K. Fukase, M. Kato, S. Kikuchi, K. Inoue, N. Uemura, S. Okamoto, S. Terao, K. Amagai, S. Hayashi, M. Asaka, Japan Gast Study Group, *Lancet*, **372**, p.392 (2008).
28) Y. Matsumoto, H. Marusawa, K. Kinoshita et al., *Nature Med.*, **13**, p.470 (2007).
29) E, Bayerdorffer, A. Neubauer, B. Rudolph et al., *Lancet*, **345**, p.1591 (1995).
30) G. Emilia, G. Longo, M. Luppi et al., *Blood*, **97**, p.812 (2001).
31) 加藤元嗣, 穂刈格, 杉山敏郎, 他, 臨床医, **27**, p.28 (2001).
32) M. Asaka, M. Kato, T. Sugiyama, K. Satoh, H. Kuwayama, Y. Fukuda, T. Fujioka, T. Takemoto, K. Kimura, T. Shimoyama, K. Shimizu, S. Kobayashi, *J. Gastroenterol*, **38**, p.339 (2003).
33) I. Nadal, E. Donant, C. Ribes-Koninckx, M. Calabuig, Y. Sanz, *J. Med. Microbiol.*, **56**, p.1669 (2007).
34) A.P.Kerchhoffs, M.Samsom M,M.E.van der Rest et al. *World J Gatroenterol.*, **15**, p.2887 (2009).

3.1.3　下部消化管—小腸（回腸）・大腸—

a. 小腸の菌叢の組織特異性

1984年WarrenとMarshallによって*Helicobacter pylori*が発見されてから[1], 胃は必ずしも無菌ではないと思われている. しかし, 実際は*H. pylori*感染がなければ, 胃酸の存在によってほぼ無菌状態である. その胃から十二指腸にかけて, さらに小腸の上部の空腸では腸内細菌の数は少なく, 呼吸と発酵の両方を行う通性嫌気性菌の占める割合が高いが, 下部の回腸に向かうにつれて細菌数が増加し, また同時に酸素のない環境に特化した偏性嫌気性菌が主流になる.

従来の培養法によるヒト腸内細菌の数（内容物1gあたり）は小腸上部で約1万（10^4）個で, *Lactobacillus*属, *Streptococcus*属, *Veionella*属, 酵母などであり, 好気性, 通性嫌気性のものが多いとされている. また, 小腸下部では, 1gあたり10万〜1,000万（10^5〜10^7）個, 小腸上部の細菌に大腸由来の偏性嫌気性菌が混在している[2].

近年, 細菌特有の16SリボソームRNA（16SrRNA）遺伝子を用いた分子生物学的解析が盛んになされるようになってきた. Amannらによると, 16SrRNA遺伝子による分析と比べると, 従来の培養法による分析では全体の1%しか培養されていないと報告されている[3]. すなわち99%は培養不能であると算定すると, 上記の菌数は100倍となり, 小腸上部で10^6/g, 小腸下部で10^7〜

10^9/g という数字が推定される．しかし，この遺伝子学的解析ではPCR増幅を行うためと死菌も拾うことから，正確な生菌数が算定できないという欠陥があるので，以下の論文でも生菌数についての記載はほとんどない．また，門といった大ざっぱな分類しかなされておらず，培養法で検出された細菌群と対照できないのが現状である．それでも，現時点での培養不能細菌も含めた細菌叢が明らかになったという点で画期的なものである．

Wangらは，カプセル内視鏡を用いて上部空腸から，大腸内視鏡で遠位回腸，上行結腸，直腸から粘膜生検を採取し，PCR増幅16SrDNAクローンライブラリー解析を行っている[4]．その結果は，上部空腸で *Streptococcus* が67％と優勢であったが，遠位回腸，上行結腸，直腸では，優勢順に *Bacteroidetes* が27〜49％，*Clostoridium* clusters XIVa が20〜34％，*Clostoridium* clusters IV が7〜13％となり，上部空腸とそれより肛門側の粘膜細菌叢が明らかに異なっているということであった．すなわち，空腸から回腸になると優勢菌が変化することを明らかにしている．これは粘膜であり糞便細菌叢と単純に当てはまらないかもしれないが，培養法の結果と一部共通しており，空腸の好気性環境を反映しているものと考えられる．ただし，前述したように，この方法では菌数の算定はできず，各腸管部位の生菌数の比較はなされていない．

b. 小腸の菌叢の宿主特異性

小腸の菌叢の宿主特異性については，糞便といった簡単に採取できる検体がないことや，研究対象としての意義が乏しいと考えられていることもあり，ほとんど研究されていないのが実状である．

c. 大腸の菌叢の組織特異性

従来の培養法による分析によれば，大腸1gあたり100億〜1兆（10^{10}〜10^{11}）個の生菌数と算定されている．ほとんどが *Bacteroides*，*Eubacterium*，ビフィズス菌，*Clostridium* などの偏性嫌気性菌である[2]．これらの腸内細菌の組成には個人差が大きく，ヒトはそれぞれ自分だけの細菌叢をもっているといわれる．ただし，その組成は不変ではなく，食餌内容や加齢など，宿主であるヒトのさまざまな変化によって細菌叢の組成もまた変化する．たとえば，母乳で育てられている乳児と人工のミルクで育てられている乳児では，前者では，ビフィズス菌などの *Bifidobacterium* 属の細菌が最優勢で他の菌がきわめて少

3.1 菌叢の組織特異性　123

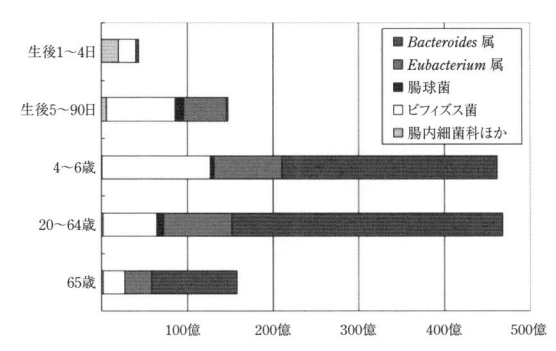

図3.4　ヒト糞便菌叢の年齢による変化（培養法）
糞便1g中における菌の組成を示した．

なくなっているのに対して，後者ではビフィズス菌以外の菌も多くみられるようになる．また，年齢による変化も著明であり（図3.4），上記の *Bifidobacterium* は加齢によって減少し，高齢者の糞便細菌叢ではほとんど検出できなくなる[2]．

Eckburgらは，3人の健常成人から糞便に加え，内視鏡検査で盲腸，上行結腸，横行結腸，下行結腸，S状結腸，直腸から粘膜組織を採取し，16S rDNAのPCR産物のクローニングによるメタゲノム解析を行っている[5]．彼らの解析によると，系統樹として395 phylotypesが検出され，そのうち，244 phylotypes（62％）は新種であり，80％は今まで培養されていない培養不能菌であったとしている．また，395 phylotypesの内301 phylotypes（76.2％）は *Firmicutes* 門（*Bacilli, orderBacillales ; Bacillus, Listeria, Staphylococcus, Bacilli, orderLactobacillales ; Enterococcus, Lactobacillus, Lactococcus, Leuconostoc, Pediococcus, Streptococcus, Clostridia ; Acetobacterium, Clostridium, Eubacterium, Heliobacterium, Heliospirillum, Megasphaera, Pectinatus, Selenomonas, Zymophilus, Sporomusa, Erysipelotrichi ; Erysipelothrix*）であり，そのうち95％は *Clostridia* であった．また42 pylotypesがclostridial clusters Ⅳ，ⅩⅣa，ⅩⅥといった酪酸産生菌であった．さらに，191 pylotypesは新種であったとしている．次に多かったのは *Bacteroidetes* 門（*Bacteroidetes, Flavobacteriaceae, Flexibacteraceae, Rhodothermus, Sphingobacteria*）で65 pylotypes（16.5％）を

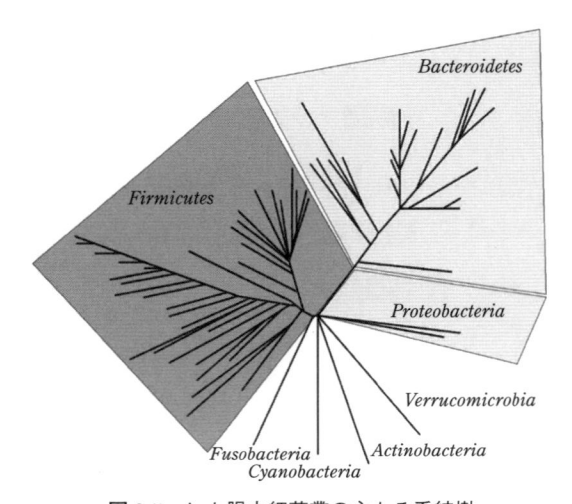

図 3.5　ヒト腸内細菌叢の主たる系統樹
（16S rRNA bacterial sequence data set，文献 8）より文献 5）から改変したものを引用）

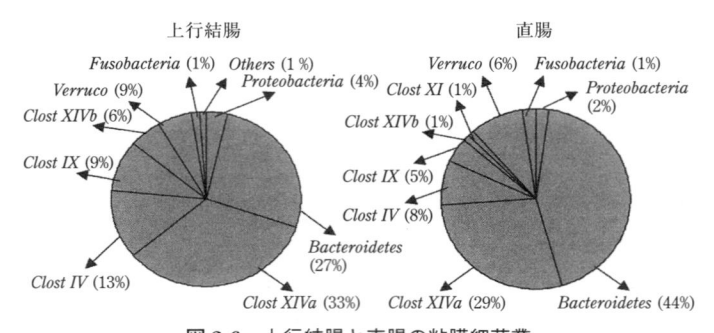

図 3.6　上行結腸と直腸の粘膜細菌叢
（16S rRNA bacterial sequence data set、，文献 6）より引用）

占めていた．さらに少数の pylotypes として，*Proteobacteria* 門，*Actinobacteria* 門（*Acidimicrobidae*, *Acidimicrobiales*, *Actinobacteridae*, *Actinomycetales*, *Bifidobacteriales*, *Coriobacteridae*, *Coriobacterales*, *Rubrobacteridae*, *Rubrobacterales*, *Sphaerobacteridae*, *Sphaerobacterales*），*Fusobacteria* 門，そして *Verrucomicrobia* 門が検出されている（図 3.5）．とくに，*Proteobacteria* 門の中には

大腸菌が含まれているが，それらは0.1％以下にすぎなかった．この *Bacteroidetes* 門については，被験者3人の間でクローンシーケンスの違いが大きかった．すなわち，被験者3人とも共通したパターンではなかったことから，腸内細菌叢は個別性が大きいという結果であった．ただし，個人ごとには盲腸，上行結腸，横行結腸，下行結腸，S状結腸，直腸とさらに糞便の細菌叢については，ほとんど共通パターンであったことから，大腸の部位別，さらに粘膜と糞便の細菌叢はほぼ共通のものであったとしている．Wangらも54歳の健常女性を対象として同様の検討をしているが，その結果は図3.6のごとくであり，多少の違いはあるものの，ほぼ一致した結果となっている[6]．

d. 大腸の菌叢の宿主特異性

Leyらによると，哺乳動物の糞便細菌叢は図3.7のように，草食か肉食か雑食かによって大きく分類される[7]．さらに，草食については腸管の構造の違いによって，カンガルーや羊といった前胃発酵をするType 1と，象や馬といった後胃発酵をするType 2に分けられる．しかし，本来ネコ目（食肉目）に属するジャイアントパンダとレッサーパンダ（レッドパンダ）は草食性であり，

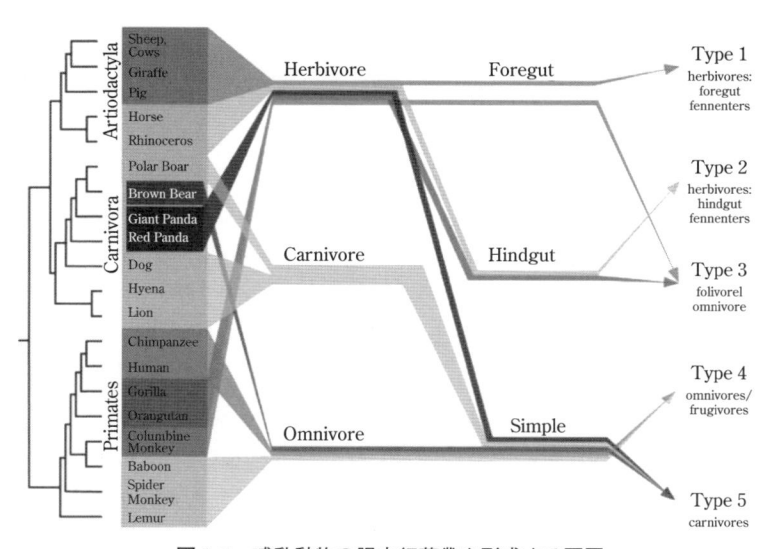

図 3.7 哺乳動物の腸内細菌叢を形成する要因
（文献7）より引用）

また，コロンビアモンキーも霊長類であるが草食性である．これらの元来は肉食系であった動物の細菌叢はどうなっているのかであるが，これらの細菌叢は同種の肉食系の細菌叢を残しつつ，草食動物に近くなり，肉食と草食の中間の菌叢となっていると報告している．また，ヒトを含む脊椎動物の腸内細菌叢は *Firmicutes* 門と *Bacteroidetes* 門が基本であり，共通であるものとしている．ただし，羊では *Actinobacteria* 門の方が大きな部分を占めるといったように，動物別に特徴的な違いもある[8]．

以上の遺伝子学的解析はまだまだ発展途上であり，今後大きく書きかえられる可能性は高い．

文 献
1) B. J. Marshall, J. R. Warren, *Lancet*, **1**, p.1311 (1984).
2) 光岡知足，"腸内菌の世界"，叢文社（1980）．
3) RI. Amann, W. Ludwig, KH. Schleifer, *Microbiol. Rev.*, **59**, p.143 (1995).
4) M. Wang, S. Ahrné, B. Jeppsson, G. Molin, *FEMS Microbiol. Ecol.*, **54**, p.219 (2005).
5) P.B. Eckburg, E.M. Bik, C.N. Bernstein, E. Purdom, L. Dethlefsen, W. Sargent, S.R. Gill, K.E. Nelson, D.A. Relman, *Science*, **308**, p.1635 (2005).
6) M. Wang, S. Ahrné, B. Jeppsson, G. Molin, *FEMS Microbiol. Ecol.*, **54**, p.219 (2005).
7) R. Ley, et al., *Science*, **320**, p.1647 (2008).
8) F. Turroni, A. Ribbera, E. Foroni, D. van Sinderen, M. Ventura, *Antonie Van Leeuwenhoek*, **94**, p.35 (2008).

3.2 免疫系の組織特異性

腸内共生菌は，本来は宿主にとって生体外異物である腸内細菌が免疫系によって自己と非自己を識別されているにもかかわらず，腸内細菌自身が宿主免疫系から強い排除を受けずに共生できるしくみ，すなわち「腸内共生系」によって腸管腔内への存在が許されている．このとき，上部消化管（小腸）と下部消化管（大腸）では消化管組織の構造の違いや管腔内に存在する酸素濃度の違い，管腔内水分量の違いなどから，そこに存在できる腸内共生菌の種類・量が大きく異なる．それによって，検出できる腸内共生菌の菌数が小腸と大腸ではおよそ10の2乗ものオーダーで異なっていることから，腸内環境の恒常性に関与

している粘膜免疫系も小腸と大腸とでは機能が異なっていることが予想される．

しかし，これまでは腸管免疫系については主に小腸における免疫系についての議論が中心で，大腸は炎症性腸疾患などの病態との関わりについては論じられることがあったものの，健常な腸管組織における免疫系の生理学的な特徴については詳細な解析が十分になされていないのが現状である．本節では，腸内共生系という観点で，消化管部位の違いと免疫系の違いに注目し，腸内共生菌が多数存在する大腸部位と摂取した食品抗原との接触機会が多い小腸部位について，そこに存在する免疫系の細胞とその機能性について考えてみたい．

3.2.1　上部消化管に存在する免疫関連組織

　上部消化管の中でも，空腸および回腸を含む小腸部位にはパイエル板（Peyer's patch）という濾胞を形成するリンパ組織が存在し，腸管免疫系反応の誘導組織として重要な機能を担っている．さらに孤立リンパ小節（isolated lymphoid follicle：ILF），腸管内腔側に濾胞被覆上皮細胞層（follicle associated epithelium：FAE）をはじめとする絨毛上皮細胞層，さらにその直下から基底膜の間に分布する粘膜固有層，絨毛基底部から陰窩（crypt）にかけてはクリプトパッチ（crypt patch），さらに絨毛組織からはリンパ管でつながった腸間膜リンパ節（mesenteric lymph node：MLN）など，多数の免疫系細胞が集積する組織が存在し，これらは腸管関連リンパ組織としてネットワークを形成している．

　小腸における免疫反応は，主にパイエル板 FAE に存在する M 細胞が周辺の円柱上皮細胞に比べて微絨毛が短く，くぼんだポケット構造をとることから，腸管内腔の抗原が M 細胞を介してパイエル板の上皮下ドーム（subepithelial dome：SED）領域に比較的容易に取り込まれやすいこと，または腸管上皮細胞間のタイトジャンクションから触手を伸ばした樹状細胞などによって抗原が捕捉されること，さらに，パイエル板を介さずに絨毛上皮に存在する M 細胞から抗原が取り込まれることなどにより，樹状細胞やマクロファージなどの抗原提示細胞によって免疫反応が惹起されると考えられている．なかでも，パイエル板においては T 細胞を介した免疫応答により感染防御で重要な IgA 抗体

の産生や，摂取した食品抗原に対して過剰な免疫応答を制御する経口免疫寛容を誘導する反応において中心的な役割をもっている．パイエル板には全身免疫系とは特徴の異なる応答を示すユニークな細胞が存在し，IgA産生の誘導に必要なサイトカイン産生，経口免疫寛容の誘導に役立つ制御性免疫応答など，機能的な特性を発現している．

　また，腸管免疫系が腸内共生菌の存在によってさまざまな影響を受けていることが，無菌動物を用いた実験などから明らかになっている（図3.8）．無菌マウスでは通常のマウスに比べてパイエル板の形成が抑制されており，数，大きさにおいて十分な発達がみられないこと，腸粘膜でのIgA産生量やIgA形質細胞数も通常マウスに比べて低いこと，上皮細胞に発現しているMHCクラスⅡ分子の発現が低いこと，小腸上皮間リンパ球（IEL）の細胞数および細胞障害活性が低いことなどの特徴が報告されている．これらの小腸の免疫系細胞の発達にはセグメント細菌（segmented filamentous bacteria：SFB）の存在が強く関与していることが明らかになっている[1]．パイエル板内には他の全身免疫系のリンパ装置にはみられない *Alcaligenes* sp. という腸内共生菌が常在している

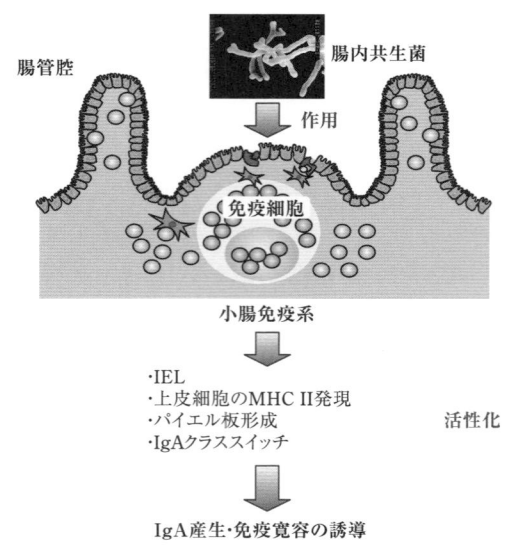

図3.8　腸内共生菌が調節する小腸免疫系

ことも明らかになっており，パイエル板におけるユニークな免疫応答への関与が推察されている[2]．

3.2.2 下部消化管に存在する免疫関連組織

下部消化管では，盲腸，結腸，直腸から構成される大腸部位に，盲腸リンパ節（cecal patch），結腸リンパ節（colonic patch）などがリンパ濾胞を形成した組織として観察される．しかし，大腸では小腸と違って絨毛がなく陰窩が発達していること，小腸の陰窩の底部に存在するパネート細胞がほとんどみられないこと，粘液を分泌するゴブレット細胞（goblet cell，杯細胞）が非常に多く分布していることなどの形態的な特徴がみられる．

ここで注目したい小腸免疫系と大腸免疫系を取り巻く環境の違いは以下のとおりである．すなわち，小腸における内腔側は 10 μm ほどに重層した粘液層が上皮細胞層を覆っているが，大腸粘膜における粘液層が 80 μm であることに比べるとかなり薄いことから，腸管腔内に存在する食品や微生物抗原は比較的容易に M 細胞などを介してリンパ組織に到達しやすい．一方で，大腸では分厚い粘液層が上皮細胞層を覆っていることで，食品抗原や運動性のない腸内共生菌などが上皮細胞やリンパ濾胞内細胞との接触は制限されていると考えられることである．

しかし，マウスを麻酔下で盲腸部位の直前の回盲部を結紮し，蛍光標識した乳酸桿菌および *Bacteroides* 菌体を盲腸部位の腸管腔に注入すると，いずれも数時間後に盲腸リンパ節内 SED 領域に取り込まれることが観察されることから，盲腸リンパ節においてもパイエル板と同様に M 細胞などを介した抗原取込み機構が備わっていることが示唆されている．よって，大腸においても腸管腔側からの抗原認識・免疫誘導が起ると考えられるが，大腸部位に存在するリンパ節の機能についてその詳細は明らかになっていない．一方で，大腸粘膜固有層には小腸粘膜固有層と同様に IgA 形質細胞が多数存在し，感染防御に重要な役割を果たしている．なお，大腸における IgA 産生については，大腸上皮細胞によって産生される a proliferation-inducing ligand（APRIL）という分子が T 細胞非依存的 IgA2 の産生に関与しているという報告がある．

ところで，大腸内では小腸を経て流入する腸管内の粥状の内容物が結腸で水

腸内共生菌

腸管腔　　作用

大腸免疫系

・IEL
・リンパ節（盲腸リンパ節）形成　　　活性化
・IgAクラススイッチ

IgA産生の誘導と炎症反応の制御

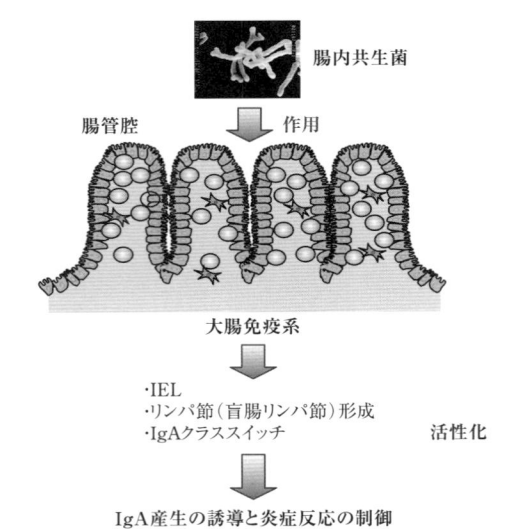

図3.9　腸内共生菌が調節する大腸免疫系

分吸収がされながら徐々に糞塊の形成が起ることから，小腸に比べて腸管内腔の流動性が低く，また，大腸管腔内の酸素濃度がきわめて低いことからも腸内共生菌の構成は嫌気性菌がその大部分を占めている．また，摂取した食品に由来する腸内容物から大腸内共生菌の代謝によって産生された短鎖脂肪酸や，腸管腔内に存在する細菌成分が免疫系に直接作用していることが想定される．実際に，実験的に作出された腸内細菌をもたない無菌マウスは腸内細菌を有する通常マウスに比べて大腸のIgA形質細胞やIELの細胞数が少ないことや，*Clostridium*を定着させたノトバイオートマウスでは大腸のIEL細胞数が無菌マウスに比べて高いことなどから，大腸免疫系が腸内細菌によって強く影響を受けていると考えられている（図3.9）．

3.2.3　小腸免疫系と大腸免疫系の機能性の違い

これまで述べたように，小腸と大腸では消化管組織の構造に多少の違いがみられることや存在する腸内共生菌の種類と数が大きく異なることから，小腸免疫系と大腸免疫系もその機能性に違いがあるのではないかと想定される．とく

3.2 免疫系の組織特異性

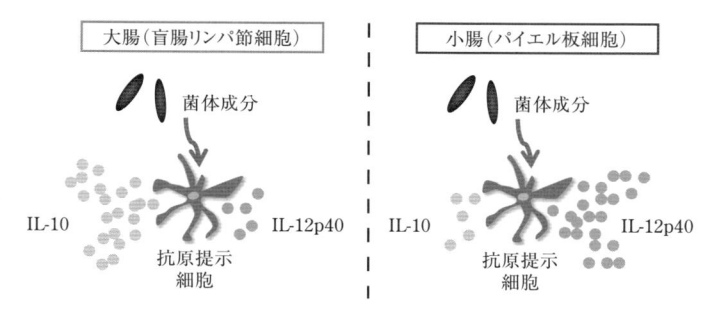

図3.10 小腸と大腸のリンパ節細胞の応答性の違い
盲腸リンパ節細胞は小腸パイエル板細胞に比べて，炎症性サイトカインIL-12p40が低産生，かつ，抑制性サイトカインIL-10が高産生である

に，腸内共生系は免疫系と腸内共生菌が互いに相互作用しながら腸内環境の恒常性を維持しているが，大腸部位には小腸に比べて膨大な腸内共生菌が完全に排除されることなく存在できることから，大腸の免疫応答は常時，莫大な量の腸内共生菌の刺激を受けながら，大腸粘膜自身は微生物の刺激に対して強い炎症症状を誘導しないしくみが備わっているのではないかと仮説を立てた．そこで，比較的構造の似通ったリンパ濾胞を有する小腸と大腸のリンパ節細胞の応答について，とくに微生物のパターン認識レセプターを強く発現して抗原提示能をもつ細胞群に注目した比較を行った．すなわち，通常のマウスから小腸部位のパイエル板と大腸部位の盲腸リンパ節を採取し，それぞれの細胞についてLPSとの共培養条件でみられるサイトカイン産生に与える影響を検討した．

その結果，パイエル板細胞は炎症性サイトカインIL-12p40産生が盲腸リンパ節細胞に比べて高産生であるのに対し，盲腸リンパ節細胞は抑制性サイトカインであるIL-10産生が高濃度に維持され[3]，炎症反応が制御されている特徴が示唆された（図3.10）．したがって，炎症性腸疾患などの病態との関わりが深い大腸においては，腸内共生菌をはじめとする膨大な数の微生物の存在と大腸粘膜に高濃度で維持されている抗炎症性サイトカインIL-10の関わりが炎症反応の制御に深く関わっていると考えられるが，炎症反応の制御が小腸と大腸でどのように制御されているのか，小腸と大腸での抗炎症反応における特性の違いなどは，未だ不明な点が多い．さらに，近年の遺伝子発現に対する網羅的

な解析により，小腸と大腸における遺伝子発現の違いについての検討も試みられているが[4]，プロバイオティクス菌体によって誘導される遺伝子発現のパターンが異なっており，大腸または小腸における生体防御・免疫関連遺伝子の発現に影響がみられる．

さらに，食品を経口摂取した際の食品抗原に対する特異的なT細胞応答については，経口免疫寛容の誘導によって小腸粘膜固有リンパ球のサイトカイン産生が低応答化するのに対し，大腸粘膜固有層リンパ球のT細胞応答は経口免疫寛容が誘導されてもサイトカイン産生の低下はみられなかった[5]．一般に，腸内共生菌の存在は経口免疫寛容を効率的に誘導するのに重要な役割を果たしていると考えられており，その際にパイエル板や腸間膜リンパ節の制御性の細胞応答に特徴的な $CD4^+CD25^+$ や $CD4^+Foxp3^+$ を発現するいわゆる制御性T細胞が誘導されて免疫寛容に強く関与していること[6]や，腸内共生菌が樹状細胞の分化を制御して抗原提示能に関与するMHCクラスⅡ分子・補助刺激分子（CD80）の発現を抑制することなども指摘されている[7]．したがって，小腸パイエル板のように経口摂取した食品抗原による刺激が大腸リンパ組織に比べて容易に入りやすい状況においては，腸内共生菌の刺激を受けた免疫系細胞によって食品抗原特異的T細胞応答の制御にも強く関与していることを推察することができる．

以上より，腸内共生系は，腸管免疫系の形成・維持にとって重要な腸内共生菌からの刺激を常時腸管免疫系に与え続けることで腸管の恒常性維持に役立っている．とくに，腸内共生菌は病原性微生物と違い，宿主からは完全に排除されずに腸内に共生でき，かつ腸内共生菌の量的・質的なバランスも腸管免疫系によって維持されること，食品抗原に対しては経口免疫寛容を効率的に誘導すること，腸管内の炎症反応を制御する重要な役割をもつことが考えられる．今後，腸管部位ごとにおける免疫制御についての生理的な意義を分子生物学的に解明していくことによって，各組織における感染，アレルギー・炎症などの予防と治療に役立つ重要な情報となるものとして研究の発展がより一層期待される．

文 献

1) Y. Umesaki, H. Setoyama, S. Matsumoto, A. Imaoka, K. Itoh, *Infect. Immun*, **67**, p.3504 (1999).
2) T. Obata, Y. Goto, J. Kunisawa, S. Sato, M. Sakamoto, H. Setoyama, T. Matsuki, K. Nonaka, N. Shibata, M. Gohda, Y. Kagiyama, T. Nochi, Y. Yuki, Y. Fukuyama, A. Mukai, S. Shinzaki, K. Fujihashi, C. Sasakawa, H. Iijima, M. Goto, Y. Umesaki, Y. Benno, H. Kiyono, *Proc. Natl. Acad. Sci, USA*, **107**, p.7419 (2010).
3) T. Konno, A. Hosono, Y. Hiramatsu, S. Hachimura, K. Takahashi, S. KaminogawA. *Animal Cell Technology: Basic & Applied Aspects*, **16**, p.127 (2010).
4) T. Shima, K. Fukushima, H. Setoyama, A. Imaoka, S. Matsumoto, T. Hara, K. Suda, Y.Umesaki, *FEMS Immunol. Med. Microbiol*, **52**, p.69 (2008).
5) M. Tsuda, A. Hosono, T. Yanagibashi, S. Hachimura, K. Hirayama, Y. Umesaki, K. Itoh, K. Takahashi, S. Kaminogawa, *Immunobiol*, **214**, p.279 (2009).
6) N. M. Tsuji, A. Kosaka, *Trends Immunol.*, **29**, p.532 (2008).
7) J. M. Davies, B. Sheil, F. Shanahan, *Immunol,*, **128**, e805 (2009).

4章 共生の成立・維持にかかわる腸内細菌
宿主機能にはたらく腸内菌叢

4.1 腸粘膜免疫システムにはたらく腸内細菌

　動物と微生物の共生システムは生物の進化の過程の中で大きな役割を果たしてきたと推定される．草食獣の消化共生はよく知られたところであるが，反芻胃でみられる微生物の発酵産物が宿主のエネルギーとなるという構図は，ヒトを含めた単胃動物の大腸発酵においても認められる．さらに進めて，生後直後より生命を全うするまで動物の腸内に共存する腸内細菌に焦点を合わせ，その共存，共生の意味を免疫システムの面より議論したい．

4.1.1 加齢依存性の腸免疫応答に関与する腸内細菌種
a. 生後から離乳まで
　ヒトとは腸内菌叢の構成菌種が違う多くの動物種においても，腸内菌叢の発達機構は同じではないかと思われる．ヒトでは *Enterobacteriaceae* などの通性嫌気性菌に引き続きビフィズス菌が生後1週後に腸内菌叢のほぼ大部分を占めるが，その後は離乳期に向けて *Bacteroides* などの菌群が中心を占めるような構成に変化していく[1]．一方，宿主は食事成分を含めこれらの腸内微生物に対してなんらかの機構で免疫寛容とよんでいる免疫的な不応答性を成立させ，腸内細菌との共存を可能ならしめていると想定される．この経口寛容への腸内菌叢の関与は重要な問題であり，生後直後に優勢となる *Enterobacteriaceae* やビフィズス菌がこの経口寛容に関わっている可能性が強く示唆されている．

　卵白アルブミン（OVA）を食事抗原としたマウスを用いた実験では，無菌条件下では認められる OVA 特異的 IgE 応答が，*Bifidobacterium infantis* を早期に定着させると抑制されることが示された[2]．これは成獣期ではなく新生仔期に定着させた時のみに起ることより，腸内菌叢の発達過程が経口寛容に関わって

いることを示唆している．すでに，大腸菌（*Eschelichia coli*）由来のリポ多糖（LPS）によって無菌マウスでは成立していない経口寛容が誘導されることが報告されていたが，生後最優勢となる *Bifidobacteirum* や *Enterobacteriaceae* という特定の菌種，菌群によって経口寛容が誘導されることは，これらの生後直後の定着が免疫システムの発達にとってはきわめて重要であることを示している．

b．離乳期以後

新生児（仔）をすぎて離乳期にいたると腸内菌叢の構成も非常に多様になる．その主たる要因は母乳から多様な食事成分に代わり，未消化な食事成分が下部消化管におりてくることによるが，それ以外にも宿主由来の抗菌因子の影響も考えられる．次節で記載するセグメント細菌（segmented filamentous bacteria：SFB）も通常環境下では離乳期に著しく増加することが知られている．マウス離乳期の小腸に認められる α1-2 フコース転移酵素（Fut2）の誘導も SFB を含めた腸内菌に依存した変化であるが，離乳前の無菌マウスに強制的に糞便フローラを投与しても，Fut2 はすぐには誘導されず，離乳期を待って酵素活

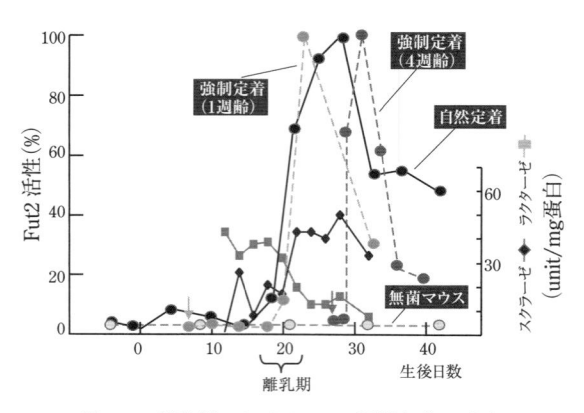

図 4.1　離乳期における Fut2 誘導条件の成立

離乳期における Fut2 誘導の条件：無菌マウスおよび通常マウスの Fut2 活性の生後変化と無菌マウス授乳期（1 週齢）および離乳期後（4 週齢）における糞便菌叢の強制投与後の Fut2 活性の変化を示した．Fut2 活性は最大値に対するパーセンテージで示したが，無菌マウスの Fut2 値はいずれも検出限界値以下であった．

性が増加する（図4.1）．これは離乳期のSFBのポピュレーションサイズの拡大時期と一致している．すなわち離乳前はFut2誘導能力をもった腸内細菌が定着できないか，あるいは腸内菌叢のFut2誘導の刺激をまだ宿主が受容する能力を準備していないかのいずれかであろう．

腸内菌叢の最優勢菌群である*Bacteroides*は離乳前から増加がはじまり，成長期にかけて主要菌群となる．*Clostridium*も離乳期から成長期にかけて菌数を飛躍的に増加させ，同時にきわめて多様な菌種構成へと変化していく．成長期から老齢期にかけては，顕著な腸内菌叢の変化が報告されていないが，疾病が多発するこの時期においては，特定の腸内菌種と大腸癌，潰瘍性大腸炎，クローン病，過敏性腸症候群など疾病との関連性がむしろ関心の的になっている．たとえば*Fusobacterium varium*と潰瘍性大腸炎，*Fecalibacterium prausinitzii*とクローン病との関連性が今議論されている．

4.1.2　*Bacteroides fragilis*の多面的な粘膜免疫応答への関与（図4.2）

a. 多糖成分による免疫調節

*B. fragilis*は腸内では*Bacteroides*グループの主要構成菌種であり，腹腔への感染症例も認められる．腹腔で膿瘍形成する*B. fragilis*のビルレンス因子は莢

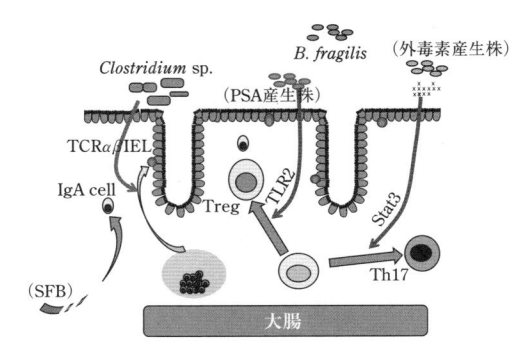

図4.2　種々の*B. fragilis*株による大腸粘膜の免疫調節機構
大腸常在性の*Clostridium*には大腸IELのリクルートの促進，PSA産生能をもつ*B. fragilis*株はTLR2を介したTregの誘導，外毒素産生能をもつ*B. fragilis*株はStat3を介したTh17細胞誘導が示唆されている．

膜多糖（polysaccharide：PS）である．そのPSの特徴は両性イオン電荷をもつことであり，複数の成分が分離され，いずれの成分も活性をもっている．とくに活性の強い成分としてPSAが分離された．このPSA成分をもつ *B. fragilis* 株を単独定着させると全身の免疫系の発達，T細胞の増加，Th1/Th2バランスがもたらされ，PSAを合成できない変異株を定着させても免疫系のこのような発達が認められない[3]．

さらに，無菌マウス（Rag-/-）にCD45Rb^{high}細胞を移入後 *Helicobacter hepaticus* を感染させて誘導した大腸炎に対して，本株の追加定着は抑制効果を示し，PSA合成ができない変異株では大腸炎抑制効果を示さない．PSAによる抑制効果はIL-10欠損マウスへのCD45Rb^{high}細胞の移入では消失することより，IL-10が関与していることが示唆された．さらに本菌株の定着はCD4$^+$T細胞をTreg細胞に分化させ，IL-10産生を導くことも示された[4]．このことは本菌株から調製したPSAの経口投与によっても再現され，TNBSハプテンで誘導した腸炎に対して，PSAが抑制効果を発揮することが確認されている．さらにPSAによるTLR2シグナリングを介したIL-10の促進とIL-17の抑制が示されている．

　b．毒素産生株による炎症の促進

B. fragilis は毒素非産生株のみでなく，産生株もヒトでは常在菌として存在している．大腸ポリープを自然発症する multiple intestinal neoplasia（min）マウスに定着させるとこの毒素産生株は大腸癌を誘導し，非産生株では誘導しないことが報告された[5]．その機構は *B. fragilis* の毒素（NTBF）は大腸粘膜のStat3分子を活性化することによって炎症を促進する．Stat3の活性化はさらに大腸粘膜CD4細胞からTh17細胞への誘導および$\gamma\delta$T細胞のIL-17産生を促進する．このことはTh17を誘導するIL-6やTGF-βが産生され，一方，CD4陽性IL-17産生細胞の増加はIL-23の産生増加を示している．またIL-17およびIL-23の抗体によって中和すると大腸癌の形成が阻害されるが，$\gamma\delta$T細胞の除去は影響がなかったことより，$\alpha\beta$TCRCD4陽性Th17細胞が大腸癌形成に大きな役割を果たしていることを強く示唆している．

4.1.3 小腸常在菌としてのセグメント細菌SFBの粘膜免疫応答への関与（図4.3）

a. SFBについて

SFBとは1mmにも及ぶ分節の入ったひも状の形態を示す細菌（図4.4）で，その観察は約100年前の昆虫の腸内にさかのぼる．その後，哺乳動物，とくに実験動物マウス，ラットで観察され，腸上皮細胞に一端が挿入するような存在

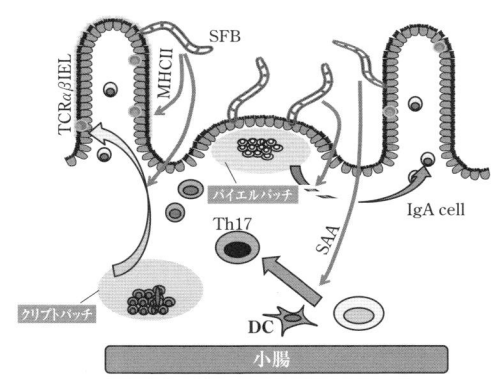

図4.3 SFBの小腸免疫システムへの関与
小腸上皮細胞への接合能をもつSFBには，上皮細胞のMHCクラスⅡ分子の誘導，IEL（とくにTCR $\alpha\beta$ 陽性）のリクルートの促進，IgA産生細胞の増加，SAA存在下でDCを介したTh17細胞を誘導することが示唆されている．

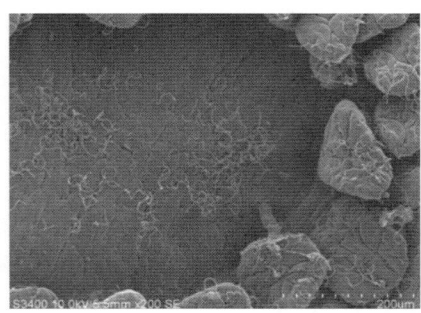

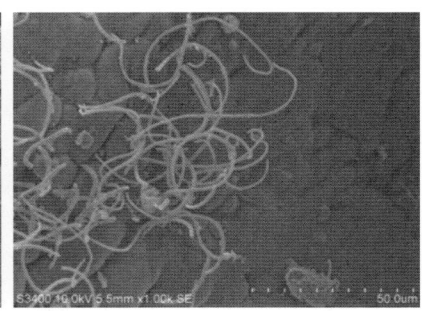

図4.4 SFBの電子顕微鏡写真
マウス小腸のパイエル板被覆上皮細胞および絨毛上皮細胞に一端を挿入するように接着している（左図）．右図はその拡大．

様式が注目されている．SFB は 16S rDNA の配列をみると独立したグループと考えるべきであるが，既知の菌種の中では *Clostridium* に比較的近いことが判明した．

b．SFB による免疫応答

（ⅰ）IEL（intraepithelial lymphocytes，腸上皮細胞間リンパ球）応答　離乳期には腸粘膜システムも発達をとげる．この時期は母乳から通常の食事への変換時期であり，個体として独立する時期でもある．通常の微生物条件下であっても SFB 単一微生物条件マウスにおいても，SFB はこの時期に腸内で著しく菌数を増加させる．

SFB 単独定着マウスの小腸 IEL 数は SFB 定着後 1 週目より増加が観察され，1 月後には $\alpha\beta$ T 細胞受容体をもつ IEL（TCR$\alpha\beta$ IEL）の比率が 2 倍以上増加する[6]．その後は一定レベルに維持されたが，通常マウスの程度までは増加しなかった．また無菌マウスでは認められなかった $\alpha\beta$ IEL の細胞傷害活性も SFB 単独定着ではほぼ同じ時間経過で獲得される．このような変化はヒト糞便菌叢やラットのクロロホルム処理をした糞便菌叢投与では観察されずマウス菌叢に限定されることより，SFB 以外のマウス由来常在菌にも追加効果があると推定される．

TCR$\alpha\beta$ 鎖の主要 Vβ 断片の使用頻度をみると，SFB 単独定着であっても，通常化マウス（強制的に糞便菌叢を定着させたマウス）であっても，概して無菌マウスと違いが認められず，多様性より細胞数増加の方が顕著である．また TCR$\alpha\beta$ IEL の CD8 分子は通常マウスと異なり胸腺依存性とされる $\alpha\beta$ のヘテロダイマーが相対的に高い比率を占める．なお糞便菌叢全体を定着させたマウスでは SFB 単独と同様の結果が得られたが，その主体を占める *Clostridium* は小腸の IEL にはほとんど影響を与えない[7]．

（ⅱ）IgA 応答　SFB の生理活性として最初に報告されたのは腸内 IgA の増加である．免疫組織学的に粘膜固有層の IgA 産生細胞を解析しても細胞数の増加が観察される．この IgA の中には SFB に対する IgA 抗体も 1％にも満たないが含まれている．IgA 産生細胞は小腸パイエル板で感作されて，その後，腸間膜リンパ節，脾臓を経て，粘膜固有層にホーミングすることが知られている．もちろんパイエル板での抗原感作には樹状細胞をはじめ T 細胞も関与する．

Salmonella 菌体のような T 細胞非依存性抗原に対する IgA 産生は B 細胞の TLR シグナリングのアダプター分子 MyD88 の欠損マウスで減少することより, PAMPs (pathogen-associated molecular patterns) が多大な影響を与えることが明らかとなっている[8]. 今後 SFB などの常在性腸内細菌に対する IgA 産生促進と TLR の関連性が明らかになってくると思われる.

(iii) Th17 細胞誘導　2005 年頃から, 免疫応答を支配する CD4 ヘルパー細胞の発達分化が注目され, 二つの CD4T 細胞集団, Th1 と Th2 のバランスとして理解されてきた免疫応答に加えて, 炎症性のサイトカインの抑制に働く IL-10, TGF-β などを産生する制御性 T 細胞 (Treg) と, 細菌感染では防御的に働き, 自己免疫疾患においてはエフェクター細胞になるとされる Th17 細胞の発見は精緻な免疫応答を示唆している. とくに IL-17 を産生する Th17 細胞の発達分化は腸内細菌に強く依存している可能性が指摘されてきたが, SFB がその主役を果たしていることが明らかになった[9].

SFB が検出されない Jackson 社のマウスに SFB を追加定着させると期待されたように Th17 細胞が誘導されること, さらに *in vitro* でナイーブ T 細胞に粘膜固有層より分離した樹状細胞 (DC) を共存させ, SFB 定着で誘導される serum amyloid A (SAA) を加えると Th17 細胞が誘導される.

c. SFB の病態発現への関与

生理機能としては, SFB を定着させると *Citorbacter rodentium* の増殖を抑制し, 付随して起る大腸炎も抑制されることが明らかになった. 一方, Th17 細胞は自己免疫疾患のエフェクター細胞にもなりえることが指摘されているが, 事実, 1 型糖尿病モデルマウスである NOD マウスと炎症性腸疾患を発症しやすくなったマウスの TCR 鎖遺伝子 (KRNTCR) を遺伝子導入したマウスを掛け合わせたマウス (K/BxN マウス) に SFB を単独定着させると自己抗体の産生と関節炎が誘導される[10]. さらにミエリンオリゴデンドロサイト糖蛋白質 (MOG) ペプチドをフロイントの完全アジュバントとともに通常マウス背部に免疫して実験的脳脊髄症 (EAE) を誘導することができるが, SFB を単独定着させると通常マウスの程度より弱いものの, EAE 誘導と脊髄液での Th17 細胞の誘導が観察された[11]. このように腸管以外の組織においても SFB の定着で Th17 細胞誘導が観察される.

d. SFBによる上皮細胞の応答

外界への最前線に位置する上皮細胞は，SFBがその一端を挿入するように接合していることを考えると最も顕著な応答が誘導されると期待される．事実，単独定着によってMHCクラスⅡ分子の発現が観察され，細胞膜の糖脂質成分に関してはフコシル化糖脂質（フコシルアシアロGM1）の発現もSFB定着後4〜7日後に認められた．自然条件ではこの糖脂質は離乳期に発現すると推定される（136ページ，図4.1）．

e. 宿主に対する特異性

マウス腸内でSFBに代わりうる腸内菌が存在する可能性が検証された．マウス由来SFBに対する単クローン抗体の経口投与は単独定着マウスからのSFBの排出菌数を減少させる．このことを利用して，無菌マウスの通常化と同時にSFBに対する単クローン抗体を連続投与すると，回腸粘膜中のSFB菌数が減少し，TCR$\alpha\beta$IELの増加が有意に抑制された．同時に，IgA抗体の減少，MHCクラスⅡ分子の発現抑制が観察されることより，SFBに代わりうる菌が存在する可能性が低いことが示唆された[12]．

SFBはマウス，ラットだけでなく，ニワトリ，ウマ，ウシ，サルなど多くの動物種でその形態的特徴から小腸に存在していることが確認されている[13]．生物活性については腸粘膜免疫応答を無菌のマウスとラットを用いて，それぞれマウスとラット由来SFBを定着させて調べてみると交差しないことが示されている．

4.1.4 その他の腸内細菌種の免疫応答への関与について

a. *Enterobacteriaceae*

大腸菌など通性嫌気性菌は最初に腸内に定着して，偏性嫌気性菌の定着環境を作ると考えられており，定常状態ではどの動物種においてもポピュレーションサイズは小さい．しかし，通常の非病原性株においても，前述したように新生児期での経口免疫寛容への関与だけではなく，成人，成獣期においても定着サイズに依存してIgA応答誘導などの免疫応答を惹起する能力をもっている．*Morganella morganii*についても同様に，パイエル板の胚中心の形成とともにIgAの産生促進が報告されている[14]．

b. *Alcaligenes*

げっ歯類などの小腸パイエル板を覆う被覆上皮細胞にはSFBが多量に接着していることがよく知られているが，上皮細胞の下層，すなわちパイエル板の組織内に*Alcaligenes*が常在していることがネズミのみではなく，ヒト，サルにおいて報告された[15]．パイエル板内では抗*Alcaligenes* IgA抗体の産生も認められることより，常在性の腸内細菌の棲息域は必ずしも腸管管腔に面した領域には限らず，組織内で抗原刺激を与えている可能性が出てきた．

c. *Clostridium*

前節で詳述したSFBの主たる棲息部位は小腸である．腸内細菌の密度は，大腸は小腸より100〜1,000倍は高いと予想され，小腸とは異なった菌群，菌種が優勢となっている．その代表的なものは*Bacteroides*であり，*Clostridium*である．両菌属の中には前述したような病態との関係がある菌種，疑われている菌種として*B. vulgatus*，*C. perfringesn*，*C. difficile*なども含まれている．しかしながら，それらの菌属の大部分は常在性の菌種で，とくに*Clostridium*は多様性に富んでおり，多くの菌種はヒトとの共生関係が推定される．たとえばSFBに対するIEL応答は大腸では認められず，むしろ*Clostridium*に属する株の混合定着で大腸IELの応答（$CD8^+$IEL数/$CD4^+$IEL数の増加）が認められる．今後はIELにとどまらず，Treg，Th17細胞の発達分化への関与が注目される．

これまで腸内菌叢全体の刺激として理解されてきた小腸あるいは大腸粘膜の免疫学的な形質の発達分化がSFBや*Bacteroides*などの単一の菌種・菌群によって誘導されることが明らかとなった．このことは，とりもなおさず腸内菌叢の中の各菌群，菌種はそれぞれ宿主と特有の関係を維持しながら，宿主と共進化をとげた可能性を推定させる．免疫学的な視点からみた腸内細菌種と宿主との相互関係はエネルギー代謝で認められる宿主と微生物との相互関係と比較して，進化的にどのような位置づけになっているのか今後の解明がまたれるところである．

文 献

1) 光岡知足，"腸内細菌の世界"，岩波書店（1978）
2) N. Sudo, S. Sawamura, K. Tanaka, Y. Aiba, C. Kubo, Y. Koga, *J. Immunol.*, **159**, p.1739 (1997).

3) S.K. Mazmanian, C.H. Liu, A.O. Tzianabos, D.L. Kasper, *Cell*, **122**, p.107 (2005).
4) J.L. Round, S.K. Mazmanian, *Proc. Natl. Acad. Sci. USA*., **107**, p.12204 (2010).
5) S. Wu, K.J. Rhee, E. Albesiano, S. Rabizadeh, X. Wu, H.R. Yen, D.L. Huso, F.L. Brancati, E. Wick, F. McAllister, F. Housseau, D.M. Pardoll, C.L..Sears, *Nat. Med.*, **15**, p.1016 (2009).
6) Y. Umesaki, Y. Okada, S. Matsumoto, A. Imaoka, H. Setoyama, *Microbiol. Immunol.*, **39**, p.555 (1995).
7) Y. Umesaki, H. Setoyama, S. Matsumoto, A. Imaoka, K. Itoh, *Infect. Immun.*, **67**, p.3504 (1999).
8) T.A. Barr, S. Brown, P. Mastroeni, D. Gray, *J. Immunol.*, **183**, p.1005 (2009).
9) I.I. Ivanov, K. Atarashi, N. Manel, E.L. Brodie, T. Shima, U. Karaoz, D. Wei, K.C. Goldfarb, C.A. Santee, S.V. Lynch, T. Tanoue, A. Imaoka, K. Itoh, K. Takeda, Y. Umesaki, K. Honda, D.R..Littman, *Cell*, **139**, p.485 (2009).
10) H.J. Wu, I.I. Ivanov, J. Darce, K. Hattori, T. Shima, Y. Umesaki, D.R. Littman, C. Benoist, D. Mathis, *Immunity*, **32**, p.815 (2010).
11) Y.K. Lee, J.S. Menezes, Y. Umesaki, S.K. Mazmanian, *Proc. Natl. Acad. Sci. USA* (2010) July 28[Epub ahead of print].
12) Y. Umesaki, *Cur. Tren. Immunol.*, **3**, 111 (2000).
13) H.L. Klaasen, J.P. Koopman, F.G. Poelma, A.C. Beynen, *FEMS Microbiol. Rev.* **8**, p.165 (1992).
14) J.J Cebra, *Am. J. Clin. Nutr.* **69**, p.1046S (1999).
15) T. Obata, Y. Goto, J. Kunisawa, S. Sato, M. Sakamoto, H. Setoyama, T. Matsuki, K. Nonaka, N. Shibata, M. Gohda, Y. Kagiyama, T. Nochi, Y. Yuki, Y. Fukuyama, A. Mukai, S. Shinzaki, K. Fujihashi, C. Sasakawa, H. Iijima, M. Goto, Y. Umesaki, Y. Benno, H. Kiyono, *Proc. Natl. Acad. Sci. USA.*, **107**, p.7419 (2010).

4.2　宿主のエネルギー代謝と腸内菌叢

　個体のエネルギー収支のバランスが崩れ，消費エネルギーに比べて摂取エネルギーが過剰になると，過剰なエネルギーは脂肪として蓄積される．この状況が続くと個体は肥満となる．肥満には遺伝要因も大きく関与しているが，肥満がこの30年で急激に増加していることからみて，遺伝要因だけで説明することはできず，環境要因が重要な役割を果たしていると考えられる．この環境要因の一つとして注目を集めるようになってきたのが腸内菌叢である．本節では，腸内菌叢が宿主のエネルギー代謝に与える影響について，腸内菌叢と肥満との関係から述べる．

4.2.1　肥満と腸内菌叢の変化

　ここ2，3年の間に，肥満と腸内菌叢構成の変化との間に何らかの相関があることを示す研究が，次々と発表されている[1,2]．肥満とそうではない組合せ

の一卵性双生児の腸内菌叢を，菌叢の 16S rRNA 遺伝子配列をピロシークエンス法で解析することによって比較した研究では，肥満によって腸内菌叢の多様性が減少していることが示された．また，肥満群とコントロール群とを比較した研究では，肥満によって腸内菌叢のうちの *Firmicutes* 門の比率が上昇し，入れかわるように *Bacteroidetes* 門の比率が低下することが報告されている．

Firmicutes 門と *Bacteroidetes* 門はいずれもヒトや実験動物の腸内で最優勢菌叢を構成している菌群であり，*Firmicutes* 門は *Clostridium* 属をはじめとして *Eubacterium* 属，*Peptococcus* 属などを含む主としてグラム陽性菌のグループ，*Bacteroidetes* 門は *Bacteroides* 属を代表とするグラム陰性菌のグループである．

一方，妊娠した女性を妊娠前の BMI が 30 以上の群と 25 以下の群に分け，FISH 法や定量的 PCR 法を用いて菌叢の解析をしたところ，過肥の女性では *Clostridium* と *Staphylococcus* の菌数が有意に高かったが，*Bacteroides* の菌数にも BMI と正の相関がみられた．妊娠中の体重増加の度合いも *Bacteroides* の菌数の高さとよく相関していた[1]．また，BMI が 30 以上と以下のヒトとを比較した研究で *Bacteroidetes* 門の割合に有意な差は認められなかったという報告もある[1]．

このように，用いられている解析方法がさまざまであることなどもあって必ずしも共通した結果が得られているわけではないが，少なくともある種の腸内菌叢構成の変化は肥満の進行と関連があると考えられるようになってきた．では，このような肥満に関連した腸内菌叢構成の変化は，肥満そのものと関係があるのであろうか．それとも肥満を引き起こすような環境要因，たとえば食生活の影響を受けたものなのであろうか．

4.2.2 肥満をまねく食餌と腸内菌叢

わが国で肥満が増加している原因として，運動不足による消費エネルギーの減少や過食による摂取エネルギーの過剰などに加え，最近の日本の食生活が伝統的な和食から欧米型の食生活へと変化し，高脂肪，低繊維となっていることがあげられる．マウスなどの実験動物を用いた研究でも，高脂肪で高カロリーのいわゆる欧米食を給与することが，肥満や糖尿病のモデルとなっている．こういった肥満を引き起こす食餌は，腸内菌叢の構成にも影響を与える．

マウスに高脂肪食を与えると，腸内菌叢を構成する主要な菌群のうち *Firmicutes* 門の菌数が増加し，入れかわるように *Bacteroidetes* 門の菌数が減少した．このときの *Firmicutes* の増加は門全体にわたったものではなく，一部のグループに限局していた[2,4]．また，高脂肪で炭水化物を含まない食餌をマウスに給与した研究では，*Bacteroides* 属とその近縁の菌群，主としてグラム陽性菌である *Eubacterium rectale-Clostridium coccoides* group および *Bifidobacterium* 属の減少などの腸内菌叢構成の変化が認められた[1]．これら多くの動物実験は，肥満そのものではなく高脂肪食が腸内菌叢構成の変化につながることを示唆している．

4.2.3 腸内菌叢の肥満における役割

しかし一方で，遺伝的肥満モデルマウス（$Lep^{ob/ob}$）では，同じ飼料を与えているにもかかわらず，正常体重の野生型同腹子に比べて *Firmicutes* 門の菌数の増加と *Bacteroidetes* 門の菌数の減少という，ヒトの肥満でみられたのと同様の菌叢の変化が観察された[2,3]．また，肥満者にみられた *Firmicutes/Bacteroidetes* 比の上昇という菌叢の変化は，炭水化物制限あるいは脂肪制限という異なるプログラムで減量した場合でも，同様に正常体重の菌叢に戻すことができた[1~3]．さらに，7歳の時点で正常な体重の児と太りすぎの児が6カ月から12カ月齢だった時の菌叢の構成を比較すると，太りすぎの児ではその時点ですでに *Bifidobacterium* が少なく *Staphylococcus aureus* が多いという肥満の腸内菌叢の特徴を示していたことが報告されている[1]．これらの知見は，肥満と腸内菌叢との間に食餌による影響を介さない，何らかの直接の関連もあることを示している．

腸内菌叢が肥満やエネルギー代謝に役割を果たしているという証拠は無菌動物を用いた研究からも得られている．無菌（GF）マウスと通常の腸内菌叢を有しているコンベンショナル（CV）マウスを比較すると，飼料の摂取量が少ないにもかかわらず，CVマウスの方が総体脂肪量が42％，性腺周りの脂肪が47％多かった．GFマウスにCVマウスの腸内菌叢を定着させると，14日間で総体脂肪量が57％，性腺周りの脂肪が61％も増加した[1,2,5]．

さらに重要なことは，腸内菌叢が関連する肥満という表現型は移植できるら

しいという点である．GF マウスに前述の $Lep^{ob/ob}$ マウスの腸内菌叢を定着させると，正常体重マウスの菌叢を定着させたときに比べて脂肪の蓄積が増加するのである[2]．

4.2.4 腸内菌叢が肥満に関与するメカニズム
a．エネルギーの回収
　腸内菌叢の存在が脂肪の蓄積を増加させるメカニズムはいくつか考えられている．非消化性食餌成分からのエネルギー回収はその一つであり，腸内菌叢の発酵によって産生された短鎖脂肪酸（short-chain fatty acids：SCFAs）は宿主のエネルギー源となる．$Lep^{ob/ob}$ マウスの腸内菌叢のメタゲノム解析でも，肥満マウスの大腸にはエネルギー回収にかかわる遺伝子が増加していることが示されている[2,4]．

　SCFAs は，エネルギー源として以外の肥満への関わりも考えられている．SCFAs はシグナル伝達物質としても働き，少なくとも二つの G 蛋白共役レセプター（G protein coupled receptor），GPR41，GPR43 のリガンドとなる．GPR 遺伝子を欠損させたマウスでは発酵を行う菌を定着させても野生型ほどには脂肪がつかない[1]．GPR41 シグナルが存在しないと血中の PYY が下がり，腸管の運動性を促進して通過時間が短縮されることにより食餌からのエネルギー吸収を抑制するのではないかと考えられている．ただしこの仮説は，プレバイオティクスの投与が摂食量と脂肪蓄積を減少させるのは，盲腸内の SCFAs 濃度が上がり同時に血中 PYY レベルが上昇するためであるという考えとは一致しない．

b．腸管以外の器官における代謝
　腸内菌叢は，腸管以外の他の末梢器官における代謝にも影響を与えている．GF マウスに菌叢を定着させると血中のグルコースおよび SCFAs 濃度が上昇し，肝における脂質新生を促進する[2]．亢進したトリグリセリド産生は脂肪蓄積の増加や耐糖能の低下に関与している．また，GF マウスは高脂肪食を与えても肥満や肥満にともなう代謝異常を起しにくかったが，これは腸内菌叢の存在が骨格筋と肝の両方で AMP 活性化プロテインキナーゼ（AMPK）活性の低下をもたらすためと考えられた[1,2]．AMPK は同化経路を抑制して異化経路を

促進する酵素であり，AMPK活性の低下は脂肪酸酸化の抑制につながる．

　腸内菌叢は，絶食誘導性脂肪細胞因子としても知られるアンギオポイエチン様蛋白4（Angptl4/Fiaf）を介して脂肪細胞にも影響を与えている[2,5]．GFマウスに菌叢を定着させるとAngptl4/Fiafの発現が有意に減少する．Angptl4/Fiafは，リポ蛋白から脂肪酸を遊離させる酵素であるリポ蛋白リパーゼ（LPL）を制御する因子であり，脂肪細胞のLPL活性が上昇すると，細胞による脂肪酸の取込みとトリグリセリドの集積が促進される．GFマウスではLPL活性は低いが，Angptl4/Fiafを欠損したマウスでは，無菌でもLPL活性が亢進して体脂肪の蓄積が亢進した．

　c．肥満とエンドトキシン

　ヒトと動物実験の両方で，肥満状態あるいは高脂肪食を与えることによって，血中のエンドトキシン濃度が上昇することが報告されている．このエンドトキシン濃度の上昇は，感染症などでみられる量からすれば1/10～1/50程度と微量であるが，*in vitro*で単球の活性化をもたらす濃度であった．血中のエンドトキシン濃度は空腹時インスリン量と相関しており，ブドウ糖の恒常性の乱れと関連があった．さらに，マウスの皮下にエンドトキシンを放出する浸透圧ポンプを埋め込んだところ，体重および肝と脂肪組織重量の増加，空腹時の高グルコース血症および高インスリン血症が認められ，肥満やメタボリックシンドロームにおける血中エンドトキシンの重要性が証明された[2]．

　肥満や高脂肪食は，Zonula occludens 1やOccludinといったタイトジャンクション蛋白質の発現や正しい再構築を阻害し，腸管の透過性を亢進させることによって血中エンドトキシン濃度を上昇させると考えられている．また，エンドトキシンは腸管からカイロミクロンの助けを借りて運ばれていくが，カイロミクロンは脂肪を摂取すると腸管上皮細胞で合成される[1]．

　d．肥満と炎症

　血中のエンドトキシン濃度の上昇は，全身性の軽度な慢性炎症を惹起し，この炎症が肥満の進行に関与していると考えられている．血中エンドトキシンは，脂肪組織へのマクロファージ浸潤の増加や血中の炎症性サイトカインの上昇と関連しており，肥満者や高脂肪食を与えられたマウスでは血清アミロイドA蛋白（SAA）のレベルも高い[1]．肥満における炎症の重要性は，CD14欠損マ

ウスではエンドトキシン投与によっても高脂肪食によっても脂肪蓄積の促進やインスリン抵抗性が起らないことからも明らかである[1,2]. また, 血中遊離脂肪酸 (free fatty acids：FFAs) も脂肪細胞やマクロファージの Toll-like receptor 4 (TLR4) シグナルを活性化することによって炎症を促進するが, 肥満のヒトでは FFAs の量が多い. さらに, トランスジェニックマウスを用いて脂肪細胞の NF-kB を特異的に活性化すると, 炎症性サイトカイン産生の上昇とともに糖尿病が起ることも報告されている[2].

このように, 腸内菌叢はエンドトキシンなどの炎症を誘発する因子を産生することにより, エンドトキシンレセプター複合体 (CD14/TLR4) を介したシグナル伝達を通して肥満やインスリン感受性, 糖尿病などの発生に重要な役割を果たしているのであろう.

e. 肥満と腸管の内分泌

腸管内分泌細胞は胃から結腸までの消化管に散在し, ホルモンを生産する細胞としては体中で最も数が多い. 腸内菌叢はこれらの腸管内分泌細胞を制御し, いくつかの腸管ホルモンの分泌に影響を与えているようである. たとえば GF ラットでは, 胃粘膜でガストリンおよびセロトニンに反応する細胞の数が CV ラットに比べて多く, 遠位小腸のソマトスタチンの濃度や血中グルカゴン濃度も高い[2].

プレバイオティクスの投与は肥満や糖尿病などに改善効果を示すことが報告されているが, そのメカニズムの一つとして内分泌機能に対する効果があげられている. L 内分泌細胞は腸管全体にわたって存在する細胞であり, グルカゴン様ペプチド (glucagon-like peptide：GLP) 1 および 2 のような腸管の機能と生理に重要な役割をもっているペプチド類を分泌する. ラットを用いた研究では, プレバイオティクスの投与は近位結腸の L 細胞の数を増加させ, その結果もたらされる GLP-1 の上昇は摂食とグルコース代謝恒常性を制御する[1,2]. ヒトでもプレバイオティクスの投与で GLP-1 量が上昇することが報告されている. また, GLP-2 の上昇は肥満マウスにおいて, 腸管バリア機能を改善して血中エンドトキシン濃度を低下させる. これらのプレバイオティクスの効果は, ビフィズス菌の増加などの腸内菌叢の改善によってもたらされているものと考えられる[1].

4.2.5 腸内菌叢の修飾による肥満の治療の可能性

　腸内菌叢が肥満や宿主のエネルギー代謝に重要な役割を果たしていることが明らかとなり，そのメカニズムの一部が解明されつつある．これは腸内菌叢を改善または修飾することによって，肥満や肥満にともなう種々の代謝異常や疾患を予防あるいは治療できるという可能性を意味する．実際に，まだ少ないながらも腸内菌叢に効果のあるプロバイオティクスやプレバイオティクスが有望である，という知見も得られはじめている．

　たとえば，肥満や高脂肪食は腸内のビフィズス菌の菌数を減少させるが，プレバイオティクスの投与によりビフィズス菌の高い菌数を維持することができ，このビフィズス菌の増加は耐糖能やグルコース依存性インスリン分泌の改善，体重増加率の低下，血中エンドトキシン濃度の低下，炎症性サイトカインの減少などと相関することが報告されている[2]．また，プロバイオティクスとしてのビフィズス菌の投与は腸内のエンドトキシン濃度を減少させ，腸管粘膜バリア機能を向上させることも知られている．ヒトボランティアに対するプレバイオティクスの投与でも満腹感の亢進や肝における脂質新生の減少などが報告されており，48時間以内の即効性の効果がみられなかったことから腸内菌叢への影響を介しての効果であることが示唆されている[11]．

　ただし，解析方法の違いなどの技術的な問題もあって，とくにヒトを用いた研究では必ずしも一貫した結果が得られているわけではない．今後の研究の発展が期待される．

文　献
1) N. M. Delzenne, P. D. Cani, *Int. Dairy J.*, **20**, p.277 (2010).
2) C. Reinhardt, C. S. Reigstad, F. Bäckhed, *J. Ped. Gastroenterol. Nutr.* **48**, p.249 (2009).
3) R. E. Ley, P. J. Turnbaugh, S. Klein, J. I. Gordon, *Nature*, **444**, p.1022 (2006).
4) M. A. Hildebrandt, C. Hoffmann, S. A. Sherrill-Mix, S. A. Keilbaugh, M. Hamandy, Y.-YU. Chen, R. Knight, R. S. Ahima, F. Bushman, G. D. Wu, *Gastroenterol*, **137**, p.1716 (2009).
5) F. Bäckhed, H. Ding, T. Wang, L. V. Hooper, G. Y. Koh, A. Nagy, C. F. Semenkovich, J. I. Gordon, *Proc. Nat. Acad. Sci. USA*, **101**, p.15718 (2004).

4.3 神経系内分泌系への影響

　ヒトは，胎内感染などの特殊な要因がない限り，無菌の状態で出生する．生直後より母体および周囲環境より児の腸管，皮膚，泌尿器，生殖器などに細菌が定着し，いわゆる常在細菌叢を形成していく．そのうち最大のものは腸内細菌叢であり，その細菌数は成人では 10^{14} 個，重量にして 1～2 kg にも相当するとされている．これら常在細菌は進化の過程で宿主と緊密な共生関係を形成しており，これまで知られていなかったさまざまな生理機能の発現にも深く関与していると考えられている．

　著者らは，これまで宿主の神経内分泌反応における腸内細菌叢の意義について検討してきた．その結果，腸内細菌叢は視床下部－下垂体－副腎軸（hypothalamic-pituitary-adrenal axis：HPA axis）の反応性を決定する重要な外界要因の一つであることを明らかにした．

　本節では，関連する最近の研究成果を紹介し，腸内細菌が宿主の神経系や内分泌系にどのような影響を及ぼしているかについて述べる．

4.3.1　腸内細菌叢と HPA axis

　生体は，有害なストレス刺激に曝露された時，主として HPA axis と交感神経系を活性化させて体内の恒常性を維持する．この主要な生体防御反応を構成する HPA axis の発達，成熟には，遺伝的要因のみならず生後の環境要因も深く関与していることが知られている．たとえば，出生直後の"maternal deprivation（母性剥奪）"や"handling"などの操作により成長後の HPA axis の反応性がそれぞれ増強，減弱することを示した報告は有名である．さらに最近では授乳期での"maternal behavior（母性行動）"が注目されており，母性行動の強さ―母マウスが仔マウスを舐めたりさすったりする程度―と成長後の HPA axis 反応性が逆相関することが明らかにされている．

　ではこのような HPA axis 反応性の変化は成長後の神経機能にどのような影響をもたらすのであろうか．長期にわたる HPA axis の高反応性は，海馬神経細胞のアポトーシスを促進し，記憶などの高次脳機能へ深刻な障害をもたらすことがげっ歯類，ヒトで明らかにされている．すなわち乳幼児期の外界環境は

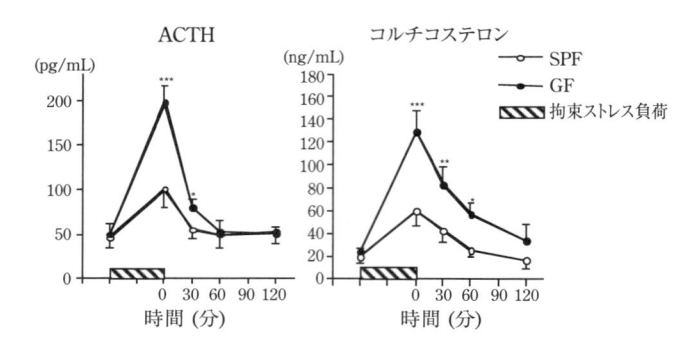

***$p < 0.001$, **$p < 0.01$, *$p < 0.05$ by Dunnctt's test
図 4.5　拘束ストレス負荷による HPA axis の活性化

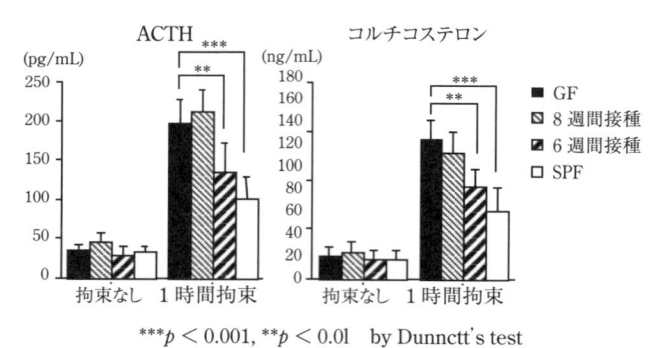

***$p < 0.001$, **$p < 0.01$ by Dunnctt's test
図 4.6　SPF 化によるストレス反応の変化

HPA axis の反応性を介して成長後の脳機能へも深く関与しているというわけである．著者らは，出生直後より定着してくる常在細菌叢は重要な外界因子の一つであることから，HPA axis の発達，成熟にも深く関与している，という作業仮説を立て，さまざまな人工菌叢マウスを作製し，そのストレス反応性を無菌（germ-free：GF）マウスと比較，検討した．その結果，GFマウスは通常の特定病原体除去（specific pathogen free：SPF）マウスと比較し，拘束ストレス負荷による ACTH（adrenocorticotropic hormone，副腎皮質刺激ホルモン）およびコルチコステロンの上昇反応が有意に亢進していた（図 4.5）．またGF，SPF マウス間で母性行動の違いは認められないことより，GFマウスでの

HPA axis の高反応性が母性行動を介した二次的な現象である可能性は否定的であった．興味深いことに，GF マウスでみられた HPA axis 反応性の亢進は，GF マウスを SPF 化することにより減弱することがわかった（図 4.6）．

さらに単一細菌のみで構成された人工菌叢マウスを用いて検討したところ，*Bacteroides vulgatus* 単一細菌マウスのストレス負荷による ACTH，コルチコステロン上昇反応は GF マウスと同一であったが，*Bifidobacterium infantis* 単一細菌マウスでは，SPF マウスと同程度まで反応性が減じていた．さらに GF マウスと SPF マウス間での脳内神経成長因子，脳内伝達物質濃度を比較したところ，GF マウスでは海馬，前頭葉での brain derived neurotrophin neurotrophic factor（BDNF，神経成長因子），ノルエピネフリン，セロトニン濃度が SPF マウスと比較し有意に低下していることがわかった．以上の結果は，①腸内細菌叢の違いにより成長後のストレス反応性が異なる，②腸内細菌叢は脳内の神経成長因子や伝達物質濃度へも影響しうる，などの可能性を示唆している．

4.3.2 腸内細菌叢と行動特性および疼痛知覚

上記の腸内細菌叢と HPA axis に関する実験結果は，「腸内細菌叢は HPA axis と密接に関連している他の中枢神経機能，とくに行動面に影響するか」という興味深い問題を提起する．この点で Lyte らによる *Campylobacter*, *Citrobacter* を用いた一連の研究は注目される．彼らは，宿主の免疫反応を惹起しない程度の少数の *Campylobacter jejuni* をマウスに感染させたところ，マウスの不安反応が亢進することを明らかにし，この反応には脳幹部の孤束核，外側傍小脳脚核の活性化を伴うことを示した．これらの報告は病原菌感染によるものであり腸内細菌叢を構成する多くの非病原性細菌の影響とは必ずしも一致しないが，正常腸内細菌叢も同様の経路を介して情動反応へ何らかの影響を与えているかもしれない．

最近のトピックスとして，プロバイオティクスが内臓痛知覚に及ぼす影響があげられる．カナダのグループは，ラットモデルを用いて，乳酸桿菌は大腸伸展刺激による内臓痛知覚を抑制することを報告している．同様にフランスのグループも乳酸桿菌の経口投与により腸管上皮に μ-opioid および cannabinoid レ

セプターの発現が増強され鎮痛効果をもたらすことを報告している．さらに最近，GFマウスの炎症性刺激に対する疼痛知覚は通常マウスより鈍いことが報告されており，正常な疼痛知覚の発達には腸内細菌叢の存在が不可欠であることが示されている．

以上の報告は腸内細菌叢が疼痛知覚と関連する神経系機能の発現に関与していることを示しており，この一連の過程において腸管上皮細胞が重要な役割を演じていることを示唆している．

4.3.3 腸内細菌叢から中枢神経への情報伝達

それでは，いかなるメカニズムにより，消化管管腔内に棲息する腸内細菌叢（腸内での情報）が中枢や末梢の神経・内分泌系へ影響するのであろうか．以下に関与が示唆される経路・物質について述べる（図 4.7）．

a. 迷走神経，脊髄求心性神経を介する経路

腸管には多数の求心性神経（迷走神経，脊髄求心性神経）が分布しており，腸管内腔の情報を中枢神経へ伝達すると考えられている．現時点では腸内細菌

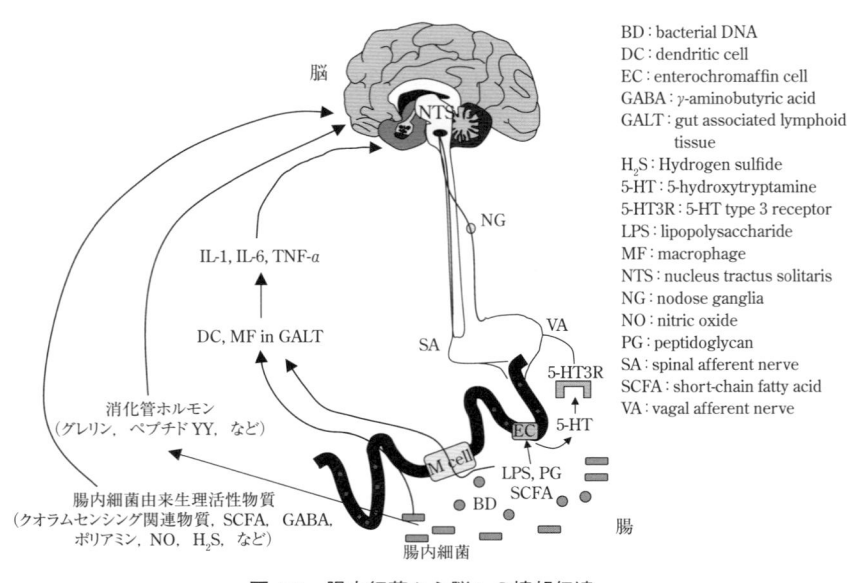

BD：bacterial DNA
DC：dendritic cell
EC：enterochromaffin cell
GABA：γ-aminobutyric acid
GALT：gut associated lymphoid tissue
H_2S：Hydrogen sulfide
5-HT：5-hydroxytryptamine
5-HT3R：5-HT type 3 receptor
LPS：lipopolysaccharide
MF：macrophage
NTS：nucleus tractus solitaris
NG：nodose ganglia
NO：nitric oxide
PG：peptidoglycan
SA：spinal afferent nerve
SCFA：short-chain fatty acid
VA：vagal afferent nerve

図 4.7 腸内細菌から脳への情報伝達

叢が腸管神経を活性化する詳細なメカニズムは解明されていないが，関連する重要な知見は集積されつつある．たとえば，腸管神経には細菌認識において重要な TLR 4 が発現しており，腸管内腔に LPS を投与することにより腸管神経叢の活性化が起ることが確認されている．

他のメカニズムとして，腸クロム親和性細胞（enterochromaffin cell：EC 細胞）の重要性が示唆されている．短鎖脂肪酸は食物由来の繊維性多糖から嫌気性菌の作用により生成される炭素数 1 から 6 のモノカルボン酸であるが，この短鎖脂肪酸には EC 細胞からのセロトニン分泌を促すことが明らかになっている．さらに分泌されたセロトニンは迷走神経末端の5-HT$_3$レセプターに結合し，延髄の孤束核へ情報を伝達すると考えられている．最近，EC 細胞自体が複数の TLR を発現していることが明らかとなっており，腸管管腔内の菌体成分が直接 EC 細胞よりセロトニンを分泌させる可能性も示唆されている．

b. 免疫系を介する経路

腸内細菌由来の LPS，ペプチドグリカン，bacterial DNA などの菌体成分は，マクロファージや樹状細胞に作用し，IL-1 などの炎症性サイトカインを誘導するが，これらサイトカインは特異的なレセプターを介して中枢神経系へ作用し，さまざまな影響を与えていることはよく知られている．著者らは，GF マウスに *Enteropathogenic E.coli*（EPEC），*B. infantis* などを投与すると一過性に血中のIL-1, IL-6 が上昇することを確認しているが，神経系の興奮は血中サイトカイン上昇より早いことから，サイトカインが腸管から脳への情報伝達において主たる役割を演じているとは考えにくい．しかし，膨大な数の腸内細菌叢に間断なく曝露されているという生理的状況下では，腸管局所で産生されたサイトカインが何らかの長期的な影響を神経系に及ぼしている可能性は十分に考えられる．

最近，中枢神経機能の維持における免疫系の重要性が報告されており，免疫系を介した間接的な腸内細菌叢の影響も今後の重要な研究課題である．

c. 腸内細菌由来の生理活性物質

腸内細菌が短鎖脂肪酸，γ-アミノ酪酸，ポリアミンなどの種々の生理活性物質を産生していることはよく知られている．これらの物質は神経系に対して直接的，間接的作用を有することが知られているが，ここでは最近注目されて

いる短鎖脂肪酸の一つである酪酸（butyric acid）が中枢神経におよぼす影響にしぼって記載する．

酪酸は主として *Clostridium* により産生されるが，最近酪酸は抗うつ作用を有することが動物実験で明らかにされている．そのメカニズムとして酪酸のhistone deacetylase 阻害作用による Brain-derived neurotrophic factor（BDNF）発現増強が想定されている．事実，酪酸を投与されたマウスでは海馬，前頭葉でのBDNF 濃度が増加していることが報告されている．現時点では通常環境下で産生される生理的濃度の酪酸が実際に中枢神経へ影響しているか否かは不明であるが，GF マウスの脳における BDNF 濃度は同週齢の SPF マウスより低いという著者らの研究結果を考慮すると，今後の興味深い研究テーマとなろう．

4.3.4 腸内細菌叢と精神疾患・精神健康

現在のところ，「腸内細菌はヒトの精神疾患や精神健康に関係しているか」という疑問に答えうる明確なエビデンスは存在しないが，関連する報告を基に考察してみる．

精神疾患への薬物治療が確立する前の 1910 年，すでにメランコリー親和型うつ病患者への乳酸菌投与の効果について検討した Phillips の論文が *British Journal of Psychiatry* 誌上に報告されている．それによると乳酸菌の投与を受けた患者 18 例中 11 例が回復（治癒），2 例が改善，4 例が不変，1 例が死亡したといい，全例が消化器症状の改善と体重増加を認めたという．また 1923 年には精神病患者へ投与した結果が *Archives of Neurology and Psychiatry* 誌上に報告されているが，それによると精神症状の改善は明瞭ではないものの，多くの症例で消化器症状の改善を認めている．いずれの報告も対照群を設定していない事例報告ではあるが，すでにこの時代に乳酸菌と精神疾患との関連に注目していた研究者たちが存在していたという事実は注目に値する．

Minelli は，重症の月経前症候群の患者に対して，抗うつ効果を有する S-adenosyl-L-methionine とともに *Lactobacillus acidophilus*, *B. bifidus* を投与したところ，70％の患者で症状の軽減が得られたという．興味深いことに *Lactobacillus acidophilus*, *B. bifidus* のみを投与した群においても月経困難，抑うつ，神経過

敏の改善を認めたという．Gruenwaldらは，あらかじめ質問紙により慢性ストレス状態にあると診断された42名成人に対し，各種ビタミンと *L. acidophilus*, *B. bifidum*, *B. longum* の合剤を6カ月間投与し，投与前後での活動性，心理状態を比較，検討している．それによると，投与後には，投与前と比較し，不安，抑うつ，疲労感の有意な改善が得られたという．本研究は，対照群を設定していないオープン試験であり，真の有効性を断じることはできないが，今後の比較対照試験に通じる重要な研究であろう．

一方，ストレス関連疾患である慢性疲労症候群（chronic fatigue syndrome：CFS）の症状軽減においてもプロバイオティクスが有効である可能性が示唆されている．CFSとは，持続的な慢性疲労を主症状とする疾患であり，しばしば他の精神症状を合併する．また，消化器症状の合併も高率であり，本症候群の実に70%以上が過敏性腸症候群の診断基準に合致するとともに糞便中のビフィズス菌の減少や小腸での細菌増殖（small intestinal bacterial overgrowth：SIBO）などの腸内細菌叢の異常も指摘されている．Pimentelらは，SIBOを有するCFS患者に対し，neomycinによる除菌の効果を検討したところ，除菌前後で疲労，抑うつの程度が有意に減じていたという．また最近では，カナダのグループが，CFS患者の精神症状に対する *Lactobacillus casei strain Shirota* の効果を二重盲検，無作為割付試験で検討した結果が報告されている．それによると，*Lactobacillus casei strain Shirota* 菌を投与されたCFS患者では，プラセボを投与された患者群と比較し，不安の程度が有意に減じていたという．今後の研究進展に期待を抱かせる結果である．

2005年頃，Iyerらは，ヒトにおけるカテコラミン，ヒスタミン，アセチルコリンなどの神経伝達物質の合成に関与する酵素は，細菌から"horizontal"にヒトへ伝達されたとする興味深い説を提唱している．この仮説は，なぜヒトと細菌が共通する神経伝達物質を共有しているか，という疑問に答えるとともに本来は細菌間の情報伝達に使われていた物質が，「界」"kingdom"を越えてその宿主であるヒトへも作用しうる可能性，いわゆる"Inter-kingdom signalling"の存在を理論的に支持するものである．事実，通常は細菌間の情報伝達に使われている物質（quorum sensing molecule）が宿主に作用し，さまざまな生理作用を有することが明らかにされている．この相互作用は，生物進化に

おける腸内細菌の存在意義としても興味深い研究対象であり，今後の飛躍的発展を期待したい．

文　献
1) P.Forsythe, N.Sudo, T.Dinan, V.H.Taylor, *Brain Behav. Immun.*, **24**, p.9 (2010).
2) S.M.Collins, P.Bercik, *Gastroenterology*, **136**, p.2003 (2009).
3) S.H.Rhee, C.Pothoulakis, E.A.Mayer, *Nat. Rev. Gastroenterol Hepatol.*, **6**, p.306 (2009).
4) P.P.Freestone, S.M.Sandrini, R.D.Haigh, M.Lyte, *Trends Microbiol*, **16**, p.55 (2008).
5) D.T.Hughes, V.Sperandio, *Nat. Rev. Microbiol*, **6**, p.111 (2008).
6) N.Tsankova, W.Renthal, A. Kumar, *Nat. Rev. Neurosci.*, **8**, p.355 (2007).
7) 光岡知足編，"プロバイオティクス・プレバイオティクス・バイオジェニックス"，p.199，財団法人日本ビフィズス菌センター（2006）．
8) M.Lyte, *Trends Microbiol*, **12**, p.14 (2004).
9) LM.Iyer, L.Aravind, *Trends Genet.*, **20**, p.292 (2004).

5章 共生の成立・維持における宿主機能
腸内生態系を調整する消化管防御システム

5.1 粘液

　消化管粘膜は，食物や常在細菌叢および細菌叢由来の代謝産物にさらされており，侵襲に対する第一線の臓器としての特殊な生体防御機構を保持するとともに，腸内細菌との共生が成り立っている．消化管粘膜には多層にわたるバリアが形成されているが，その最外層を形成するのが粘液層である．

5.1.1　消化管の粘液層
　粘液は消化管上皮細胞のうち粘液産生に特化しているゴブレット細胞（goblet cell）で合成され分泌される粘性の高分子で，消化管粘膜の管腔側のすべてを切れ目なく覆っている．粘液層は，その下にある上皮細胞を食物や細菌・代謝産物由来の化学物質による侵襲から保護するとともに，蠕動運動によって起る口側から遠位への腸管内容物の絶えまない流れの潤滑作用を担う．粘液層の主な成分は消化管上皮細胞の分泌するムチンである．ムチンはコア蛋白のセリン・トレオニン残基にO-グリコシド結合をもって糖鎖が大量に付加された高分子である．分子量の70％以上を占める糖鎖が高い水和性と電荷をもつため，大きな空間を占拠し，ゲル状の層となって上皮細胞の表面を覆い，その厚みは450～800 μmに及ぶ（図5.1）．粘液層は上皮細胞側と管腔側の2層に分けられ，管腔側の層は比較的緩く結合しており，吸引などによって容易に除くことができるが（外層），その下の粘液層は上皮細胞表面と強く結合しており，分離することが困難である（内層）．しかし，リンパ組織であるパイエル板の表面には粘液層が存在しないため，この部分の上皮細胞は細菌や抗原に直接暴露されている．この2層の粘液層の厚さは，消化管の部位によって異なり，大腸で最も厚くなっている（図5.2）．

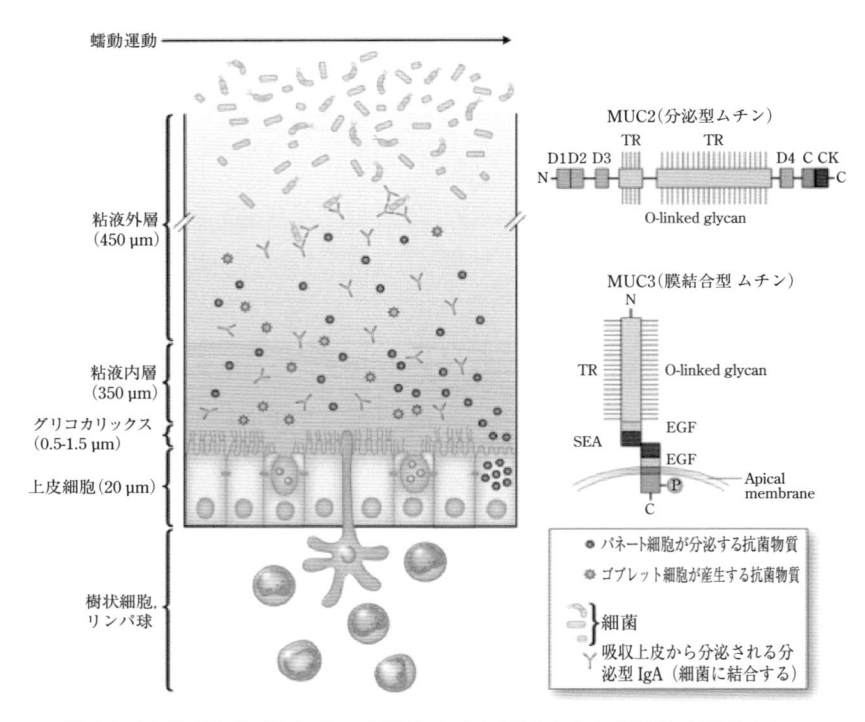

図 5.1 粘液層の図（左）と，分泌型ムチン MUC2 および膜結合型ムチン MUC3 のドメイン構造（右）

粘液層は上皮細胞と強く接着している内層と緩い接着の外層からなっており，主に MUC2 ムチン分子からなる．その他にもゴブレット細胞やパネート細胞，吸収上皮由来の分泌する分子を含む．細菌は粘液外層で生息しているが内層には存在しない．上皮細胞の表面は，膜結合型ムチン（小腸では MUC3 と MUC17）その他の糖蛋白質で被覆されこれはグリコカリックスとよばれる．数値はラットの回腸のもの．MUC2 のモノマーは中央部分のプロリン，トレオニン，セリンに富む O 結合型糖鎖（O-linked glycan）が多く付加される glycosylated tandem repeat（TR）ドメインと，それをかこむ 4 つの von Willebrand factor D ドメイン，MUC2 のダイマリゼーションに関わる C-terminal cysteine knot（CK）ドメインからなる．MUC3 は細胞外および膜結合の 2 つのサブユニットからなる．細胞外サブユニットは TR ドメインと，sperm protein, enterokinase, agrin（SEA）モチーフ（生合成過程蛋白分解を受ける部位）に隔てられた 2 カ所の epidermal growth factor（EGF）-like ドメインよりなる．膜結合ドメインは膜貫通ドメインとリン酸化を受ける可能生のある細胞質側末端よりなる．

5.1 粘液　161

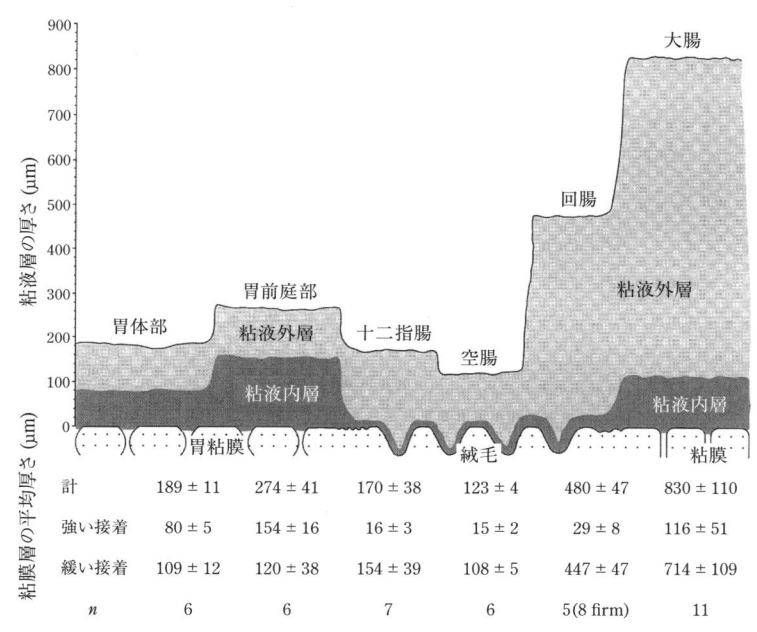

	胃体部	胃前庭部	十二指腸	空腸	回腸	大腸
計	189 ± 11	274 ± 41	170 ± 38	123 ± 4	480 ± 47	830 ± 110
強い接着	80 ± 5	154 ± 16	16 ± 3	15 ± 2	29 ± 8	116 ± 51
緩い接着	109 ± 12	120 ± 38	154 ± 39	108 ± 5	447 ± 47	714 ± 109
n	6	6	7	6	5(8 firm)	11

図 5.2 ラット消化管の胃体部，胃前庭部，近位空腸，遠位回腸，近位大腸における二層の粘液層の厚さ

腸では粘液層は絨毛の形態とは関連なく連続しているが，外層のを取り去ると絨毛間の粘液が除かれ，粘膜に強く接着した内層が残る．胃と大腸では内層の接着の強い内層が連続しているが，小腸では内層の分布は断片的で絨毛一つ一つに分布しているわけではない．結合の緩い外層は注意深く吸引することによって除くことができるが，結合性の内層は除かれない．表の数字は粘液層の厚さを示す．

　粘液層の果たしているもう一つの重要な機能は，常在細菌叢定着の場となっていることである[3]．大腸においては消化管の管腔内物質の90％は細菌および細菌由来物質からなるが，細菌の中には管腔内容物内よりも粘液層内でよく増殖するものがある[4]．細菌はアドヘシンなどの，いわゆる定着因子の他にも糖鎖認識蛋白質を発現しており，細菌はこれらを介して粘液層に多量に存在する糖鎖を足場として定着し，蠕動運動によっても流し出されずに粘液層にとどまっていられるのだと考えられている．また，粘液は細菌の栄養源としても利用される．管腔内に食物由来の栄養物質がなくなった状態でも粘液は分泌され

ているから，細菌は糖鎖のさまざまな加水分解酵素を発現してムチン糖鎖を分解しエネルギー源とすることができる．こうして細菌の定着に都合のよい環境が粘液内に作られている．

しかし，細菌は主として管腔側の粘液外層に存在し，内層にはほとんどみられない．これは，内層での細菌増殖を積極的に抑制する，宿主側の何らかの機構があるからだと考えられる．実際，粘液層にはムチンの他にも，パネート細胞が産生する抗菌ペプチドやリゾチーム，吸収上皮細胞から分泌されるIgA抗体や抗菌活性物質などが含まれており，これらの抗菌作用と細菌の栄養供給と定着を促す因子が絶妙なバランスをもって粘液を介した共生系を作っている（図5.1）．病原性細菌による感染症に対する防御には，正常な粘液と健康な常在細菌叢が必要であることが，実験的にはムチン遺伝子欠損マウスなどで示されている．実際の感染症やヒトの炎症性腸疾患などでも，内層への侵入・定着可能な細菌が病原性あるいは病態への影響をもつ．

粘液層には上皮細胞の増殖や保護に関与する分子も存在する．後で述べる膜結合型のムチン分子やゴブレット細胞の産生するトレフォイルファクターファミリー分子（trefoil factor family：TFF）は上皮細胞の増殖/修復に関わり，Resistin-like molecule β（RELM β）は消化管免疫の制御に関わっている．これらの因子も細菌叢との共生関係の一部を担っている可能性がある．

5.1.2 ムチンコア蛋白質と糖鎖

ムチンとは，コア蛋白質の構造的特徴としてプロリン，トレオニン，セリン（Proline, Threonine, Serine）に富むPTSドメインをもち，配列中のセリン，トレオニンの多くがO-結合型糖鎖付加を受けている分子量の大きな糖蛋白質である．ムチンコア分子であるMUC遺伝子はヒトではこれまでに21種類の報告があるが，2009年7月現在，HUGOヒトゲノム命名委員会により記載されている遺伝子は18種類である．膜結合型MUC1，MUC3A，MUC3B，MUC4，MUC12，MUC13，MUC15，MUC16，MUC17，MUC20，MUC21と分泌型に大別され，分泌型ムチンにはMUC2，MUC5AC，MUC5B，MUC6，MUC19の多量体を形成するものと，多量体を形成しないMUC7，MUC8がある．臓器により発現するムチンコア分子は異なり，たとえば胃で発現している

主要なムチンは MUC5AC, 小腸では MUC2 および MUC3, 大腸では MUC2 である（表 5.1）．代表的な分泌型ムチンである MUC2 は，23 アミノ酸よりなるペプチドの繰返し構造（Tandem Repeats），PTS ドメインと，多量体形成に重要な 4 つの D-ドメインを有している（図 5.1）．D-ドメインに類似する領域は血液凝固に関連する von Willebrand factor にも存在する．

大腸癌との関連は古くから報告されており，MUC2 遺伝子欠損マウスでは小腸，大腸癌の発生率が著しく増加するとの報告がある．MUC2 はゴブレット細胞で主に合成，分泌されるが，変異型 MUC2 を発現するマウスでは，ゴブレット細胞において変異型 MUC2 の重合異常に起因する小胞体ストレスが誘発され，アポトーシスが亢進し，自然誘発性の大腸炎が起るとの報告があり，炎症性腸疾患の病因・病態との関連が強く示唆されている．膜結合型ムチンは 1 回膜貫通型の TypeⅠ蛋白質であり，上皮細胞の表面に発現しておもな糖鎖修飾の場となっており，グリコカリックスとよばれる．膜結合型ムチンはゴブレット細胞だけでなく吸収上皮も発現している．小腸の主要なムチンである MUC3 は膜結合型ムチンであり，O-結合型糖鎖付加を受ける繰り返し構造ドメインと，蛋白質分解酵素により切断される SEA（sea urchin sperm, enterkinase, agrin）ドメインを有している（図 5.1）．

SEA ドメインで切断された細胞外サブユニットは，通常は細胞膜結合サブユニットに会合した状態で存在するが，メタロプロテアーゼによって細胞表面から切り出された場合や，選択的スプライシングにより生じる遊離型アイソ

表 5.1 消化管で発現がみられる主要なムチン（ヒト）

MUC 分子	腫瘍発現組織
MUC1	乳腺，膵臓，肺，卵管，唾液腺
MUC2	大腸，小腸，気管
MUC3	腸管，胆嚢
MUC4	唾液腺，気管
MUC5AC	気管，消化管，生殖管，胃
MUC6	胃，胆嚢
MUC7	唾液腺
MUC17	小腸
MUC19	舌下腺，顎下腺

フォームは，分泌型ムチン同様にゲル層形成にも寄与する．また，細胞内領域のチロシンが EGF 受容体によりリン酸化を受けることで，細胞内シグナル伝達に関与する．

種々の癌において MUC1 の過剰発現が報告されているが，MUC1 も EGF 受容体によりリン酸化され，β-カテニンと結合することで Wnt シグナル伝達に関与するため，癌の増殖と進展に関わる細胞内シグナル伝達に機能的役割を果たしていると考えられる．ムチン産生はさまざまなサイトカイン（IL-1β，IL-6，TNFα，IL-4，IL-9，IL-13）や EGF，TGFα，細菌内毒素，レチノイド，ホルモン，神経ペプチドなどにより調節されている．ムチン遺伝子上流には，DNA メチル化による発現制御に重要とされる典型的な CpG アイランド領域は存在しないが，DNA メチル化やヒストン修飾によりエピジェネティックな発現制御を受けるとの報告もある．

5.1.3 ムチン糖鎖

ムチン糖鎖は通常，グルコース（Glc），ガラクトース（Gal），N-アセチルグルコサミン（GlcNAc），N-アセチルガラクトサミン（GalNAc），フコース（Fuc），シアル酸（NeuAc）などの単糖が，糖転移酵素の働きによって一定のパターンをもって順番に一つずつ付加されていくことによって合成される．糖転移酵素は，現在ヒトで 160 がクローニングされており，200 以上は存在すると考えられている．これらは供与する糖およびそれを添加する基質の特異性や触媒する結合様式，発現臓器がそれぞれ異なっている．

ムチン糖鎖は通常，まずコア蛋白のセリンまたはスレオニン残基に GalNAc が結合することによって合成が始まり，幹になる部分は Galβ1→3GlcNAc（タイプ 1）または Galβ1→4GlcNAc（タイプ 2）の 2 糖の繰返し構造からなる．タイプ 1 またはタイプ 2 糖鎖の幹は，さらに Gal に β1-6 と β1-3 結合で GalNAc が 2 カ所に結合することにより枝分かれする．タイプ 1 またはタイプ 2 糖鎖の繰返し構造はその非還元末端に Gal，GalNAc が α または β1→4 結合で付加されたときや，Fuc，NeuAc が結合すると，幹の伸展合成反応は終わるが，さらに末端糖鎖の硫酸化や NeuAc の分子種の違いによる修飾も加わる．

ムチン糖鎖が無限大ともいえる多様性をもっているのは，このように，コア

蛋白質の糖修飾部位，幹部分の繰返し構造の長さ，枝分かれの場所と回数，末端糖鎖の構造の変化による．ムチン糖鎖の末端修飾は，ABO 血液型やルイス血液型のように糖転移酵素のゲノムレベルで規定されているものもあり，個体差が大変大きい．さらに，コア蛋白質が消化管の部位によって異なるように，側鎖の糖鎖も部位によって異なっている．コア蛋白質の種類によって受ける糖修飾が異なる可能性もある．このような糖鎖の多様性は，腸内細菌叢の個体差を生み出す原因の一つであろうと考えられる．

ヒトの消化管ムチン糖鎖構造を全体としてみたとき，どれほどの個体差と臓器間の差が存在するのかを系統的に調べた研究は数少ないが，二人のドナーの回腸から盲腸，大腸の部位別に糖鎖構造を解析した結果によると，シアル酸含量やシアル酸を含む Sd^a 血液型糖鎖は回腸から直腸にかけて増加する勾配がみられるのに対して，フコース含量および ABO 血液型糖鎖の発現は近位でより高いという傾向が共通してみられた．このように大まかな部位別の糖鎖の末端構造の違いは個人差を超えて保存されていると考えられる．

ムチン糖鎖の合成は，上で述べた糖転移酵素の発現に大きく依存する．さらに，糖供与体の合成やそのトランスポータなどさまざまな蛋白質の働きが必要である．糖の消化管の炎症や癌の病変部で，異常な糖鎖の発現がみられるのは古くから知られており，そのうちシアリルルイス X 糖鎖は予後にも関連する癌マーカーとしても使われている．近年糖転移酵素の研究が進み，これらの異常な糖鎖の発現機構が明らかになってきた．

ムチン糖鎖は正常組織ではさまざまな修飾を受けて複雑な構造をもつが，癌組織ではそのような正常型の糖鎖を合成するための特定のグループの糖転移酵素活性が低下しているために，未熟型ともいえる基質糖鎖とそれらが修飾を受けた異常な糖鎖構造が病変特異的な糖鎖として生成してしまう．これを糖鎖不全現象という．糖鎖不全現象のメカニズムとしては糖転移酵素のエピゲノム修飾が重要である．炎症や癌のために糖鎖不全を起している個体では，消化管内の常在細菌叢も変化を起し，宿主側の病態に影響を及ぼしている可能性があり，現在詳細な検討が行われている．

ムチン糖鎖の多様性は，感染症への感受性にも関与している可能性がある．たとえば，*Helicobacter pylori* の粘着分子 BabA・SabA は，胃の粘液中に存在

するABO血液型糖鎖やルイスb糖鎖，シアシルルイスX糖脂質を粘着に利用していることが知られており，逆に胃の深層にあるムチン糖鎖αGlcNAc残基は*H. pylori*増殖阻害に働くと報告されている．人種的にO型の多い南米での*H. pylori*分離株はO型糖鎖への結合親和性が一般株に比べて1,500倍高くなっており，宿主の糖鎖発現に適応して菌の側にも株の選択が起ってきたことを示唆する．

このように，常在・病原性細菌と糖鎖との相互認識については個々の病原遺伝子や糖鎖認識分子と宿主の糖鎖との関係を調べた研究が数多く行われてきており，最近データベースも作製されている[5,6]．また，ガレクチンのように宿主の分泌型糖鎖認識蛋白質が細菌の糖鎖を認識して細菌叢の構成に影響しているものも報告されている．この研究分野は近年のメタゲノム解析など細菌叢の解析技術および糖鎖解析技術の革新によって，新たな展開を遂げつつある．

文 献

1) Y.S. Kim, and S.B. Ho, *Curr. Gastroenterol Rep.*, **12**, p.319 (2010).
2) C.Atuma, et al., *Am. J. Physiol. Gastrointest. Liber Physiol.*, **280** (5), p.G222 (2001).
3) Lievin-Le Moal, V. A.L. Servin, *Clin. Microbiol. Rev.*, **19**, p.315 (2006).
4) J.L. Sonnenburg, L.T. Angenent, J.I. Gordon, *Nat. Immunol.*, **5**, p.569 (2004).
5) 日本糖鎖科学統合データベース，http://jcggdb.jp/
6) Glycoforum http://www.glycoforum.gr.jp/indexJ.html
7) 独立行政法人科学技術振興機構編／出版，"糖鎖を知る"（2010）．

5.2 抗菌ペプチド

抗菌ペプチド（antimicrobial peptide）は，殺微生物作用を有する自然免疫の主要なエフェクターである．植物から動物にいたるまで多くの多細胞生物は，抗菌ペプチドを生来もっており，宿主が外界と接する部位における感染防御に抗菌ペプチドが重要な役割を果たしている．抗菌ペプチドは殺微生物スペクトルが広く，耐性菌を作りにくいという特徴がある[1]．哺乳類ではディフェンシン（defensin）という抗菌ペプチドが外界と接するさまざまな上皮細胞や貪食

細胞に発現している．消化管は宿主が常に莫大な数の微生物と接する最大の場である．小腸上皮を構成する細胞群のうち，パネート細胞は小腸陰窩の最基底部に位置し，その細胞内顆粒中にαディフェンシンをもつ．パネート細胞αディフェンシンは3個のジスルフィド結合を有する3〜4 kDの塩基性ペプチドであり，マウスのクリプトジン（cryptdin），ヒトのHD5などがある[2]．パネート細胞は細菌感染刺激に反応してαディフェンシンを分泌し，その殺菌活性によって腸管の自然免疫に貢献している．さらに，αディフェンシンが病原菌を強く殺菌する一方，一部の常在菌には殺菌活性を示さず，腸内細菌に対して選択的な殺菌活性をもつことが示された[3]．抗菌ペプチドが腸内細菌との共生にも関与していることが明らかになってきた．

5.2.1　自然免疫のエフェクターとしての抗菌ペプチド

自然免疫は免疫の最前線に位置し，微生物の感染に対してすばやく反応する．殺微生物作用を有する自然免疫の主要なエフェクターの一つに抗菌ペプチドがある．こうした役割をもつ分子としては，抗菌ペプチドの他に活性酸素や補体などが知られている．抗菌ペプチドは，植物から哺乳類までほぼすべての多細胞生物がもち，全生物界で約900種類が報告されている．抗菌ペプチドは殺微生物作用をもつ13〜45個ほどのアミノ酸からなる塩基性のペプチドであり，広い殺菌スペクトラムをもつ．その殺菌活性は，グラム陰性および陽性の細菌，あるいはカンジダなどの真菌や原虫にまで及び，インフルエンザウイルスやHIVなどのウイルスを不活化するものも報告されている．抗菌ペプチドには耐性菌ができにくいという特徴がある．哺乳類の抗菌ペプチドは，好中球，単球，マクロファージなどの貪食細胞と，皮膚上皮および歯肉粘膜，消化管粘膜，呼吸器粘膜，泌尿器粘膜，生殖器粘膜などの上皮細胞が産生する．

ディフェンシンは，カセリシジンとともに哺乳類の代表的な抗菌ペプチドである．哺乳類のディフェンシンは3つのファミリー（α-，β-，θ-defensin）がある．αディフェンシンは小腸上皮細胞の一系統であるパネート細胞と貪食細胞に発現する．ヒトやマウスをはじめとする哺乳類の消化管粘膜上皮においてαディフェンシンはパネート細胞の細胞内顆粒に発現している．パネート細胞αディフェンシンは，マウスには6個のisoform（cryptdin-1〜cryptdin-6）が，

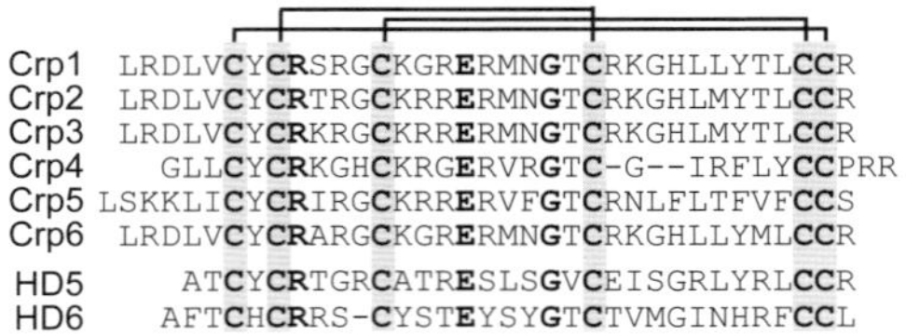

```
Crp1  LRDLVCYCRSRGCKGRERMNGTCRKGHLLYTLCCR
Crp2  LRDLVCYCRTRGCKRRERMNGTCRKGHLMYTLCCR
Crp3  LRDLVCYCRKRRGCKRRERMNGTCRKGHLMYTLCCR
Crp4     GLLCYCRKGHCKRGERVRGTC-G--IRFLYCCPRR
Crp5  LSKKLICYCRIRGCKRRERVFGTCRNLFLTFVFCCS
Crp6  LRDLVCYCRARGCKGRERMNGTCRKGHLLYMLCCR
HD5        ATCYCRTGRCATRESLSGVCEISGRLYRLCCR
HD6       AFTCHCRRS-CYSTEYSYGTCTVMGINHRFCCL
```

図 5.3 マウスとヒトの活性型パネート細胞αディフェンシンのアミノ酸配列

ヒトには HD5 と HD6 の二つがある．図 5.3 に活性型パネート細胞αディフェンシンのアミノ酸配列を示した．その高次構造は，6個のシステイン残基が特異的な位置で3個の SS 結合を形成するアンチパラレルβシート構造を呈する．

一方，βディフェンシンは呼吸器，消化管，腎臓，眼，生殖器，歯肉などの粘膜上皮や皮膚に広く存在し，それらの多くは感染刺激によって産生が誘導される．θディフェンシンはサルの単球で発見された動物界ではじめての環状ペプチドである．宿主の組織中にまで侵入した病原体は，主に好中球やマクロファージなど貪食細胞によって処理される．ヒトでは，貪食細胞に貪食された微生物は活性酸素やリゾチームなどの作用とともに細胞質顆粒中に存在するαディフェンシンの殺菌作用によって不活化されることが知られている．カセリシジン（cathelicidine）の活性基はディフェンシンと異なりシステインを欠き，αヘリックス構造をとる．LL37 はヒトの皮膚上皮細胞，大腸粘膜上皮細胞などに発現が認められるカセリシジンである．哺乳類の自然免疫において，抗菌ペプチドは微生物感染防御に重要な役割を果たしている．

微生物に対して抗菌ペプチドがどのように殺菌活性を発揮するのかについてはまだ十分に解明されていないことが多い[1]．抗菌ペプチドの立体構造（Conformation），疎水性（Hydrophobicity），両親媒性（Amphipathicity），大きさなどが関与している．すべての抗菌ペプチドに共通する特徴として，両親媒性と正電荷をもっていることがあげられ，細菌の脂質二重膜への高い親和性が殺菌機構に関与すると考えられている．微生物の脂質二重膜の構造を破綻させる抗菌ペプチドが知られており，ヒト好中球の HNP-2 とウサギ好中球の RNP-1 やカエルのマゲイニンは，細菌膜に穴を開けることが報告されている．その他，膜受容体を介した反応を示すものや DNA に結合するものなども知られており，

5.2.2 パネート細胞とαディフェンシン

一層の腸上皮細胞は，栄養素や水などを吸収する一方，飲食とともに摂取される病原体やさまざまな毒素などの外敵に対する強力なバリアでもあることが知られていた．物理的バリアとしての上皮細胞のタイト結合や腸蠕動運動，化学的バリアとしての粘液や消化液および胃の強酸性環境などがある．微生物などの外敵が腸上皮細胞が形成している物理的・化学的バリアを突破すると粘膜免疫が働く．小腸粘膜の陰窩から絨毛までを構成する上皮は，円柱細胞（Columnar cell），消化管内分泌細胞（Enteroendocrine cell），ゴブレット細胞とパネート細胞の4系統の上皮細胞と腸上皮幹細胞から構成される．パネート細胞以外の細胞群は，分化とともに陰窩から絨毛の方向に移動し，3〜4日ごとに脱落と再生を繰り返している．

パネート細胞は小腸陰窩の最基底部に位置し約3週間とどまる．1888年にPanethが，小腸陰窩の基底部に細胞質に密な粗大顆粒をもつ上皮細胞としてはじめて報告して，パネート細胞とよばれるようになった．その後，約1世紀にわたりこの細胞の機能は不明であったが，Ouelletteはパネート細胞の顆粒中に抗菌ペプチドαディフェンシンを発見し，病原菌に対して強い殺菌活性があることを示した[4]．その後の研究により，パネート細胞は自然免疫を担当する腸上皮細胞として，重要な機能を果たしていることが明らかになってきた．

Wilsonは，マウスのパネート細胞αディフェンシン（cryptdin）活性化酵素がマトリライシン（MMP-7）であることを明らかにし，マトリライシン遺伝子欠損マウスでは活性型cryptdinが欠損することを示した．マトリライシン欠損マウスは経口的サルモネラ感染で，野生型マウスに比べて致死率が有意に高いことを示した．Ayabeは，マウス小腸から正常な陰窩を単離し，*ex vivo*でコリン作動性神経刺激や細菌および細菌抗原刺激によってパネート細胞から分泌されるcryptdinが強力な殺菌作用を有することを示した[5]．パネート細胞αディフェンシンは腸管の自然免疫に貢献している（図5.4）．

cryptdinの6つのアイソタイプのうちcryptdin-4は最も強い*in vitro*殺菌活性を有している．cryptdin-4は小腸の中でもとくに回腸に多く存在し，回腸の

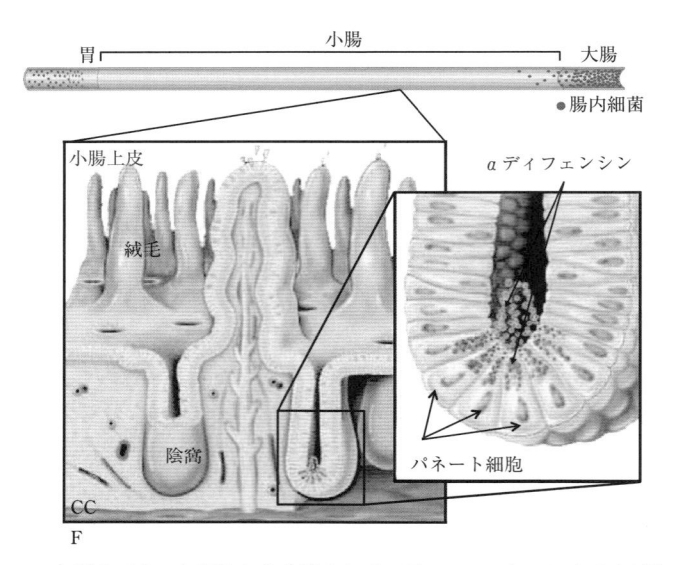

図 5.4　小腸のパネート細胞から分泌されるαディフェンシンによる自然免疫
小腸クリプトの最基底部側に位置するパネート細胞は，細菌感染にすばやく反応してα-ディフェンシンを含む殺菌活性を有する顆粒を分泌して腸管自然免疫に貢献している．

感染防御にとくに強く作用することが示唆されている．また，人ではHD5が比較的強い殺菌活性をもつことが知られている．

5.2.3　腸内細菌との共生とαディフェンシン

　SalzmanはHD5遺伝子をマウスのパネート細胞に導入し(HD5トランスジェニックマウス)，マトリライシン欠損マウスとHD5トランスジェニックマウスの腸内細菌叢を16SrDNAで網羅的に解析した．そして，両者では腸内の総細菌数は変わらないが，細菌種が大きく変化することを報告した[6]．マトリラシン欠損マウスでは*Firmicutes*属が主体であるのに対して，HD5トランスジェニックマウスでは*Bacteroides*属が大半を占めていた．すなわち，αディフェンシンの違いが腸内細菌の構成に影響することがはじめて示された．また，Mastroianniは，小腸のパネート細胞から分泌されたαディフェンシンが盲腸

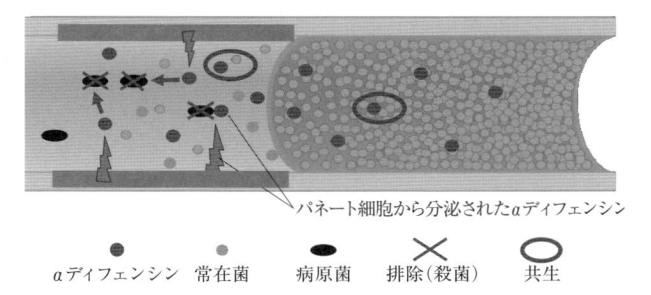

図 5.5　αディフェンシンからみた腸内の病原菌排除と常在菌との共生
パネート細胞αディフェンシンは病原菌と常在菌に対して選択的に働いて，腸内細菌を制御していると考えられる．

から直腸に至る大腸の内腔にも存在することを示し，大腸内腔から回収したαディフェンシンの病原菌に対する殺菌活性を報告した[7]．

Masudaらはcryptdin-4について，病原菌と常在菌に対する殺菌活性を比較解析した[1]．3組のジスルフィド結合が正常な高次構造をもつ酸化型cryptdin-4（oxidized Crp4）は，*Salmonella Typhimurium* や *Listeria monocytogenes* など，検討した11菌種の非常在菌すべてに対して強い殺菌活性を示した．これに対して，*Bifodobacterium bifidum* や *Lactobacillus casei* など検討した常在菌12菌種のうち8菌種に対してoxidized Crp4は殺菌活性をほとんど示さなかった．還元型Crp4（r-Crp4）は検討したすべての細菌に強い殺菌活性を示したことから，その殺菌活性はジスルフィド結合が関与していた．すなわち，パネート細胞αディフェンシンは腸内細菌に対する選択的殺菌活性をもつことをはじめて明らかにし，αディフェンシンが病原体排除と腸内細菌との共生に直接関与する可能性を示した（図5.5）[3]．これらの結果は，従来のプレバイオティクスやプロバイオティクスという概念とは異なり，宿主のパネート細胞αディフェンシンによる寄生体である腸内細菌の制御という新たなパラダイムの誕生を示すものと考えられる．

5.2.4　抗菌ペプチドと疾患

病的状態においてパネート細胞は小腸以外の上皮に異所性に認められること

がある．ヒトでは，胃粘膜の腸上皮化，慢性膵炎の膵上皮，潰瘍性大腸炎の大腸粘膜などにおける異所性パネート細胞の存在と病態への関与が報告されている[8]．胃の腸上皮化生は，*H. pyroli* 感染に対する防御機構である可能性が示された．炎症性腸疾患の一つであるクローン病の病態とパネート細胞の関連については多くの報告がある．従来より，クローン病類似の大腸炎を発症するIL-2ノックアウトマウスやIL-10ノックアウトマウスを無菌環境で飼育すると腸炎が発生しないことが知られており，腸炎の発症に腸内細菌が何らかの役割を果たすと考えられていた．

パネート細胞はNOD2，ATG16L1，XBP1，AGR2などのクローン病感受性や病態に関わる分子を発現している[4]．欧米のクローン病患者では，グラム陽性細菌の認識に関わるNOD2の遺伝子変異が疾患感受性に関わることが示された．ただし日本人のクローン病患者ではNOD2変異は認められていない．また，パネート細胞αディフェンシンとクローン病患者の病態について報告されている．NOD2変異を有するクローン病患者ではHD5の発現が低下しているという報告と，クローン病患者のHD5発現低下はNOD2変異とは関係ないという報告がある．Tanabeは，トリプシンの作用で分解を受けてしまうHD5立体構造異常をもつクローン病患者を報告した．Blumbergらは，炎症性腸疾患における粗面小胞体ストレス応答に関わる転写因子であるXBP1の関与を示唆した．腸炎モデル動物において，腸上皮細胞のXBP1を欠損させたマウスでは腸炎が高率に生じることを示すとともに，クローン病患者のXBP1遺伝子のSNPsを明らかにした．さらに，パネート細胞が発現するオートファジー関連分子の*Atg16L1*がクローン病感受性に関与し，*Atg16L1*欠損でパネート細胞の顆粒形成に異常を生じることが知られている．また，パネート細胞の顆粒には，抗菌ペプチド以外にもリゾチームや分泌型ホスホリパーゼA2などの抗菌蛋白質やRegⅢ-γ，FASリガンド，IL17A，TNF-αなど多くの生理活性物質が含まれていることが次々にわかってきた．これらは，炎症にも関わる分子であることから，クローン病をはじめとする炎症疾患とパネート細胞の関連に新知見をもたらすであろう．パネート細胞とクローン病をはじめとする疾患の関連解明と治療応用が期待される．

抗菌ペプチドについてはこれまで微生物との戦いが盛んに研究されてきたが，われわれは大腸を中心に莫大な数と種類の腸内細菌と共生している．共生とは互いに利を得ていることである．腸内における宿主と寄生体のサイエンスは，共生メカニズムの解明という新たな段階に入った．人類にとって，腸内の戦争（排除）と平和（共生）の解明は，さまざまな感染症や難治性免疫疾患を克服する手がかりであるとともに，肥満や糖尿病など多くの生活習慣病が腸内細菌の違いによって生じる可能性が示されたことからも，多分野に関わる非常に重要な課題である．腸内細菌を抗菌ペプチドであるαディフェンシンが積極的に選択し，制御している可能性が示されたことから，抗菌ペプチドをはじめとする自然免疫のエフェクターと腸内細菌の相互作用から共生と排除という現象の解明が期待される．

文　献
1) M. Zasloff, *Nature*, **415**, p.389 (2002).
2) M.E. Selsted, A.J. Ouellette, *Nat. Immunol.*, **6**, p.551 (2005).
3) K. Masuda, N. Sakai, K. Nakamura, S. Yoshioka, T. Ayabe, *J. Innate. Immun.*, (DOI: 10.1159/000322037) (2010).
4) A.J. Ouellette, *Curr.Opin. Gastroenterol*, **26**, p.547 (2010).
5) T. Ayabe, D.P.Satchell, C.L. Wilson, W.C. Parks, M.E. Selsted, A.J. Ouellette, *Nat. Immunol.*, **1**, p.113(2000).
6) N.H.Salzman, K.Hung, D.Haribhai, H.Chu, J.Karlsson-Sjoberg, E.Amir, P.Teggatz, M.Barman, M.Hayward, D.Eastwood, M.Stoel, Y.Zhou, E.Sodergren, G.M.Weinstock, C.L.Bevins, C.B.Williams, N.A.Bos, *Nat. Immunol.*, **11**, p.76 (2010).
7) J.R.Mastroianni, A.J.Ouellette, *J.Biol. Chem.*, **284**, p.27848 (2009).
8) T. Ayabe, T. Ashida, Y. Kohgo, T. Kono, *Trends Microbiol.*, **12**, p.394 (2004).

5.3　分泌抗体

ウイルスや細菌など病原体のほとんどは粘膜を介して感染することが知られている．これら病原体の侵入に対して，粘膜面では分泌型 IgA を主体とした感染防御応答が誘導される．具体的に，分泌型 IgA は病原体の粘膜上皮細胞への付着・定着の阻止や，それら病原体の生産する毒素や酵素の中和・失活を

介して，感染防御に貢献している．興味深いことに，分泌型 IgA はとくに感染のない状態（定常状態）でさえも大量に生産され，その量は免疫グロブリンの中で最も多い（ヒト：1 日あたり 3～5 g）．これは，生体内の全形質細胞のおよそ 80％ が粘膜組織に存在し，さらにその 80％ が IgA$^+$ 形質細胞であるためと考えられている（ヒト：腸管 1 m あたり 10^{10} 個）．その一方で，IgA の半減期は他の免疫グロブリンよりも短いことや，腸管粘膜組織の IgA$^+$ 形質細胞のターンオーバーも骨髄や脾臓の IgG$^+$ 形質細胞よりも早いことが知られている．このことから，腸管粘膜組織では IgA 生産が効率的に誘導されていることが推測される．本節では，分泌型 IgA 生産誘導機構について概説する．

5.3.1　分泌型 IgA 抗体

a. 構　造

分泌型 IgA は，2 分子の単量体 IgA，1 分子の J 鎖と分泌成分から構成される（図 5.6）．ヒトの血清中には単量体 IgA，腸管分泌液中には分泌型 IgA が存在している．ヒト IgA にはサブクラス（IgA1 と IgA2）が存在し，血清中では IgA1 が優位（～90％）であるのに対して，腸管分泌液中では IgA1 と IgA2 がほぼ等量ずつ存在している．IgA1 は一部の病原体の生産する IgA プロテアーゼに対して感受性を示すのに対して，IgA2 はほとんど影響を受けない．このために，IgA プロテアーゼ生産性病原体の侵入に曝されても，粘膜面の防御機能を維持することができる．このように，IgA サブクラスは進化の過程で獲得したものと考えられている．マウスの IgA も基本的にはヒトと同様であるが，マウス血清中には単量体 IgA の他に多量体 IgA が存在していることや，IgA サブクラスが存在しないなどの相違点がある[1]．

b. 生産機構

分泌型 IgA 生産には，粘膜の誘導組織と実効組織とそれらを橋渡しする粘膜免疫循環帰巣経路（common mucosal immune system：CMIS）が重要である（図 5.7）[2]．粘膜の誘導組織であるパイエル板では，IgM$^+$B220$^+$ ナイーブ B 細胞から IgA$^+$B220$^+$ 細胞への IgA クラススイッチ，さらに IgA$^+$B220$^-$ 形質芽細胞への分化が誘導される．次いで IgA$^+$B220$^-$ 形質芽細胞は，リンパ管，腸間膜リンパ節，胸管，および血液循環を介して粘膜固有層や腺組織などの実効組織

5.3 分泌抗体　175

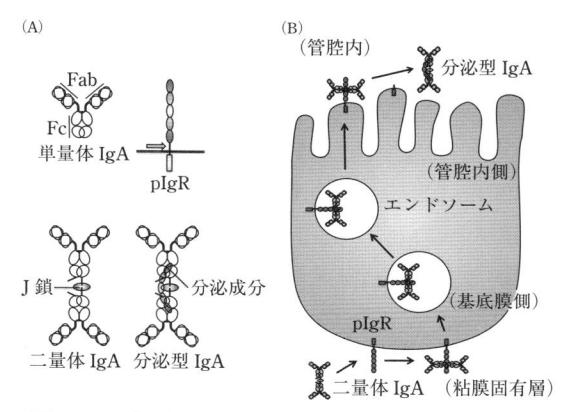

図 5.6　分泌型 IgA の構造と上皮細胞を介した分泌機構
(A) 単量体 IgA は可変部（Fab）と定常部（Fc）から構成される．二量体 IgA は2分子の単量体 IgA が J 鎖を介して会合した構造をとる．ポリ Ig 受容体（pIgR；分泌成分の膜結合型）は，二量体 IgA と結合した後，矢印の部分で限定分解を受け，二量体 IgA と分泌成分から構成される分泌型 IgA が遊離する．(B) 腸管粘膜固有層の形質細胞から生産された二量体 IgA は上皮細胞基底膜側に発現されるポリ Ig 受容体（pIgR）と結合し，エンドサイトーシスにより細胞内に取り込まれる．二量体 IgA-pIgR 複合体を含むエンドソームは管腔内側に向かって細胞質内を移動し（トランスサイトーシス），管腔内側の細胞膜に到達すると，そこで pIgR の限定分解を受け，分泌型 IgA として遊離される．

に移行（ホーミング）する（この体内循環経路が CMIS である）．そこで，二量体 IgA を生産する IgA$^+$B220$^-$形質細胞への終末分化が誘導される（図 5.7）[2]．形質細胞により生産された二量体 IgA は，上皮細胞の基底膜側に発現しているポリ Ig 受容体（pIgR，分泌成分の前駆体）と結合し，上皮細胞のトランスサイトーシスを介して腸管腔側に輸送され，そこで pIgR の限定分解を受けることで分泌型 IgA として管腔内に放出される（図 5.6）[1]．このような機構により，誘導組織から遠隔にある実効組織にまで，抗原特異的な IgA$^+$B 細胞の供給を可能とし，広範な粘膜組織を病原体の侵入から守ることができる．

c. 機　能

分泌型 IgA は血清中の IgG や IgM と異なり，補体系やオプソニン作用を活性化しないことから，炎症反応を惹起せずに病原体を排除する特徴をもつ．す

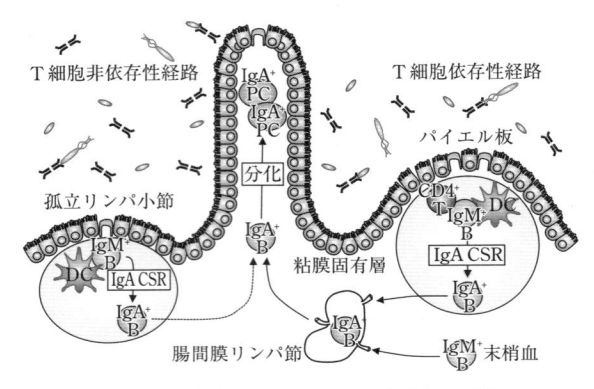

図5.7 腸管粘膜における IgA 生産誘導機構

IgM⁺ ナイーブ B 細胞から IgA⁺B 細胞への IgA クラススイッチ（CSR）は，パイエル板や孤立リンパ小節で誘導される．この過程には，濾胞上皮細胞の M 細胞によって取り込まれた腸内常在菌を捕食した樹状細胞が重要である．次いで，IgA⁺B 細胞は腸間膜リンパ節を介して腸管粘膜固有層に移動する．そこで，IgA⁺B 細胞は IgA⁺ 形質細胞（PC）に分化する．PC から生産された二量体 IgA は上皮細胞の輸送システムを介して管腔内側に移動した後，分泌型 IgA として放出される．

なわち，分泌型 IgA は腸管腔内の病原体やそれらの生産する毒素や酵素を中和・失活する（図5.8）．また，上皮細胞のエンドソーム内の二量体 IgA-pIgR 複合体は同細胞に侵入した病原体と結合した後，管腔内へ排出される（図5.8）．さらに，腸管粘膜固有層に感染した病原体は同所の形質細胞から生産された二量体 IgA と結合し，上皮細胞のトランスサイトーシスを介して管腔内へ排出される（図5.8）．また，母乳中の分泌型 IgA には，新生児の未熟な腸管粘膜免疫系の防御能を補助する役割が知られている．これに対して，血清中の IgA の正確な役割は不明であるものの，バクテリアルトランスロケーションにより粘膜面から末梢血中に移行してきた微生物やその菌体成分を中和するものと考えられている[1]．

分泌抗体には，IgA 以外に IgM も存在することが知られている．事実，IgA 欠損症患者や IgA 欠損マウスでは，腸管粘膜固有層の IgM⁺ 形質細胞数や腸管分泌物中の分泌型 IgM 量が増加している．これら IgA 欠損個体では，粘膜感染に対して抵抗性を示すことから，分泌型 IgM は分泌型 IgA の機能を補完し

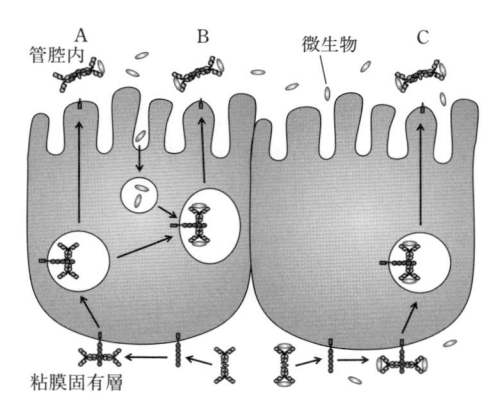

図 5.8 分泌型 IgA による腸管粘膜面の防御機構
(A) 分泌型 IgA は管腔内の病原体あるいはその菌体成分と結合し，上皮細胞への付着を阻止している．(B) エンドソーム内の二量体 IgA-pIgR の複合体は，上皮細胞内に侵入した病原体と結合し，それらを管腔内へ排出する．(C) 粘膜固有層内の二量体 IgA は同所に感染した病原体に結合し，それら複合体はトランスサイトーシスを介して管腔内へ排出される．

ていると考えられている．一方，pIgR 欠損マウスはいずれの分泌型抗体も生産されないために粘膜感染症が引き起される．

5.3.2 B 細胞サブセット

マウス B 細胞は，細胞表面マーカーや生体内局在の違いから 2 種類のサブセット，B-1 細胞と B-2 細胞に大別される（上述の B 細胞は B-2 細胞である）．骨髄に由来する B-2 細胞（$B220^+CD23^+CD11b^-$）は骨髄，全身の二次リンパ節，粘膜固有層などに存在し，CMIS 依存性に分泌型 IgA を生産する．一方，胎仔肝臓に由来する B-1 細胞（$B220^+CD23^-CD11b^+$）は腹腔や粘膜固有層に局在しており，IgM を構成的に生産する．B-2 細胞と同様，B-1 細胞も分泌型 IgA 生産に貢献している．事実，B-1 細胞は腸管粘膜固有層の全 IgA^+ 細胞のおよそ半分を占め，その生産は CMIS 非依存性であると考えられている[2]．

5.3.3 IgA クラススイッチ誘導機構

a. 分子機構

免疫グロブリン遺伝子は可変領域（VDJ）と定常領域（CH）から構成され，前者は抗原特異性を，後者はアイソタイプ特異性を付与する．アイソタイプ特異性はクラススイッチとよばれる遺伝子組換え反応により決定される（図5.9）[2]．ナイーブ B 細胞はすべて IgM を細胞表面に発現するが，抗原やサイトカインなどの刺激を受けることで，IgM をコードする定常領域 Cμ が他のアイソタイプをコードする定常領域（IgA は Cα）に変換される．この過程には，activation-induced cytidine deaminase（AID）が必須である．

b. 細胞間相互作用

IgA クラススイッチ誘導機構には T 細胞依存性と T 細胞非依存性の経路が存在する．T 細胞依存性経路では，活性化 T 細胞上の CD40 リガンド（CD40L）と TGF-β1 の刺激により，ナイーブ B 細胞に IgA クラススイッチが誘導される．T 細胞非依存性経路では，樹状細胞（DC）の生産するサイトカインである

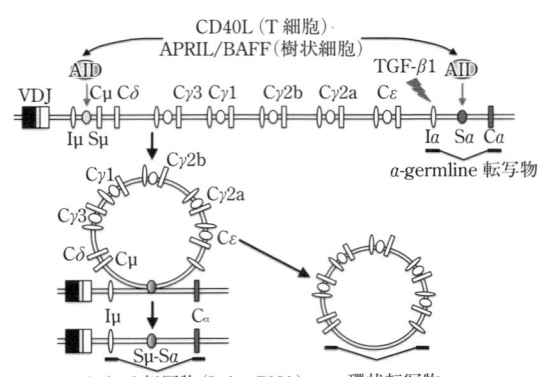

図 5.9 IgA クラススイッチ組換え反応

免疫グロブリン重鎖遺伝子の可変領域（VDJ）の再構成後，TGF-β1 などの刺激を受けた B 細胞では，activation-induced cytidine deaminase（AID）依存性にプロモーター領域 Iα および定常領域 Cα をコードする α-germline 転写物が誘導され，次いでスイッチ領域 Sμ と Sα との間のゲノム DNA が環状 DNA として染色体からループアウトされる．さらに，スプライシングを受けた後，IgA をコードする post-switched 転写物（mRNA）が誘導される．

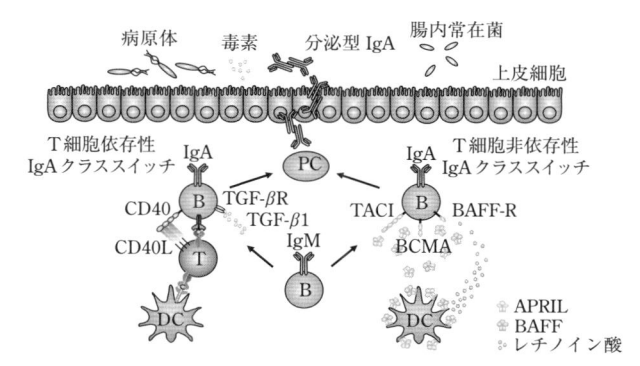

図 5.10　IgA クラススイッチを担う T 細胞依存性経路と T 細胞非依存性経路
IgA クラススイッチは T 細胞依存性経路と T 細胞非依存性経路に大別される．T 細胞依存性経路では，T 細胞上の CD40 リガンド（CD40L）と TGF-β1 の刺激により，T 細胞非依存性経路では，DC の生産する APRIL，BAFF，およびレチノイン酸の刺激により，IgM+ ナイーブ B (B-2) 細胞に IgA クラススイッチが誘導され，IgA+B 細胞へ分化誘導する．B-1 細胞は省略してある．

a proliferation-induced ligand（APRIL）と B cell-activating factor belonging to the TNF family（BAFF）の刺激によりナイーブ B 細胞に IgA クラススイッチが誘導される．また，DC から生産されるビタミン A の代謝産物の一つであるレチノイン酸は IL-5 や IL-6 と協同的に作用することで IgA クラススイッチを誘導する（図 5.10）[2]．IgA クラススイッチは B 細胞サブセットによっても誘導経路が異なることが知られており，B-2 細胞はいずれの経路でも IgA クラススイッチが誘導されるのに対して，B-1 細胞による場合は T 細胞非依存性経路でのみ誘導される．

c. 誘導部位

IgA クラススイッチは経路によって誘導される場が異なる．T 細胞依存性 IgA クラススイッチは主にパイエル板などの粘膜の二次リンパ節で誘導されるのに対して，T 細胞非依存性 IgA クラススイッチはパイエル板の他に，腹腔，孤立リンパ小節，腸管粘膜固有層で誘導される（図 5.7）[2]．上述したように，ヒト IgA にはサブクラスが存在するが，IgA1+B 細胞はパイエル板に，IgA2+B 細胞は腸管粘膜固有層に多く分布していることから，サブクラスによっても誘

導部位が異なることが示唆される[2]．

  d．生物学的意義

 生体内におけるこれら IgA クラススイッチ誘導経路の生物学的意義も異なる．病原体の感染時では，T 細胞依存性経路が重要な誘導経路となる．この場合，B 細胞は T 細胞との相互作用を介して，二次リンパ節に親和性成熟の場である胚中心を形成することから，病原体抗原に対して高親和 IgA の生産が可能となる．一方，T 細胞非依存性経路は定常状態の分泌型 IgA 生産に貢献すると考えられている．同経路は胚中心外で誘導されるために，高親和性 IgA はほとんど誘導されない．事実，B-1 細胞は，腸内常在菌を含む微生物に広く保存されている非蛋白質抗原に対して低親和性 IgA を構成的に生産することが知られている．また，B-2 細胞も，APRIL，BAFF，およびレチノイン酸の刺激によりポリクローナルな IgA を生産する[2]．

5.3.4 腸内常在菌による IgA 産生誘導機構

  a．IgA 産生を誘導する常在菌

 IgA はとくに感染のない状態でさえ大量に産生されている．哺乳類の腸管の粘膜面には非常に多くの常在菌（およそ 10^{14} 個）が生息しており，分泌型 IgA 生産の大部分は常在菌の刺激によって誘導されていると考えられている．事実，腸内常在菌の存在しない無菌マウスでは，IgA 産生レベルは著しく減少している．では，IgA 産生を誘導するのはどのような腸内常在菌であろうか．この点は，グラム陽性芽胞形成長桿菌であるセグメント細菌（SFB）が，腸管粘膜固有層の IgA$^+$ 形質細胞や分泌型 IgA 産生を誘導するという報告に端を発している（表 5.2）．また，ヒトやマウスの優勢菌であるグラム陰性嫌気性桿菌 *Bacteroides* spp.，グラム陽性好気性桿菌 *Lactobacillus* spp. やグラム陽性嫌気性桿菌 *Bifidobacterium* spp. にも IgA 産生誘導能があることが報告されている（表 5.2）．2010 年には，*Alcaligenes* spp. が IgA 産生を誘導すること，さらに興味深いことに，定常状態において同常在菌はパイエル板内に存在していることが報告された（表 5.2）．

  b．樹状細胞の重要性

 腸内常在菌による IgA 産生誘導には DC が重要な役割を演じている[3]．IgA

表 5.2 分泌型 IgA 産生を誘導する腸内常在菌

Segmented filamentous bacteria	J. J. Cebra, et al., *Dev. Immunol.*, **6**, 13 (1998).
	Y. Umesaki, et al., *Infect. Immun.*, **67**, 3504 (1999).
Lactobaccilus rhamnosus GG	H. J. Majamaa, et al., *Pediatr. Gastroenterol. Nutr.*, **20**, 333 (1995).
Bifidobacterium breve YIT4046	H. Yasui, et al., *Clin. Diagn. Lab. Immunol.*, **6**, 186 (1999).
Bacteroides spp.	T. Yanagibashi, et al., *Biosci. Biotechnol. Biochem.*, **73**, 372 (2009).
Alcaligenes spp.	T. Obata, et al., *Proc. Natl. Acad. Sci. USA*, **107**, 7419 (2010).

産生誘導も通常の免疫応答と同様，DC による異物の取込みから開始されるが，腸管 DC による異物の取り込み方法は実にユニークである．腸管粘膜固有層 DC は上皮細胞間隙から樹状突起を管腔内に伸ばし常在菌を直接捕食するのに対し，パイエル板 DC は M 細胞を介して取り込まれた常在菌を捕食する[4]．次いで，これら DC は輸入リンパ管を介して腸間膜リンパ節に移行し，そこで IgA クラススイッチを誘導する[3,4]．興味深いことに，DC は捕捉した常在菌の一部を生存させた状態で腸間膜リンパ節に輸送する．一方，腸管マクロファージは捕食した常在菌をすみやかに殺菌し，腸間膜リンパ節には移行しないものと考えられている．また，IgA 産生誘導は生きた腸内常在菌の方が死菌体よりも効果的であり，DC の方がマクロファージよりも効率的であるという報告から，腸管 DC による生きた常在菌の腸間膜リンパ節への輸送が，同所における IgA クラススイッチ誘導に重要であることが示唆される[3]．

c. 分泌型 IgA の定常状態における生物学的意義

定常状態における分泌型 IgA の役割とは何であろうか．近年，定常状態において産生される分泌型 IgA は，腸内常在菌成分を認識することが報告された[3]．また，分泌型 IgA を欠く AID 欠損マウスでは，SFB が選択的に増加していることが報告されている[5]．さらに，腸内常在菌抗原特異的な T 細胞受容体をもつトランスジェニックマウスにおいて，定常状態の腸管粘膜固有層では常在菌抗原に対する特異的免疫応答は誘導されない．しかしながら，同トランスジェニックマウス由来 T 細胞を IgA 欠損マウスに移入すると，常在菌に対する応答性が誘導される[6]．これらのことから，分泌型 IgA は腸内常在菌叢のパターンや絶対数の制御，常在菌特異的 T 細胞の寛容状態の維持に重要であることが示唆される．

上述したように，定常状態では，分泌型IgAは腸内常在菌の刺激依存性に誘導され，管腔内の常在菌の種類や数を制御する．一方，生体が病原体の侵入に曝された場合，粘膜面では病原体抗原特異的な分泌型IgA生産が誘導され，感染そのものを阻止する．昨今，高病原性鳥あるいはブタインフルエンザのパンデミックが懸念されており，効果的な粘膜ワクチンの開発が待望されている．粘膜ワクチンは，いかにして粘膜面に効率的に抗原特異的な分泌型IgA産生を誘導させるかが実用化の鍵となる．したがって，粘膜におけるIgA産生誘導機構の解明は，粘膜ワクチンの実用化に向けて貢献することが期待される．

文 献
1) R. A. Strugnell, O. L. C. Wijburg, *Nat. Rev. Microbiol.*, **8**, p.656 (2010).
2) A. Cerutti, *Nat. Rev. Immunol.*, **8**, p.421 (2008).
3) A. J. Macpherson, *Curr. Top. Microbiol. Immunol.*, **308**, p.117 (2006).
4) H. Tezuka, T. Ohteki, *Immunol. Rev.*, **234**, p.247 (2010).
5) S. Fagarasan, *Curr. Top. Microbiol. Immunol.*, **308**, p.137 (2006).
6) Y. Cong, et al., *Proc. Natl. Acad. Sci. USA*, **106**, p.19256 (2009).

5.4 上皮を介した腸内細菌の認識と免疫応答

5.4.1 腸内細菌制御における腸管免疫系の役割

これまでの章でも述べられてきたように，腸管内には膨大な数の腸内共生細菌や食物，また食物や飲料とともに腸管内に入ってくる病原・非病原微生物などの異物が常に存在する．これらの異物の侵入から生体を守る第一線としての腸管には，全末梢リンパ球の実に60～70％が局在しており，特殊な免疫系である腸管免疫系を形成している．腸管免疫系は，腸管内腔にどのような細菌がいるのかを常に監視し，それに対するIgAを産生・分泌することにより，腸内細菌が増えすぎないようにコントロールしていると考えられる．実際，AIDという核酸修飾酵素の欠損マウスでは，IgMから他の抗体クラスへのクラススイッチ組換えと，体細胞超変異による親和性成熟が欠如しており，その結果IgAがまったくないために腸内細菌が通常の約100倍にも増加することが報告

5.4 上皮を介した腸内細菌の認識と免疫応答

されている．

では，腸管免疫系はどのようにして腸管内に存在する細菌を感知し，それに対する免疫応答を惹起するのであろうか．腸管免疫系には，パイエル板に代表される腸管関連免疫組織（gut-associated lymphoid tissue：GALT）が存在し，免疫誘導組織として機能している．GALTにはB細胞の活性化・分化の場であるリンパ濾胞が存在する．IgAへのクラススイッチは主としてこのGALTのリンパ濾胞で起ると考えられており，そのためには細菌などの腸内抗原が取り込まれて抗原提示される必要がある．

リンパ濾胞は，腸管上皮細胞層によって腸内抗原が存在する腸管内腔と隔てられている．通常，腸管上皮細胞層は体内外を隔てる物理的なバリアとして機能し，金属イオンのような小さい物質ですら自由に透過できない．腸内抗原はこの上皮細胞層を越えてリンパ濾胞へと供給される必要がある．そこで生体は，follicle-associated epithelium（FAE）とよばれるリンパ濾胞を覆う腸管上皮細胞層に，通常の絨毛の上皮細胞層とは異なる粘膜上皮細胞を発達させることにより，抗原取込みに適した機能をもつように変化させてきた（図5.11）．すなわち，絨毛を覆う腸管上皮では，大多数を占める吸収上皮細胞に加え，粘液を産生する杯細胞（5.1「粘液」参照），消化管ホルモンを分泌する腸管内分泌細胞が存在するが，FAEには杯細胞や腸管内分泌細胞はほとんどみられない．また，FAEに隣接するクリプトには抗菌ペプチドを産生するパネート細胞（5.2

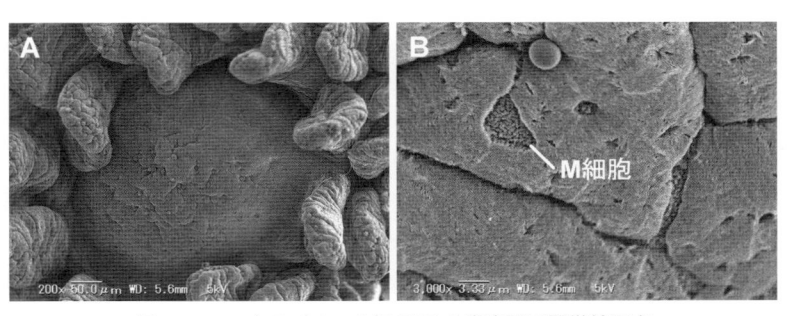

図5.11 マウスパイエル板FAEの走査電子顕微鏡写真
A：中央のドーム状の部分がFAEであり，それを取り囲んで舌状に突出する絨毛がみられる．スケールバー：50 μm．B：FAEの強拡大写真．M細胞は微絨毛が未発達のため，周囲の細胞より陥凹してみえる．スケールバー：3.3 μm

「抗菌ペプチド」参照）も少ない．これは，リンパ濾胞の免疫細胞との相互作用により，これらの細胞の分化が抑制されるためと考えられる．

5.4.2　FAE と M 細胞

FAE の上皮細胞は円柱上皮であり，形態的には吸収上皮細胞とほとんど区別はつかない．しかし，食物成分の最終的な消化・吸収のため絨毛の吸収上皮細胞の微絨毛上に存在する膜貫通型消化酵素の発現は FAE 上皮細胞では著しく低レベルであり，そのため FAE では食物由来の異物抗原が最終消化されることなく上皮表面に到達すると考えられる．また，ゴブレット細胞やパネート細胞が少ないため，FAE はほとんど粘液層に覆われておらず，抗菌物質もほとんどない．さらに，粘膜固有層で産生される IgA を腸管内腔に分泌するための多量体 Ig 受容体の発現も FAE の上皮細胞では欠如しているため，FAE では IgA の分泌も認められない．このように，FAE は腸内抗原に直接暴露されやすい環境にある．しかしながら，FAE の最も際だった特徴は，M 細胞という，粘膜抗原の取込みに特化した特殊な細胞の存在である（図 5.11）．1973 年，Bockman と Cooper はウサギ盲腸とニワトリ Fabricius 嚢の FAE にフェリチンやインクの粒子を盛んに取り込む細胞を同定した．その翌年，Owen と Jones がヒト FAE にも同様の細胞の存在を見出し，さらにこの細胞は通常の FAE 上皮細胞のような管腔側細胞膜に規則正しく密集した微絨毛構造を有しておらず，代わりに短い不規則なひだ状の突起（microfold）が存在し，膜状（membranous）の形態をなすことから，その頭文字を取って M 細胞と名付けた．

GALT の特徴として，脾臓やリンパ節などの全身免疫系にみられる輸入リンパ管が存在せず，腸管内腔から上皮細胞層を介して直接抗原の供給を受けることがあげられる．形態学的観察から，M 細胞は腸管管腔内の細菌やウイルス，さらにはラテックスビーズのような人工粒子をも効率よく取り込んで基底膜側へと細胞質を横切って運ぶ，トランスサイトーシスとよばれる機能が発達していることが知られている．運ばれた細菌などは上皮下領域に存在する樹状細胞などの抗原提示細胞に取り込まれ，リソソームの蛋白質分解酵素によるプロセッシングを経て抗原提示されることにより，粘膜免疫応答を誘導し抗原特異的 IgA の産生にいたると考えられる．M 細胞にはリソソームが発達しておらず，

またリソソーム酵素活性も低いことから，M細胞内では抗原のプロセッシングはほとんどないと考えられる．また，M細胞の側基底面細胞膜は，「M細胞ポケット」とよばれる大きな嚢状の陥凹構造を呈しており，そこに樹状細胞やリンパ球が入り込んだ像が観察される．このM細胞ポケットを有するため，M細胞の細胞質は最も薄いところでは頂端面と基底面が3 µm 程しか離れておらず，取り込んだ抗原を素早く抗原提示細胞に受け渡すことができると考えられる．

　M細胞はラテックスビーズのようなものも効率よく取り込むことから，非特異的な貪食能をもつと考えられる．しかし一方で，コレラ菌は生菌と死菌ではM細胞による取込み効率が異なることや，大腸菌も株レベルの違いにより取込み効率に差がみられることから，受容体による特異的な取込み機構の存在も示唆されていた．しかし，その詳しいメカニズムについては長い間不明であった．これは，ヒトやマウスのM細胞はFAEの5〜10%であり，腸管全体でみると全上皮細胞の1／10^7以下と非常に少なく，さらに特異的な表面マーカーもみつかっていなかったことなどから，M細胞の単離精製が難しく，結果としてこれまでのM細胞の研究は形態学的検討に終始し，生化学的・分子生物学的解析はほとんどなされてこなかったためである．しかし，ここ10年程の生命科学研究の技術革新，とくにマイクロアレイ解析手法による少量のサンプルでの網羅的遺伝子発現解析の実現により，M細胞特異的な遺伝子の同定が可能になった．

5.4.3　M細胞上の細菌受容体

a．glycoprotein 2（GP2）

　マウス小腸からM細胞を含むFAEとM細胞を含まない絨毛領域の上皮細胞層をシート状に分離回収する方法を考案し，これらのサンプルから調製したRNAをプローブとしたマイクロアレイによる遺伝子発現解析から，絨毛領域に比較してFAEで高発現する遺伝子群を同定した．そして，定量PCRによりFAE特異的発現の確認された遺伝子をさらに in situ ハイブリダイゼーション法を用いて発現部位を解析することで，FAE全体あるいはM細胞特異的に発現する遺伝子群を同定した．GP2は，このようにして見出されたM細胞の細

胞表面マーカーである．GP2 のモノクローナル抗体を作製してマウス腸管の組織染色を行ったところ，GP2 の染色はパイエル板，孤立リンパ小節（isolated lymphoid follicle：ILF），盲腸や大腸のリンパ濾胞など広く GALT の FAE 領域に点在しており，UEA-1（*Ulex europaeus*（和名：ハリエニシダ．ヨーロッパ原産の低木で，樹高約 2 m．春に黄色い花が咲く）というマメ科に属する植物由来のレクチンであり，$\alpha(1,2)$-fucose を認識する．マウス小腸では，M 細胞以外にゴブレット細胞，パネート細胞とも反応するが，マウス以外の動物の M 細胞とは反応しない）の染色とほぼ一致して認められることから，GP2 は腸管上皮細胞の中で M 細胞特異的に発現することがわかる（図 5.12）．さらに，ヒトパイエル板生検組織標本でも FAE に点在して GP2 の発現が認められたことから，GP2 は種を越えた M 細胞のユニバーサル表面マーカーであることが示唆される．

　GP2 は，膵臓腺房細胞に限局して発現する分子として 1991 年に同定された glycosylphosphatidylinositol（GPI）アンカー型膜蛋白質であるが，その機能は長らく不明であった．リコンビナント GP2 を用いた解析から，ヒトおよびマウス GP2 はともに大腸菌（*Escherichia coli*）およびサルモネラ属菌［*Salmonella enterica serovar Typhimurium*（*S. Typhimurium*）ならびに *Enteritidis*］などのグラム陰性腸桿菌と結合すること，その結合はこれらの菌体表面に存在する線

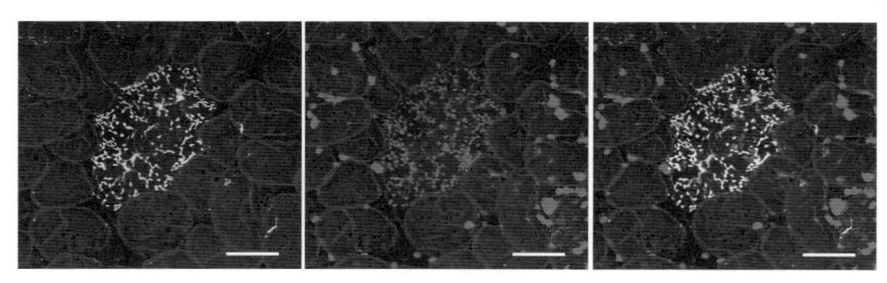

図 5.12　マウスパイエル板のホールマウント染色像
左は GP2（緑），中央は UEA-1（赤），右は両者の二重染色像．青はアクチン線維（F-アクチン）．写真中央右上から左下の楕円状の部分が FAE であり，その周囲に F-アクチン染色による絨毛の輪郭がわかる．GP2 の染色は FAE に限局しているが，UEA-1 では FAE のほか，絨毛部にもゴブレット細胞による強い染色が認められる（クリプト底部のパネート細胞は観察不能）．スケールバー：100 μm．カラー口絵図 5.12 参照．

毛や鞭毛の構成蛋白質の中で，I型線毛のFimH依存的であることがわかる（表5.3）．さらに，M細胞上のGP2と結合した菌は細胞内へと取り込まれて，トランスサイトーシスにより上皮下領域の樹状細胞へと受け渡される．

　M細胞を介するGALTへの腸内細菌取込みはその後の腸管免疫応答の効率的な誘導に重要であると永らく考えられてきたが，それを裏付ける実験結果の報告はこれまでなされていなかった．*S. Typhimurium*は主としてM細胞を介して体内に侵入すると考えられるが，実際，経口投与された*S. Typhimurium*がパイエル板あるいは腸間膜リンパ節に到達する菌数は，野生型マウスと比較してGP2欠損マウスでは大幅に減少している（表5.4）．一方，やはりM細胞から侵入するとされるがGP2とは結合しない*Yersinia enterocolitica*（表5.3）は，野生型，GP2欠損マウスのどちらにおいても遜色なくパイエル板および腸間膜リンパ節に到達する．したがって，*S. Typhimurium*が効率よくパイエル板および腸間膜リンパ節に到達するには，GP2を介するM細胞からの取込みが重要であることがわかる．

　さらに，GP2依存的なM細胞による*S. Typhimurium*の取込みは，その後の効率的な抗原特異的粘膜免疫応答の誘導にも重要である．すなわち，抗原性の強い破傷風毒素C末断片を発現する遺伝子改変*S. Typhimurium*（Salmonella-ToxC）を経口投与されたGP2欠損マウスのパイエル板における破傷風毒素特異的なヘルパーTリンパ球の誘導は，野生型マウスに比較して著しい低下を

表5.3　リコンビナントGP2の細菌との結合特性

菌種	リコンビナント蛋白質	
	ヒトGP2	マウスGP2
Escherichia coli, K12	+	+
Salmonella entarica serovar Typhimurium	+	+
Salmonella entarica serovar Enteritidis	+	+
Pseudomonas aerginosa	−	−
Listeria monocytogenes	−	−
Yersinia enterocolitica	−	−
大腸菌K12変異株　　鞭毛欠損株	−	−
I型線毛欠損株	+	+
Curli線毛欠損株	−	−

表 5.4 *Salmonella*-ToxC 経口投与時の免疫応答

	野生型マウス	GP2 欠損マウス
菌のパイエル板・腸間膜リンパ節への移行	＋	－
抗原特異的 T 細胞活性化	＋	－
抗原特異的 IgA（糞便中）	＋＋	±
抗原特異的 IgG（血中）	＋＋	±

示す（表 5.4）．一般に，B リンパ球による抗体産生にはヘルパー T リンパ球の働きが必要である．実際，GP2 欠損マウスにおいては，腸管免疫応答に特徴的な糞便中への破傷風毒素特異的 IgA 抗体の分泌量も，また全身性免疫の指標である血清中の特異的 IgG 量も，野生型マウスに比較して有意に低下している（表 5.4）．したがって，M 細胞上に発現する GP2 は粘膜表面の細菌抗原に対する免疫応答において重要な役割を果たす抗原取込み受容体であることが明らかとなった．

b. プリオン蛋白質

GP2 と同じく GPI アンカー蛋白質であるプリオン蛋白質も M 細胞の管腔側に強発現しており，麻酔下のマウス腸管内に投与された抗プリオン抗体はパイエル板 M 細胞特異的に取り込まれる．社会的にも問題となる人獣共通感染症であるブルセラ症の原因菌 *Brucella abortus* は，マクロファージなどの細胞内に寄生して増殖するが，その際，マクロファージ表面に発現するプリオン蛋白質が，Ⅳ型分泌装置によってブルセラ菌から分泌されて菌体表面に付着している Hsp60 の結合受容体として働くことが，ブルセラ菌のマクロファージへの侵入に必要である．細菌の Hsp60 は，*B. abortus* 以外にもさまざまな菌において菌体表面に分泌され，菌体表面に検出されることが知られている（表 5.5）．M 細胞上に発現するプリオン蛋白質は，これらの細菌共通の認識受容体として機能している可能性がある．

c. M 細胞上のその他の微生物受容体

これまでに報告されたその他の M 細胞上の細菌受容体として，$\beta 1$ インテグリンは M 細胞を介する *Y. enterocolitica* の侵入に寄与すると考えられる．また，E-cadherin は *Listeria monocytogenes* の受容体として機能する．さらに細菌ではないが，細胞間接着への関与が示唆される CD155 もポリオウイルスの受

5.4 上皮を介した腸内細菌の認識と免疫応答　　189

表 5.5　Hsp60 を表出する細菌

バクテリア	分泌装置
Brucella abortus	4
Clostridium difficile	?
Helicobacter plrori	4
Haemophilus ducreyi	5
Legionella pneumophilia	4
Salmonella Typhimurium	3
Streptococuus suis	2
Mycobacterium avium	?
Actinobacillus actinomycetemcomitans	5 ?
Borrelia burgdorferi	?

容体として機能することが報告されており，M 細胞では通常の腸管上皮細胞に比べ管腔側に強い発現が認められ，ウイルス感染との関連が示唆されている．しかし，これらの分子に細菌・ウイルスが結合することが，その後の腸管免疫応答の効率的な誘導に必要であるとの証明はなされていない．$\beta 1$ インテグリンや E-cadherin，CD155 のように通常の上皮細胞では側基底面細胞膜上に限局して発現する膜蛋白質が，M 細胞では管腔側細胞膜上にも発現しており，M 細胞は膜蛋白質の細胞内局在もユニークである．

5.4.4　今後の展望

　最近まで形態学的解析に終始し，分子的な裏付けのなかった M 細胞の研究であるが，GP2 をはじめとする M 細胞特異的分子の同定・解析により，M 細胞の分子・細胞生物学的解析が大きく進展しつつある．これらの研究を足がかりに M 細胞の機能の詳細な理解が進めば，経口免疫寛容などをはじめとする，現在まだ分子的理解の進んでいない粘膜免疫系の全貌が明らかになると期待される．

　ワクチンには，注射による全身性投与と点鼻・経口などの経粘膜投与がある．注射によるワクチンは全身免疫応答のみを誘導するのに対し，粘膜ワクチンは全身免疫応答に加えて粘膜免疫応答による IgA 産生も誘導できる．全身免疫応答は病原体が体内に侵入してはじめて効果を発揮するのに対し，粘膜免疫応答は粘膜面に分泌された IgA の作用により，病原体が粘膜から体内に侵入す

る前に予防効果を発揮するため，理論上は粘膜ワクチンの方が優れている．加えて，注射によるワクチンは注射器や注射針などの医療器具，注射の技術をもった医療関係者や，さらにはワクチンを保存するための保冷設備を必要とするのに対し，粘膜ワクチンは特別な医療器具や技術を必要とせず，また米ワクチンのような形であれば保冷設備なども必要としないなど経済的にも優れている．しかし，現行のワクチンのほとんどは筋肉注射あるいは皮下注射であり，粘膜ワクチンとして実用化されているのはわずかに経口ポリオ生ワクチンと，最近世界で普及しつつあるロタウイルス生ワクチンだけである．経口ワクチンが思うように開発されない理由の一つに，胃液や腸液による変性・分解により免疫原性を失うことなく腸管免疫系に到達する必要があることがあげられよう．GP2 をはじめとする M 細胞特異的取込み受容体を標的とする GALT への効率的なワクチン送達法を開発することができれば，変性・分解を免れた少量の抗原でもワクチンとしての効力を発揮できるようになることが期待される．

文　献
1) J.Mestecky, M.E.Lamm, W.Strober, J.Bienenstock, J.R.McGhee, L.Mayer, "Mucosal Immunology, 3rd, Ed.", Elsevier Academic Press (2005).
2) H.Ohno, K.Hase, *Gut Microbes*, in press.
3) 大野博司，長谷耕二，中藤学，臨床免疫・アレルギー科，**54**，p.105（2010）．
4) 大野博司，生化学，**83**（1），p.13（2010）．

5.5　上皮における炎症の抑制機構

　一般に体内に微生物菌体が侵入すると，まずマクロファージなどの細胞に認識され，続いて自然免疫応答が誘導される．この応答は，微生物菌体を排除するために必要な炎症反応を含み，獲得免疫応答の誘導への橋渡しの役割も果たす（図 5.13）．一方，腸管には，成人では 100 兆個に及ぶといわれる大量の腸内細菌が生息している．腸管には全身のリンパ球の 6 割以上が存在し生体で最大の免疫系が存在するが，非自己である腸内細菌を完全に排除してしまうことなく，両者は"共生"している．もしもこれらの腸内共生菌に対して，外界か

5.5 上皮における炎症の抑制機構　191

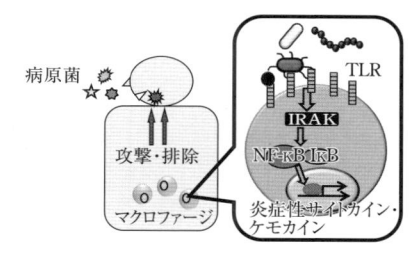

図 5.13　免疫系による微生物菌体の攻撃・排除
体内に微生物菌体が侵入すると，まずマクロファージなどの細胞に認識され，続いて菌体を攻撃・排除するための免疫応答が誘導される．

ら侵入してきた病原菌に対するのと同様の免疫応答が誘導されれば，腸管には過剰な炎症反応による障害が生じてしまう．しかし実際には，健常な状態の腸管では，共生菌による炎症反応の誘導は適切に制御されている．さらに，腸管は「内なるおもて」といわれるとおり外界と接する器官であり，体に有害な病原菌やウイルスも侵入してくる．すなわち，腸管においては単に共生菌による炎症反応の誘導が抑制されるのみでなく，病原菌の侵入時など必要な時には強い炎症反応が誘導されねばならない（図5.14）．このような緻密な炎症反応の制御によりはじめて腸内の恒常性が維持されるのである．

　腸管上皮は，その広大な面積を介して管腔に生息する腸内共生菌に常に曝されている．腸管上皮細胞は，管腔と体内とを物理的に隔てるのみでなく，細胞を取り巻く環境をモニターして信号を受け取り樹状細胞やリンパ球など他の細胞に情報伝達を行うことにより，さまざまな免疫応答の惹起に重要な役割を果たす．したがって，腸管上皮は共生菌による炎症反応の誘導が開始される主要な部位であると考えられ，多様な機構を介して炎症反応の誘導が制御されている．以下にそれらの機構を概説する．

5.5.1　腸内共生菌との接触の抑制

　腸管上皮は，粘液や抗菌ペプチドを産生して管腔に大量に生息する腸内共生菌との接触を必要最小限に制限している．小腸および大腸に存在するゴブレット細胞は大量の粘液を産生して共生菌の腸管粘膜への付着を防ぐ．MUC2 は

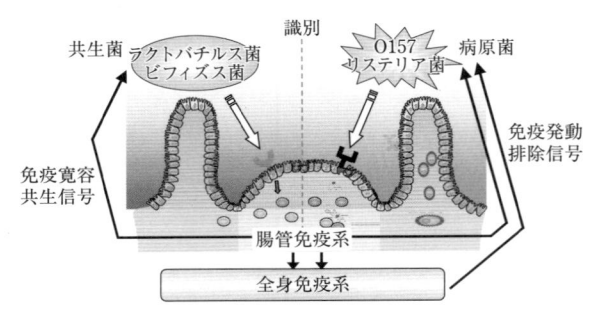

図 5.14 腸管免疫系による共生菌と病原菌の識別
腸管免疫系は，共生菌や食品など宿主にとって有益・安全なものと病原菌やウイルスなど有害・危険なものを識別するしくみを有しており，それぞれに対して適切な応答を誘導する．病原菌に対しては強い炎症反応を伴う免疫応答により攻撃・排除しようとし，共生菌に対しては過剰な炎症反応を起すことはない．

腸管粘液に最も豊富に含まれるムチンであり，マウスにおいて MUC2 の変異によりヒトの潰瘍性大腸炎（UC）に似た慢性炎症が引き起されることから，ムチンを含む粘液が炎症反応の抑制に重要であることが示されている．また，腸管上皮細胞はさまざまな抗菌ペプチドを産生する．小腸クリプトに存在するパネート細胞とよばれる特殊な上皮細胞はこのような抗菌ペプチドの主要な産生細胞であり，リゾチーム，分泌型ホスホリパーゼ A_2，RegⅢ，αディフェンシンなどを産生する．これら粘液や抗菌ペプチドにより，まず腸管上皮と腸内共生菌の接触が物理的に制限され，管腔に大量に生息する腸内共生菌から強い刺激が入り過剰な炎症反応の誘導が防がれる．さらに，絨毛先端部の腸管上皮細胞に豊富に発現する intestinal alkaline phosphatase（IAP）は，グラム陰性菌の細胞壁に含まれるリポ多糖（lipopolysaccharide：LPS）の炎症反応誘導活性を lipid A を脱リン酸化することにより低下させるといわれている．

粘液や抗菌ペプチドの産生は，腸内細菌やその代謝産物により調節される．たとえば，ゴブレット細胞における MUC2 の発現は腸内細菌の代謝産物である酪酸やプロピオン酸といった短鎖脂肪酸により増大する．また，腸管上皮細胞特異的に MyD88 のドミナントネガティブを発現させ，微生物菌体の認識に中心的な役割を果たす Toll-like receptor（TLR）-MyD88 経路を阻害したトランスジェニックマウスでは，パネート細胞からのαディフェンシンや RegⅢ-γ の

5.5 上皮における炎症の抑制機構

産生が低下し，加齢とともに小腸に慢性炎症が引き起される．したがって，腸内共生菌自身が抗菌ペプチドの産生を誘導することにより，自身による炎症反応の誘導を抑制するという複雑な構図となっている．

一方，炎症性腸疾患（inflammatory bowel disease：IBD）では，腸管粘膜の炎症により粘液のバリアや分泌機能の異常を呈し，たとえばクローン病患者の腸管上皮では抗菌ペプチドの分泌低下が認められる．このような腸管上皮と腸内共生菌が接触しやすい状況が炎症の促進につながっていると考えられている．

5.5.2 腸内共生菌の体内への侵入の抑制

粘液や抗菌ペプチドによる物理的バリア機能により，大多数の腸内共生菌は腸管上皮に付着することが妨げられるが，一部の細菌は上皮まで到達する．しかし，上皮細胞間にはオクルディン，クローディンなどの膜蛋白質を介して隣り合う細胞同士が密着するタイトジャンクションが形成され（図5.15），上皮まで到達した腸内共生菌が上皮細胞間を通過して体内に侵入して強い炎症反応を引き起すことのないようになっている．腸管上皮は急速に自己再生するが，この継続的な細胞のターンオーバーは細胞間の接着を保ったまま起る．

ただし，上皮まで到達した細菌の一部は体内に取り込まれる．このような微生物菌体の取込みは，特殊に分化した上皮細胞であるM細胞や上皮細胞間か

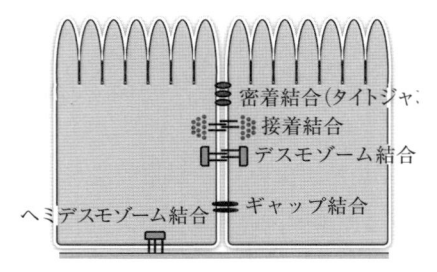

図 5.15　腸管上皮細胞における細胞間結合様式
腸管上皮細胞の細胞間結合には，大きく分けて，密着結合，接着結合，デスモゾーム結合とヘミデスモゾーム結合，ギャップ結合の4つの様式がある．この中で，密着結合（タイトジャンクション）においてはオクルディンやクローディンといった密着結合蛋白質が隣り合った細胞の細胞膜を連続的につなぎ合わせており，細胞がお互いの細胞膜を密着させてしっかりと結合することとなる．

ら突起を伸ばした樹状細胞を介する．このような形で体内に菌体が取り込まれることにより自然免疫応答が誘導されるが，この応答は腸管の恒常性を維持するうえで必要なものである．すなわち，腸内共生菌の接触および取込みが制限されることによりバランスのとれた自然免疫応答が誘導され，腸管の恒常性の維持に必要な最小限の炎症反応のみが誘導される仕組みになっている．

一方，サイトカインによる上皮の機能の変化により，タイトジャンクションの機能不全や上皮細胞のアポトーシスを介して腸管上皮のバリア機能が低下すると，管腔の抗原が腸管内へ取り込まれ，炎症が引き起される．たとえば，潰瘍性大腸炎ではIL-13によるクローディン-2の発現増強や上皮細胞のアポトーシスにより腸管上皮の透過性が増大することが報告されている．

5.5.3 菌体認識分子の発現量・局在の制御

粘液や抗菌ペプチドのバリアをくぐりぬけて腸管上皮に到達した細菌のうち，一部が体内へ取り込まれて免疫応答を誘導するのに加えて，その他の体内へ取り込まれなかった細菌もまた腸管上皮細胞に認識されることにより免疫応答の誘導に関与する．腸管上皮細胞にはTLRやNOD-like receptor（NLR）をはじめ菌体の認識に関わる分子が発現し，これらの分子を介した腸内共生菌の認識とそれに続く免疫応答の誘導が上皮細胞の恒常性維持に必要であることが示されている．しかしながら腸内共生菌により過剰な炎症反応の誘導が起らないよう，腸管上皮細胞による認識の局面においても特徴的な制御機構が存在する．

健常なヒトの腸管上皮では，主にビフィズス菌や乳酸桿菌などのグラム陽性菌を認識するTLR2，主に*Bacteroides*などグラム陰性菌を認識するTLR4の発現は低レベルにしか検出されないことが報告されている．また，MD2やCD14といった共刺激分子の発現が低いとされる．逆に，炎症性腸疾患においては，TLR2，TLR4の発現増大，それによる腸内共生菌に対する過剰応答が観察されるケースが多い．このような遺伝子発現の量的な制御は，転写レベル，転写後レベル，翻訳後レベルのさまざまな段階で起る．このうち転写レベルの制御は，多くの遺伝子において遺伝子上の転写制御領域に結合した転写因子によってもたらされる．たとえば，TLR4遺伝子に関しては，Ets結合モチーフ

やIRF結合部位，AP-1結合部位などがミエロイド系細胞における転写活性化に関わるDNA領域として同定され，転写因子PU.1がTLR4遺伝子の転写を活性化することが明らかにされている（図5.16）．最近，腸管上皮細胞におけるTLR4遺伝子の転写抑制にはDNAメチル化およびヒストンアセチル化といったエピジェネティックな機構が関与することが示されており，このようなエピジェネティックな制御によるクロマチンの構造変換を介した遺伝子発現制御が一連の菌体認識分子の発現制御を介して炎症反応を制御している可能性が

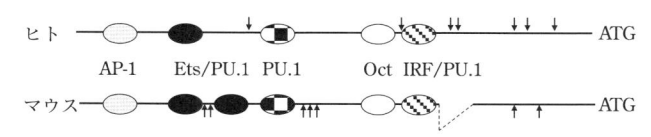

図5.16　TLR4遺伝子の転写制御

ヒトおよびマウスのTLR4遺伝子の翻訳開始点上流約330 bpの領域を模式的に示した．この領域の塩基配列はヒトとマウスで70%程度の相同性を有し，転写因子の結合モチーフの多くが保存されている．また，この領域中に存在するCpGモチーフを矢印で示した．腸管上皮細胞ではこれらのCpGモチーフのメチル化によりTLR4遺伝子の発現が抑制される．

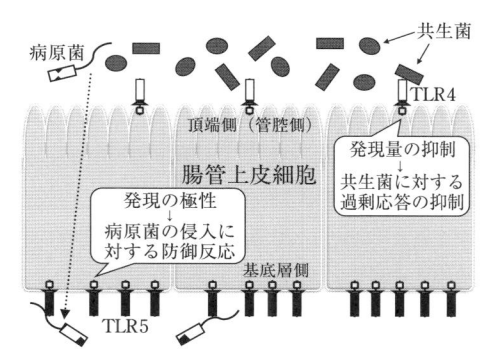

図5.17　腸管上皮細胞におけるTLRの発現制御とその生理的意義

腸管上皮細胞ではTLR4の発現が低レベルに維持されることにより，共生菌からの刺激で過剰な炎症反応が誘導されることなく，腸内の恒常性が維持される．一方，TLR5は基底層側の細胞表面でのみ高発現し，侵入してきた病原菌に対して防御応答を惹起する．

考えられる．

　TLRの発現量の制御とともに腸管上皮細胞の微生物菌体に対する反応性を決定するもう一つの重要な制御が，TLRの局在の制御である．腸管上皮細胞は極性をもつ細胞であり，管腔側では常に腸内共生菌に曝されており，基底層側では粘膜固有層に接している．細菌の鞭毛の成分であるフラジェリンを認識する受容体であるTLR5は，基底層側の細胞表面でのみ高い発現が観察される．サルモネラなどの病原菌には鞭毛をもち運動性を有するものが多く，腸管に侵入し管腔側から基底層側へと移動して，基底層側に発現するTLR5により認識され炎症反応を引き起す（図5.17）．一方，共生菌の一部も鞭毛を有するが，このように管腔側から基底層側へと移動する能力がなく炎症反応を誘導しないと考えられている．また，炎症を起している腸管では，上皮細胞のバリアが破壊されているため，共生菌も基底層側のTLRを介して炎症反応を誘導することが可能となり，炎症の増悪，慢性化に寄与する可能性がある．

　以上のように，腸管上皮では菌体の認識に関わる分子の発現量や細胞内局在がそれぞれ特異的に制御され，対応するリガンドからの刺激を適切に受け取り応答することができるようになっている（図5.18）．これにより共生菌による過剰な炎症反応の誘導は防がれ，かつ，侵入してきた病原菌に対しては防御応答を惹起することが可能となっていると考えられる．

機構	効果
① 粘液の産生	共生菌との接触の抑制
② 抗菌ペプチドの産生	
③ タイトジャンクションの形成	共生菌の体内への侵入の抑制
④ 菌体認識分子の発現制御	菌体認識の感度の低減
⑤ 細胞内シグナルの制御	NF-κBの活性化の抑制

炎症反応の抑制

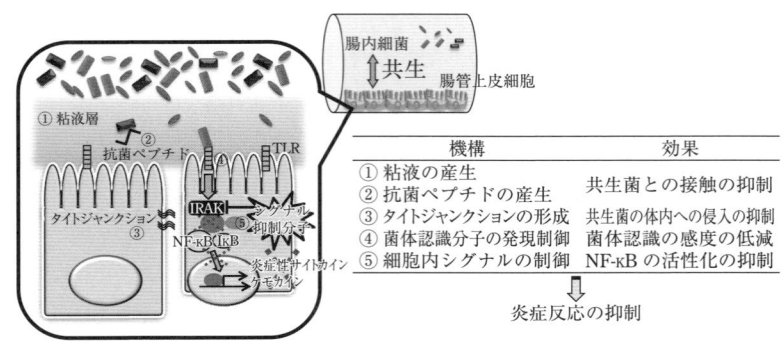

図5.18　腸管上皮における炎症の抑制機構
管腔に大量の腸内共生菌が生息するにもかかわらず，腸管上皮において過剰な炎症反応の誘導が抑制される機構の全体像を模式図にまとめた．

5.5.4 細胞内シグナルの制御

腸管上皮においては，5.5.3 に記したような菌体認識の局面のみならず，その後の細胞内シグナルの伝達過程においても微生物菌体からのシグナルが減弱され，過剰な炎症反応の誘導が防がれる．たとえば，Tollip は IRAK のリン酸化を阻害することなどにより，また，A20 はユビキチン化を介して TRAF6 や RIP を抑制することにより，TLR 刺激から NF-κB の活性化へと続くシグナル伝達を阻害する．さらに，核内受容体の一つである PPARγ は，NF-κB による遺伝子発現の誘導を阻害する．これらの分子による抑制作用が，炎症反応の終結に重要な役割を果たしている．一方，SIGIRR のように，デコイ受容体として機能して TLR シグナルを阻害する分子も存在する．

これらの抑制性分子は腸管上皮に限らずほかの組織においても発現し，炎症反応の抑制，終結に関わっている．大量の共生菌が生息する特殊な環境にある腸管においては，腸管上皮においてこれらの分子の発現や機能が特異的な機構で調節されることにより，あるいは腸管上皮に特異的な新規の抑制性分子が存在して作用することにより，共生菌に対して過剰な炎症反応が誘導されるのが防がれる可能性も考えられ今後の研究の展開が期待される．また，A20 や PPAR-γ の発現は TLR 刺激により誘導されることから，ここでもやはり共生菌自身が炎症反応の抑制に関わるという現象が観察される．

腸管上皮においては，このようなシグナル伝達の減弱により共生菌に対する炎症反応が抑制される一方，病原菌の侵入時には強いシグナル伝達が誘導されねばならない．腸管上皮細胞は細胞表面にも TLR9 を発現し，頂端側（管腔側）から TLR9 リガンドで刺激した場合には NF-κB の活性化が抑制されるが，基底層側からの刺激では抑制されないことが示されており，病原菌が基底層側まで到達した場合にのみ強い炎症反応が引き起される機構として機能していると考えられている．また，細菌側の違い，すなわち，共生菌あるいは病原菌に特徴的な構成分子により異なるシグナル伝達が誘導される可能性もある．実際に，病原菌からのシグナルでは通常，腸管上皮細胞内で NF-κB が活性化されるが，共生菌の一つである *Bacteroides thetaiotaomicron* や非病原性サルモネラの場合には NF-κB の活性化が阻害されることが報告されている．

以上のように何段階にも張り巡らされた機構により，腸管上皮では，管腔に

大量に生息する共生菌に常に曝されているにもかかわらず，過剰な炎症反応の誘導が防がれ，恒常性を維持するために必要な生理的な炎症反応のみが誘導される．逆に，腸管上皮におけるバリア機構が破綻した場合，あるいは，共生菌により誘導される自然免疫シグナルに異常をきたした場合には，共生菌に対する寛容が破綻し，過剰な炎症反応が引き起される．さらに，このような過剰な炎症反応は，炎症性腸疾患をはじめとする腸管における炎症症状のみでなく，喘息やI型糖尿病のような腸管外における自己免疫疾患の発症や病態に関与することが知られている．

　腸管の恒常性は，宿主の防御免疫と制御機構のバランスのうえに成り立っている．腸管上皮における"制御された"炎症反応の誘導により産生されるサイトカインやケモカインは，さらに樹状細胞やリンパ球などに作用し，パイエル板や粘膜固有層における腸内共生菌特異的な獲得免疫応答の誘導および制御に関わる．なかでも，IL-10 や TGF-β を産生する制御性 T 細胞を含むエフェクター T 細胞の増殖や分化の制御，共生菌特異的 IgA 抗体の産生は，腸管における炎症反応の抑制に重要である．そして，リンパ球などから産生されたサイトカインはまた上皮細胞の機能を調節して炎症反応の抑制に関与する．このように，腸管上皮における炎症反応の制御は，腸管における一連の炎症反応の制御において重要な意義をもつからこそ，厳重な制御がなされていると考えられる．

文　献
1) W. S. Garrett, J. I. Gordon, L. H. Glimcher, *Cell*, **140**, p.859 (2010).
2) O. Shibolet, D. K. Podolsky, *Am. J. Physiol. Gastrointest. Liver Physiol.*, **292**, p.G1469 (2007).
3) M. T. Abreu, *Nat. Rev. Immunol.*, **10**, p.131 (2010).
4) J. M. Wells, L. M. P. Loonen, J. M. Karczewski, *Int. J. Med. Microbiol.*, **300**, p.41 (2010).
5) J. D. Schulzk, S. Ploeger, M. Amasheh, A. Fromm, S. Zeissig, H. Troeger, J. Richter, C. Bojarski, M. Schumann, M. Fromm, *Ann. N. Y. Acad. Sci.*, **1165**, p.294 (2009).
6) T. Pedron, P. Sansonetti, *Cell Host Microbe*, **3**, p.344 (2008).

5.6 自然免疫

　多くの病原体の初発感染部位となっている腸管においては，病原体を速やかに認識し，排除する必要がある．その際，病原体を認識し抗原特異的な免疫応答である獲得免疫系はその誘導までに少なくとも数日はかかるために感染初期の防御としては効果的ではない．すなわち生体防御の最前線にあたる腸管組織においては，獲得免疫系が機能する前に迅速に病原体を排除するための自然免疫が重要である．そのため腸管組織においては，樹状細胞やマクロファージ，上皮細胞などが自然免疫ネットワークを形成している[1〜3]．さらには体内の免疫系においては，獲得免疫系の中核をなすT細胞やB細胞においても腸管組織には自然免疫的な機能を有するものが存在する．

　また腸管においては病原性微生物だけではなく，共生細菌も存在しており，病原性微生物と同様の自然免疫を活性化する分子を発現している．最近の結果から，腸管における自然免疫システムは体内の免疫システムとは異なり，共生細菌の存在する環境下に適した免疫制御機構を独自に備えていることがわかってきた．本節においては，腸管免疫システムの有する自然免疫ネットワークのユニーク性について概説する．

5.6.1 腸管自然免疫システムにおける認識システムと免疫制御

　蛋白質，もしくはペプチドといった特異性のきわめて高い抗原を認識する獲得免疫に対し，自然免疫においては細胞壁成分や核酸などの多くの微生物が共通に有する分子を認識するシステムが発達している．その代表的受容体がTLRである．その他にもNLRが知られている[4]．また微生物由来産物だけではなく，微生物により代謝されることにより産生される短鎖脂肪酸を認識するG蛋白質共役受容体（G protein-coupled receptor：GPCR）なども免疫制御に関わる受容体として最近注目されている[5]．これらの受容体の発現は上皮細胞や免疫系細胞の多くに認められるが，その局在や発現制御を巧みに行うことにより共生細菌の存在する腸管組織において病原体の侵入を見極める免疫システムを構築している．

a. TLR

　TLR は代表的自然免疫認識システムであり，現在，哺乳類では 13 種類の TLR が同定されている．それぞれ認識する分子が異なっており，代表的なものとして二本鎖 RNA（TLR3），LPS（TLR4），鞭毛（TLR5），一本鎖 RNA（TLR7），CpG（TLR9）などがある．

　グラム陰性菌から産生される LPS は TLR4 を介して自然免疫を活性化する．腸管において LPS は上皮細胞やパネート細胞からの抗菌ペプチドの産生を促進する．さらに上皮細胞においては，TLR4 を介したシグナルにより自らのタイトジャンクションを介したバリア機能を増強させていることが示されている[2]．LPS は共生細菌からも多く産生されることを考えると，LPS と常時接する上皮細胞層においては，抗菌ペプチドの産生を介した自然免疫バリアとタイトジャンクションによる物理的バリアを共生細菌からの刺激により発達させていることになる．

　また腸管に多くみられる樹状細胞においては独自の TLR4 発現様式が観察される．脾臓などの体内組織に存在する樹状細胞は TLR4 を強く発現し，LPS に対し強力な自然免疫応答を示すことが知られているが，興味深いことに腸管に存在する樹状細胞は TLR4 をほとんど発現していない[1]．一方で，炎症性腸疾患時においては TLR4 発現細胞が増加していることを加味すると，腸管樹状細

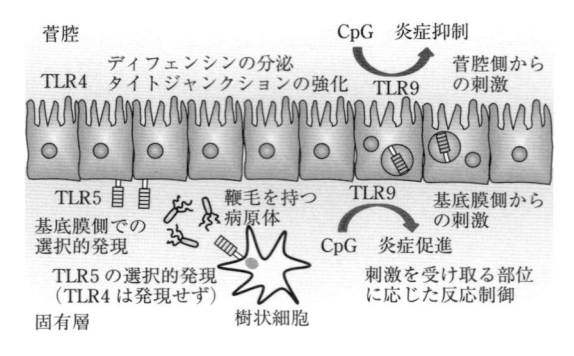

図 5.19　腸管組織における TLR 依存的自然免疫ネットワーク
腸管組織においては，病原性微生物だけではなく共生細菌も TLR リガンドを発現しているため，菅腔に存在する共生細菌と固有層に侵入してきた病原性微生物を識別するための巧みな制御機構が配備されている．

胞がTLR4を発現しないということは，共生細菌からも産生されるLPSに対する不応答を誘導し，腸管組織における恒常性を維持していること，その破綻は炎症性腸疾患に代表される免疫疾患の要因となり得ることが示唆される（図5.19）．

TLR5においても，共生細菌が存在する腸管組織での病原体に対する生体防御を行う上で巧みな制御機構が存在する．TLR5は病原微生物だけではなく，共生微生物にも発現している鞭毛の構成成分の一つであるフラジェリンを認識する．上皮細胞はTLR5を発現しているが，共生細菌の存在している管腔側には発現せず，基底膜側にのみ発現している[2]．すなわち，通常管腔に存在する共生細菌には上皮細胞は反応せず，病原微生物が上皮細胞層を超えた場合にのみ認識できるような局在となっている訳である．一方，前述のように樹状細胞上のTLR4の発現においては，「腸管樹状細胞では発現せず，脾臓樹状細胞では発現する」という現象が観察されたが，TLR5においては「腸管樹状細胞では発現し，脾臓樹状細胞では発現しない」という逆の関係が観察される．これはLPSのように病原微生物由来，共生細菌由来を問わず腸管固有層に入ってくる可能性のある分子には反応せず，鞭毛成分のように微生物が固有層に侵入してきた場合にのみ反応できるためのシステムの一端であるといえる．

上皮細胞は，TLR5の局在だけではなくTLR9の反応においても極性を示す．基底膜側からTLR9の刺激を受けた上皮細胞は，炎症シグナルであるNFk-Bの活性化を示すが，管腔側からの刺激に対しては抑制を行う[3]．これはTLR5の場合と同様，管腔側に存在する共生細菌からの刺激は抑制，もしくは不応答とし，基底膜側，すなわち体内に侵入してきた微生物に対し，炎症反応を示すためのシステムであると考えられる．

b. NLR

NLRはNODと相同性を示す一連の蛋白質である．TLRが細胞表面やエンドソーム内，すなわち膜を隔てて外界側に接しているのに対し，NLRは細胞質内に存在する．そのためNLRは細胞内寄生菌に対する生体防御として機能すると考えられる[4]．

NODにはNOD1とNOD2があり，それぞれペプチドグリカンの異なる部位を認識している．またNLRに属するNOD以外の受容体として細菌RNAや

結晶化尿酸, ATP を認識する NLRP3 や細胞内フラジェリンを認識する NLRP4 が知られている. NOD1, NOD2 は NF-κB などの炎症系転写調節因子の活性化を誘導し, NLRP3, NLRC4 はカスパーゼ-1 の活性化を介し IL-1b や IL-18 の成熟・産生を誘導する.

これまでに NLR は腸管免疫疾患に関わることが示唆されている. たとえば NOD2 の機能欠損多型は炎症性腸疾患であるクローン病の患者で観察される. これらの変異では NF-kB の活性化が消失した結果, ディフェンシンの分泌が抑制されることで, 共生細菌の異常増殖によりクローン病が発症しやすいと考えられている.

c. 短鎖脂肪酸

プロピオン酸, 酪酸, 乳酸などは短鎖脂肪酸 (short-chain fatty acid : SCFA) とよばれ, 主に共生細菌により食物繊維から産生される. 最近, G タンパク質共役型受容体 GPCR である GPR43 が SCFA の細胞膜受容体として機能し, 腸管の恒常性維持に機能していることが報告された. GPR43 を欠損したマウスでは, 大腸炎の悪化が観察された. これらの知見は, これまで潰瘍性大腸炎における一因として提唱されてきたビフィズス菌やバクテロイデス類 (*Bacteroides*) の変化と, それに伴う SCFA の減少のメカニズムを示すものと考えられる. これらがどのように自然免疫を中心とした腸管免疫システムと相互作用するのか今後の課題であるが, 新しい共生細菌と宿主免疫系の相互作用を示す興味深い知見である.

5.6.2 腸管自然免疫システムとしての IgA

抗体は獲得免疫システムにおける代表的機能分子であり, 腸管においてはその大部分を IgA が占めるが, 腸管に産生される IgA 抗体においては自然免疫的に機能するものも存在する[6]. 通常, 抗体産生は抗原提示細胞上の MHC class II 分子と CD4 陽性 T 細胞上の T 細胞受容体 (T cell receptor : TCR) を介した相互作用と B 細胞上の MHC class II 分子を介した同一抗原の抗原提示, さらには CD40-CD40 リガンドなどの副刺激分子により B 細胞でのクラススイッチと抗体産生細胞である形質細胞への分化が進むことで誘導される. これらの反応においては T 細胞ならびに MHC 分子に依存的な T 細胞依存的抗原

に対する抗体産生が行われ，T細胞やMHC分子を欠損したマウスでは，これらT細胞依存的抗原に対する抗体産生は行われない．腸管においてこれらの反応は主にパイエル板において行われる．

一方で腸管においてはT細胞やMHC分子に非依存的なIgA抗体産生経路も存在する．そのためT細胞欠損マウスの腸管においてもIgA産生が認められる．これらのIgA産生を担っているのはB-1細胞とよばれる細胞集団である．B-1細胞は通常われわれがB細胞とよんでいるB-2細胞とは，細胞表面マーカーや分化経路が異なり，腹腔や胸腔において多く観察される．腹腔に存在するB-1細胞は腸管へ移行した後，IgA産生形質細胞へと分化し，IgA産生に寄与する．これらB-1細胞から産生されるIgAは主にT細胞非依存的抗原に対して反応性を示す．T細胞非依存的抗原とはMHC分子／TCRを介したT細胞への抗原提示と認識を必要としない抗原であり，非蛋白質抗原である脂質や多糖類などが代表的なものである．これらの多くは宿主だけではなく微生物にも発現している．特筆すべきことは，微生物においても病原性微生物だけではなく，共生細菌にも共通で発現しているということである．すなわちこれらT細胞非依存的抗原に対するIgAは微生物の病原性を問わず共通に発現しているT細胞非依存的抗原に反応性を示すことで，なかば非特異的に微生物に反応し，その機能を制御していると考えられる．T細胞非依存的抗原に対するIgA産生経路については，2008年以降パイエル板と同様，腸管のリンパ組織である孤立リンパ小節もその誘導の場として機能していることが示され，その重要性が注目されている．

5.6.3 腸管における自然免疫型T細胞

腸管においてはT細胞レベルでも自然免疫に関与する細胞が存在する．これらの細胞は主に上皮細胞層に観察され，上皮細胞間リンパ球（intraepithelial lymphocyte：IEL）とよばれている[7]．IELは，小腸では4から10個の上皮細胞に一つ，大腸では30〜50個の上皮細胞に一つの割合で観察される．脾臓などで観察されるT細胞のほぼすべてが$\alpha\beta$型のTCR（$\alpha\beta$TCR）を発現しているのに対し，IELは$\alpha\beta$TCRに加え，$\gamma\delta$型TCR（$\gamma\delta$TCR）を発現する細胞を多数含む．$\alpha\beta$TCR発現T細胞と同様，$\gamma\delta$TCR発現T細胞は主要なMHC

関連分子をすべて欠損するβ2マイクログロブリン欠損マウスで著しく減少することから，MHC関連分子を認識していると考えられるが，抗原蛋白質由来ペプチド抗原を提示する古典的MHC分子を欠損したマウスではαβTCR発現T細胞だけが減少し，γδTCR発現T細胞はほとんど影響を受けないことから，非古典的MHC分子が重要であると考えられている．

　これらの非古典的MHC分子として，ヒトではMIC分子やULBPファミリー，HLA-Eなどが知られている．MIC分子はその他の多くの非古典的MHC分子と同様，ペプチド抗原を提示せず，そのもの自身がγδTCRのリガンドとして機能する．MIC分子は微生物刺激や酸化ストレス，癌化などのストレスを受けた上皮細胞により発現される．すなわち，γδTCR発現T細胞は病原体の種類に寄らず感染という共通のストレスにより上皮細胞に発現誘導されたMIC分子を自然免疫的に認識することにより，ストレスもしくはダメージを受けた上皮細胞を排除していると考えられる．一方，マウスではMIC分子の発現は認められないが，類似した構造をもつRae-1やH60が知られているが，現在までのところ，非古典的MHC分子/γδTCRを介した生体防御システムの詳細は不明であり，その解明が今後の課題となっている．またこれらγδTCRを発現するIELは腸内細菌依存的に分化することが知られているが，T細胞分化の場である胸腺への依存性も含め，その発生，分化，機能の多くが未解明である．

5.6.4　腸管特異的natural killer様細胞を介した自然免疫システム

　natural killer（NK）細胞は，癌細胞やウイルスに感染した細胞を認識し排除する自然免疫システムにおいて重要な役割を担う細胞であるが，2008年にNK細胞の表面マーカーの一つであるNKp46を発現し，IL-22を産生するユニークなNK（様）細胞が腸管において同定された[8]．これらの細胞は，NK細胞と異なり転写因子の一つであるRORγtを発現している．また腸管に散在しているNK細胞とは異なり，RORγt発現NK様細胞はクリプトパッチに特異的に観察される（図5.20）．興味深いことにRORγt発現NK様細胞は，NKG2Dなどの活性化NK細胞マーカーを発現しているのにも関わらず，実際に癌細胞などを殺傷する能力はもたない．その一方で，上皮細胞に働きかけ，抗菌分子で

5.6 自然免疫

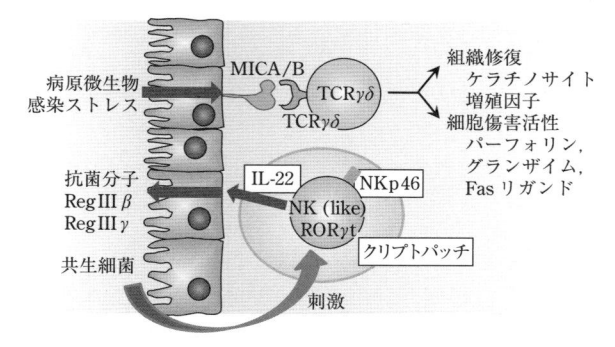

図 5.20 腸管組織における T 細胞や NK 様細胞を介した自然免疫制御
腸管組織に存在する $\gamma\delta$TCR を発現する T 細胞は，病原微生物の感染ストレスにより上皮細胞に発現誘導された MICA/B を認識し，組織修復や病態性細胞の排除に働く．一方，共生細菌の刺激により誘導される RORγt 発現 NK 様細胞は IL-22 を産生する．IL-22 の刺激を受けた上皮細胞は抗菌分子である RegIIIβ や RegIIIγ を産生する．

ある RegIIIβ や RegIIIγ の産生を誘導するサイトカインである IL-22 を特異的に高産生する．また無菌マウスでは腸管の NK 細胞は正常に存在するが，RORγt 発現 NK 様細胞は著しく減少することから，腸内細菌を介した刺激により分化する細胞集団のようである．これらのことから RORγt 発現 NK 様細胞は共生細菌依存的に誘導され，上皮細胞からの抗菌ペプチドの産生を誘導・促進することで上皮細胞層における恒常性維持と生体防御に機能しているユニークな細胞集団であると考えられる．

文 献

1) 植松智，審良静男，実験医学増刊 粘膜免疫からの感染と免疫応答機構，**112**, p.3190（2007）.
2) E. Cario, D. K. Podolsky, *Mol. Immunol.*, **42**, p.887 (2005).
3) J. Lee, J. M. Gonzales-Navajas, E. Raz, *Semin. Immunopathol.*, **30**, p.3 (2008).
4) 猪原直弘，生化学，**82**, p.12（2010）.
5) K. M. Maslowski, A. T. Vieira, A. Ng, J. Kranich, F. Sierro, D. Yu, H.C. Schilter, M. S. Rolph, F. Mackay, D. Artis, R. J. Xavier, M. M. Teixeira, C. R. Mackay, *Nature*, **461**, p.1282 (2009).
6) S. Fagarasan, S. Kawamoto, O. Kanagawa, K. Suzuki, *Annu. Rev. Immunol.*, **243** (2010).
7) J. Kunisawa, I. Takahashi, H. Kiyono, *Immunol. Rev.*, **215**, p.136 (2007).
8) K. J. Malmberg, H. G. Ljunggren, *Nat. Immunol.*, **10**, p.11 (2009).

6章 腸内共生系の破綻と疾病

6.1 病原菌と常在菌の境界

6.1.1 病原菌の定義

　細菌などの微生物が宿主に感染して疾病を引き起す能力のことを病原性といい，病原性をもつ細菌を病原菌とよぶ．病原性を有する細菌は，何らかの病原因子を保持しているが，逆のいい方をすれば，何らかの病原因子を有する細菌が病原菌となりうる．しかし，同じ菌種内でも，菌株によって病原性の有無や強弱，病原型が異なるケースもしばしば存在する．さらに宿主には，細菌の生体内への侵入や生体内での増殖を阻止するさまざまな生体防衛機構が何重にも備わっており，病原菌の定義はそれほど単純ではない．たとえば，強い病原性を有する菌（強毒菌）は生体防衛機構を打ち破って感染し，疾患を惹起するが，病原性の弱い菌（弱毒菌）は通常は疾患を引き起すことはない．しかし，防衛機構に障害が生じた宿主では，弱毒菌でも疾患を起すことがあり，このような感染症は日和見感染症とよばれる．このように，感染の成立は宿主の生体防衛機構と微生物の病原性の強さのバランスによって決定されるため，強毒菌と弱毒菌，あるいは病原菌と非病原菌を明確に区別することは非常に難しい．

　このような病原菌と非病原菌の違いを考えるうえで，とくに興味深い研究対象の一つは宿主の生体表面に常在している細菌群であろう．生体の表面には，多種多様な菌種からなる細菌が集団となって常在しており，これらの細菌集団を常在細菌叢とよび，この集団を構成する菌を常在菌とよんでいる．常在菌は強い病原性をもたず，宿主に病気を起すことはほとんどない．むしろ常在細菌叢は，宿主に欠けている補酵素などを合成して宿主に供給するなどの役割を有するほか，宿主免疫機構の活性化や強毒菌の侵入を物理的に阻止する生物学的バリアを構成することで，宿主の生体防御機構の一翼を担っており，宿主とは

共生関係にあると考えられている．

しかし，宿主の生体防御機構が破綻した場合，すなわち易感染性宿主においては，常在菌の一部は生体内に侵入して疾患を引き起こすこともある．たとえば，黄色ブドウ球菌は多くのヒトの鼻腔内に常在しているが，皮膚などに傷害が生じると健常人でも化膿性疾患を引き起こすことがあり，全身的な生体防御機構に問題が生じた宿主では敗血症のような重篤な疾患に発展する．このように，菌側の要因だけでなく宿主側の要因も常に考慮する必要があるために，病原菌と常在菌の違いを明確に定義することは難しいが，同一菌種内に，常在菌として存在する菌株と病原菌となる菌株が存在する場合には，それぞれの菌株の違い，とくにそのゲノム情報の違いを考えることによって，病原菌と常在菌の違いの一端がみえてくる可能性がある．本節では，そういった菌種内でのバリエーションが比較的よく研究されている大腸菌を例にあげて，病原菌と常在菌の違いについて考えてみる．

6.1.2 細菌の病原因子とは

病原菌と常在菌の違いについて議論する前に，細菌の病原因子について簡単にまとめる．細菌の病原性の有無や強さは，産生する病原因子の有無や種類によって規定されるといえるが，細菌の主な病原因子として以下のようなものがある．

a. 定着・侵入因子

感染の成立には，病原菌が特定の感染部位に定着する必要がある．定着因子としては，線毛のほか種々の菌体表層蛋白質が非線毛性アドヘジンとして働く．また，病原細菌の一部は，宿主内に侵入するための特別な機構（侵入因子）を保持している．

b. 鉄獲得系

鉄イオンはすべての生物に必須であるが，宿主生体内には遊離の鉄イオンはほとんど存在していない．したがって，病原菌には，生体内で増殖するために種々の鉄獲得機構が備わっている．

c. 生体防御機構に対する抵抗因子

病原菌が宿主から速やかに排除されないためには，生体内での防衛機構（自

然免疫と適応免疫）から逃れる必要があり，そのためのさまざまな機構が存在する．生体内に細菌が侵入すると，好中球やマクロファージによって速やかに貪食されるが，多くの病原菌は貪食に抵抗する機構をもっている．貪食されても殺菌抵抗性を示し，細胞内で増殖する病原菌も存在する．さらに，血液中では補体による攻撃を受けるが，病原菌の多くは補体に抵抗する仕組みを有する．抗体などの適応免疫に対しても，主要抗原を変化させる（抗原変換）などの手段で対抗する場合もある．

　d. 毒素・菌体外加水分解酵素

　ほとんどの病原菌はさまざまな毒素や加水分解酵素を分泌し，宿主の細胞や組織に傷害を与える．毒素ごとにターゲットとなる細胞や組織は異なり，作用機序も蛋白質合成阻害，細胞内シグナル伝達系の阻害や過剰な活性化などさまざまである．スーパー抗原といわれる毒素は宿主の免疫系を過剰に活性化し，ショックなどの激しい全身症状を引き起こす．菌体外加水分解酵素も多種多様であり，蛋白質や多糖体（ヒアルロン酸など）などからなる細胞間物質を分解し，分解産物を栄養分として利用するだけでなく，感染巣を拡大する．

　毒素や加水分解酵素のような蛋白質を菌体外へ分泌するためには，何らかの分泌機構が必要であるが，細菌の蛋白質分泌機構は数種類に分類される．このうち，3型分泌機構とよばれる機構はとくに巧妙な分泌系であり，ニードル様の分泌装置を宿主細胞へ突き刺し，エフェクターとよばれる蛋白質を細胞内に直接注入して細胞機能に傷害を与える．

　e. 薬剤耐性遺伝子

　抗菌薬耐性も広い意味では病原因子とみなすことができる．ほとんどの抗生剤に耐性となった超多剤耐性菌も次々と出現しているが，その多くは弱毒菌であり，院内感染などで問題となっている．強毒菌においても超多剤耐性菌が出現し，より大きな問題となる可能性もある．

6.1.3　大腸菌の比較ゲノム解析からみた病原菌と常在菌の違い

　a. 大腸菌の病原性とそのバリエーション

　ほとんどの大腸菌は非病原性の常在菌であり，生後数時間の乳児から定着し始め，腸内細菌叢の構成菌種として生涯存在している．しかし，一部の菌株は

ヒトに対して明らかな病原性を示す．このような病原性大腸菌にはさまざまな病原型をもった菌株が存在し，腸管内あるいは腸管外でさまざまな感染症を引き起こすが，このような病原型の違いは，それぞれの菌株が保持する病原因子のセットの違いによって規定されていると考えられている[1]．

　腸内に感染する下痢原性大腸菌では，少なくとも5つの病原型に分類されており，それぞれが異なった疫学的特徴や臨床症状を示す．その分類は，腸管出血性大腸菌（enterohemorrhagic *Escherichia coli*：EHEC），腸管病原性大腸菌（enteropathogenic *E. coli*：EPEC），毒素原性大腸菌（enterotoxigenic *E. coli*：ETEC），腸管侵入性大腸菌（enteroinvasive *E. coli*：EIEC），腸管凝集性大腸菌（enteroaggregative *E. coli*：EAEC）である．また，赤痢菌（*Shigella* sp.）は，歴史的に大腸菌とは別菌種として扱われてきたが，進化系統学的には大腸菌の中の亜系統とみなされる[1]．腸管外感染症を引き起こす病原性大腸菌（extraintestinal pathogenic *E. coli*：ExPEC）については，下痢原性大腸菌ほどは厳密な区別がなされていないが，尿路病原性大腸菌（uropathogenic *E. coli*：UPEC）や新生児髄膜炎の原因となるK1抗原陽性大腸菌などが知られている[1]．

b．大腸菌におけるゲノム解析の進展

　前項で述べた病原性大腸菌の多くは臨床的にも重要な病原菌であり，それぞれの病原型も比較的よく整理されていることから，各病原型大腸菌のゲノム解析が進んでいる．また，モデル生物の一つとして詳細な生化学的・遺伝学的解析がなされ，DNA組換え実験などにおける宿主として広く使用されているK-12株のゲノム配列は，細菌の全ゲノム解析が開始された早い時期に決定されている．また，健康なヒトから分離された常在性大腸菌についても，数株の全ゲノム配列が決定されており，現時点では，表6.1に示すように赤痢菌を含めて40株のゲノム配列が論文発表されている．

　これらのゲノム解析からは，大腸菌／赤痢菌のゲノムサイズには，4.6 Mbから5.9 Mbと驚くべき多様性が存在し，コードされる遺伝子数も4,574から5,795と菌株によって大きく異なる．これまで全ゲノム配列が決定されたほぼすべての大腸菌株に存在する遺伝子の種類は約2,000種類であり，これらは大腸菌のコア遺伝子セットとみなすことができる．

　一方，これ以外の遺伝子レパートリーには，菌株間で大きなバリエーショ

表 6.1　全ゲノム配列が論文発表されている大腸菌／赤痢菌

株名	病原型または生物型	血清型	染色体(kb)	プラスミド数	文献
Sakai	腸管出血性大腸菌(EHEC)	O157:H7	5498	2	DNA Res., **8**:11-22（2001）
EDL933	腸管出血性大腸菌(EHEC)	O157:H7	5528	1	Nature., **409**:529-33（2001）
TW14359	腸管出血性大腸菌(EHEC)	O157:H7	5528	1	Infect. Immun., **77**:3713-21（2009）
11128	腸管出血性大腸菌(EHEC)	O111: H-	5371	5	PNAS, **106**:17939-44（2009）
11368	腸管出血性大腸菌(EHEC)	O26:H11	5697	4	PNAS, **106**:17939-44（2009）
12009	腸管出血性大腸菌(EHEC)	O103: H2	5449	1	PNAS, **106**:17939-44（2009）
E24377A	腸管毒素原性大腸菌(ETEC)	O139:H28	4979	6	J. Bacteriol., **190**:6881-93（2008）
H10407	腸管毒素原性大腸菌(ETEC)	O78:H11:K80	5153	4	J. Bacteriol., **192**:5822-31（2010）
CB9615	腸管病原性大腸菌(EPEC)	O55:H7	5386	1	PLoS ONE, **5**:e8700（2010）
E2348/69	腸管病原性大腸菌(EPEC)	O127:H6	4965	2	J. Bacteriol., **191**:347-54（2008）
55989	腸管凝集性大腸菌(EAEC)		5155	0	PLoS Genet., **5**:e1000344（2009）
042	腸管凝集性大腸菌(EAEC)	O44:H18	5241	5	PLoS ONE, **5**:e8801（2010）
LF82	接着性侵入性大腸菌(AIEC)		4773	1	PLoS ONE, **5**:e12714（2010）
APECO1	腸管外病原性大腸菌(ExPEC)	O1:K1:H7	5082	4	J. Bacteriol., **189**:3228-36（2007）
UMN026	腸管外病原性大腸菌(ExPEC)	O17:K52:H18	5202	2	PLoS Genet., **5**:e1000344（2009）
IHE3034	腸管外病原性大腸菌(ExPEC)	O18:K1:H7	5108	0	PNAS, **107**:9072-7（2010）
S88	腸管外病原性大腸菌(ExPEC)	O45:K1	5032	1	PLoS Genet., **5**:e1000344（2009）
IAI39	腸管外病原性大腸菌(ExPEC)	O7:K1	5132	0	PLoS Genet., **5**:e1000344（2009）
536	尿路感染性大腸菌(UPEC)	O6:K15:H31	4938	0	PNAS, **103**:12879-84（2006）
CFT073	尿路感染性大腸菌(UPEC)	O6:K2:H1	5231	0	PNAS, **99**:17020-24（2002）
UTI89	尿路感染性大腸菌(UPEC)		5065	1	PNAS, **103**:5977-82（2006）
ABU 83972	無症候性細菌尿由来	OR:K5:H-	5131	1	PLoS Pathog., **6**:e1001078（2010）
ED1a	常在性大腸菌	O81	5210	1	PLoS Genet., **5**:e1000344（2009）
HS	常在性大腸菌	O9	4643	0	J. Bacteriol., **190**:6881-93（2008）
IAI1	常在性大腸菌	O8	4701	0	PLoS. Genet., **5**:e1000344（2009）
SE11	常在性大腸菌	O152:H28	4888	6	DNA Res., **15**:375-86（2008）
SE15	常在性大腸菌	O150:H5	4717	1	J. Bacteriol., **192**:1165-66（2010）
SMS-3-5	環境分離株	O19:H34	5068	4	J. Bacteriol., **190**:6779-94（2008）
K-12 MG1655	実験室株		4639	0	Science, **277**:1453-74（1997）
K-12 W3110	実験室株		4646	0	Mol. Syst. Biol., **2**:2006.0007（2006）
DH10B	実験室株(K-12 株由来)		4686	0	J. Bacteriol., **190**:2597-2606（2008）
BW2952	実験室株(K-12 株由来)		4578	0	J. Bacteriol., **191**:4025-29（2009）
BL21	実験室株(B 株由来)		4557	0	J. Mol. Biol., **394**:644-52（2009）
REL606	実験室株(B 株由来)		4629	2	J. Mol. Biol., **394**:644-52（2009）
S. flexneri 2a 301	赤痢菌	2a	4607	1	NAR, **30**:4432-41（2002）
S. flexneri 5 8401	赤痢菌	5	4574	0	BMC Genomics, **7**:173（2006）
S. flexneri 2a 2457T	赤痢菌	2a	4599	0	Infect Immun., **71**:2775-86（2003）
S. boydii Sb227	赤痢菌	4	4519	1	NAR, **33**:6445-58（2005）
S. dysentriae Sd197	赤痢菌	1	4369	2	NAR, **33**:6445-58（2005）
S. sonnei Ss046	赤痢菌		4825	4	NAR, **33**:6445-58（2005）

ンがみられる.これらの遺伝子の中には,特定の菌株や系統で脱落した遺伝子群と他の菌種などから獲得した外来性遺伝子群が含まれる.とくに外来性遺伝子群の量は,以前に考えられていたレベルを遙かに超えており,多数のゲノム配列が明らかになった現在でも,新たな菌株のゲノム解析を行うと200から300種類の新しい遺伝子が発見される.すなわち,大腸菌 pan-genome(菌種全体が有する遺伝子レパートーリー)は open genome であるということができる.

　c. 常在大腸菌と病原性大腸菌のゲノムの違い

　これまでに,K-12株を含めて11株の常在大腸菌(実験室株含む)の全ゲノム配列が論文発表されている.これらの菌株には,毒素のような宿主細胞に直接傷害を与えるような病原因子をコードする遺伝子がほとんど存在しない.しかし,腸管への定着や腸内での生存に必要な因子(定着因子や鉄獲得系因子など)をコードする遺伝子は複数存在する[2,3].これらの定着因子の多くは,病原性大腸菌にも常在株にも幅広く存在する.

　一方,各病原型の病原性大腸菌には,毒素などのさまざまな病原因子をコードする遺伝子が存在し,各病原型に特有な病原遺伝子セットの存在もみえてきている.重要な点は,それらのほとんどは外来性であることであり,各タイプの病原性大腸菌は,遺伝子の水平伝播により病原遺伝子セットをそれぞれ獲得し,常在性大腸菌から病原性大腸菌へと進化してきたと考えることが可能である.また,このような外来性の病原遺伝子セットの獲得による病原性株への進化は,異なる進化系統においても独立して起こていることも明らかになってきた.

　次項では,こういった病原性大腸菌の進化について,二つの例を紹介する.一つはわれわれが精力的に進めてきた EHEC の解析で,もう一つは他のグループによって行われた ETEC の解析である.

　d. 病原性大腸菌の進化とゲノムの特徴

　(ⅰ)EHEC の例　　EHEC は,大腸上皮細胞に繊毛などの定着因子によって付着した後,3型分泌機構によってエフェクターを上皮細胞に注入し,attaching and effacing lesion という特殊な台座構造を形成して,そこへ強固に付着する[1].さらに分泌される種々のエフェクターや志賀毒素などの作用により,血性の下痢と激しい腹痛を主症状とする出血性大腸炎を引き起すだけでなく,

溶血性尿毒症症候群や脳症といったきわめて重篤な合併症が生じることもある．EHEC 感染症では，O157 の血清型をもつ菌株による症例がもっとも多いが，O26，O111，O103 を中心とした non-O157 の血清型をもつ菌株の症例も世界的に増加傾向にあり，基本的には O157 と同様の病原性を示すと考えられている．

著者らが決定した O157 堺株のゲノムサイズは約 5.6 Mb（プラスミドを含む）であるが，K-12 株のゲノム（約 4.6 Mb）とは約 4.1 Mb にわたる領域が共通で，残りの 1.4 Mb の領域は O157 に特異的な配列であった[4]．O157 特異的配列のほとんどは塩基組成から外来性と推測され，プロファージ，プロファージ様エレメント，プラスミドといった多数の可動性遺伝因子によって運び込まれたと考えられる．主要な病原因子である志賀毒素，溶血毒素，3 型分泌装置とそのエフェクター群（40 個以上）をコードする遺伝子のほとんどがそれらの可動性遺伝因子上にコードされており，O157 はこれらの病原遺伝子セットを遺伝子の水平伝播によって獲得することで，病原菌へと進化してきたと考えられる．

さらに，著者らが最近決定した 3 種類の non-O157 EHEC（O26，O111，O103）の全ゲノム配列を解析した結果[5]，O157 と non-O157 の菌株は，明らかに異なる進化系統に属する大腸菌であるにもかかわらず（図 6.1A），互いに非常によく似た病原遺伝子セットを保持していることが明らかとなった（図 6.1B）．non-O157 EHEC においても，病原遺伝子のほとんどは，プロファージ，プロファージ様エレメント，プラスミドによって運び込まれていたが，同じ病原遺伝子であっても，株によってそれを運んできた可動性遺伝因子には大きな違いがみられた．例として，図 6.2 〜図 6.5 に志賀毒素変換ファージと病原プラスミドの比較を示した．それぞれの病原遺伝子の相同性は非常に高いが，それを運んでいるファージやプラスミドには，構造的に高いバリエーションが存在し，由来の異なる可動性遺伝因子であることがわかる．このようなゲノムの特徴から，それぞれの EHEC は共通祖先から分岐後，類似の病原遺伝子セットを独立に獲得し，平行してその病原性を進化させてきたと考えられる（図 6.6）．

（ii）ETEC の例　　ETEC はコレラと同様の水溶性の激しい下痢を主症状とする腸管感染症を引き起す．とくに上下水道が十分に整備されていない発展

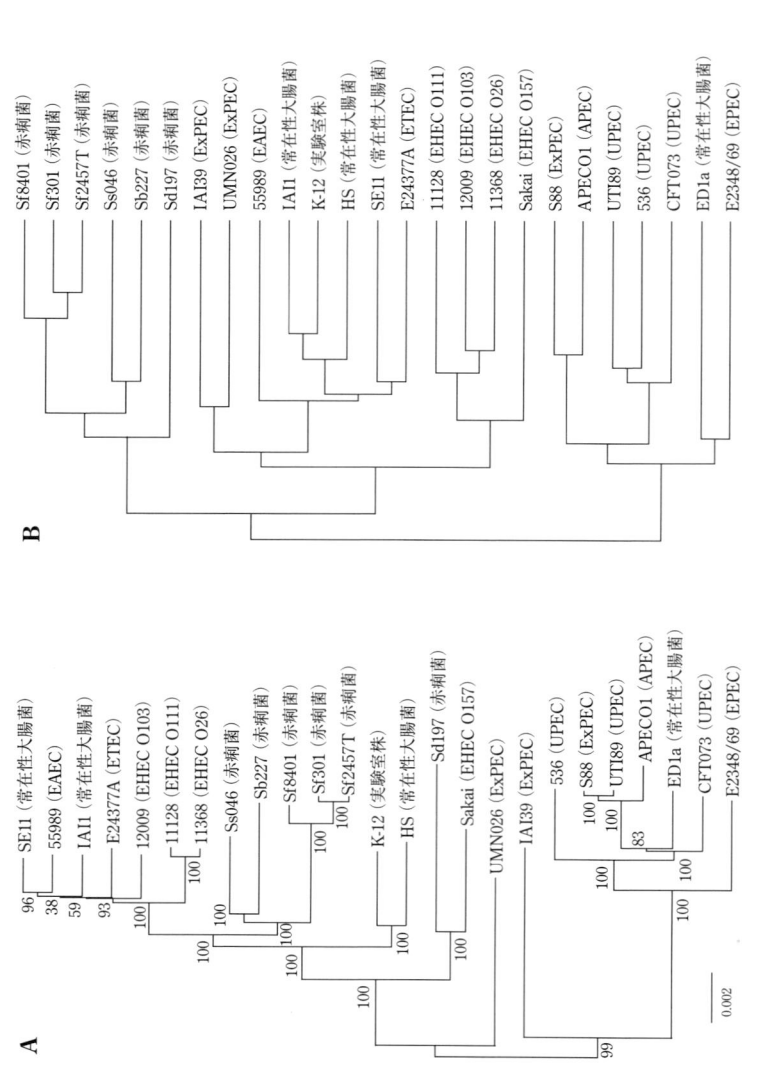

図 6.1 大腸菌の進化系統と全遺伝子レパートリー

A：345 種類のオルソログ遺伝子の塩基配列をもとに NJ 法により構築した全ゲノム配列が決定されている 25 株の大腸菌／赤痢菌株の系統樹。25 株で完全に保存されている 926 個のオルソログ遺伝子のうち、PHI-test により組換えが起こっている可能性が低いと予測された 345 遺伝子を抽出し、系統樹を作成した。ブートストラップ法により系統的信頼性を検定し、各枝の上にその信頼度（％）を表示した（>50％のみ示した）。O157 EHEC と他の進化系統に属する大腸菌であることがわかる。

B：大腸菌と赤痢菌 25 株における全遺伝子レパートリーの類似性の比較。25 株の全遺伝子レパートリーをもとにクラスタリングした結果を示す。独立して進化してきたと考えられる EHEC が非常によく似た遺伝子レパートリーを有することがわかる。

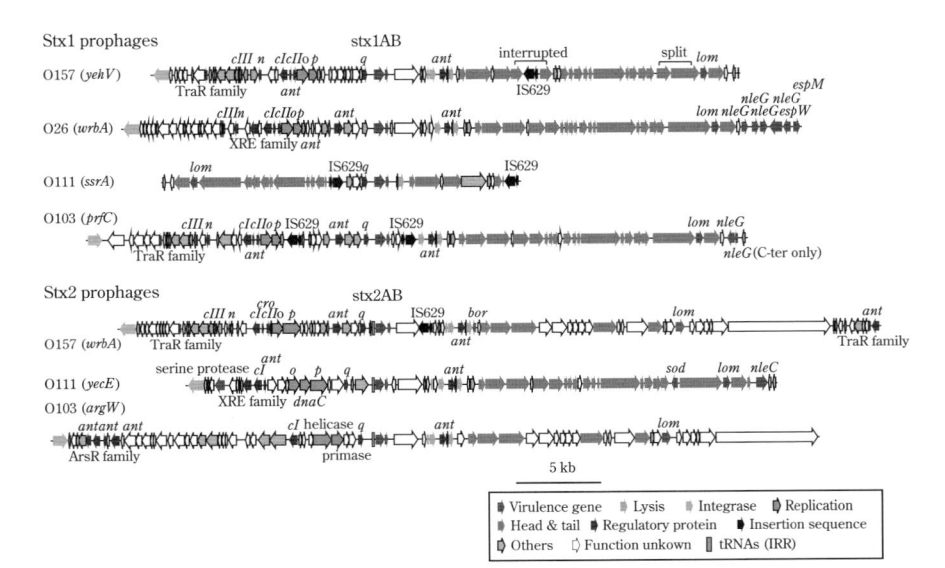

6.1 病原菌と常在菌の境界　215

図 6.2 O157，O26，O111，O103 の血清型をもつ 4 種の EHEC が保有する志賀毒素ファージのゲノム構造の比較

志賀毒素には遺伝的に異なる 2 種類のタイプ（Stx1 と Stx2）が存在し，どちらもラムダファージ様のプロファージ上にコードされている．Stx1 と Stx2 毒素遺伝子自体の配列は EHEC 間でほぼ 100％保存されているが，プロファージの構造には大きなバリエーションが存在する．

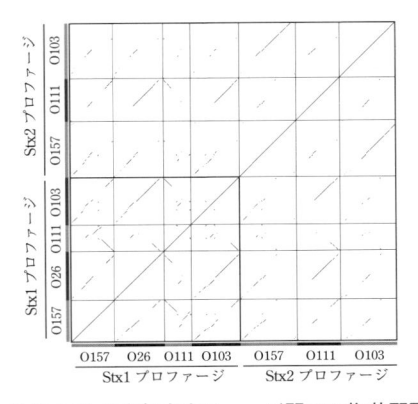

図 6.3 各 EHEC の志賀毒素ファージ間での塩基配列の比較

各 EHEC の Stx1 ファージと Stx2 ファージの全塩基配列の相同性をドットプロット法で比較した結果を示す．各ファージには塩基配列レベルでも大きなバリエーションがみられる．

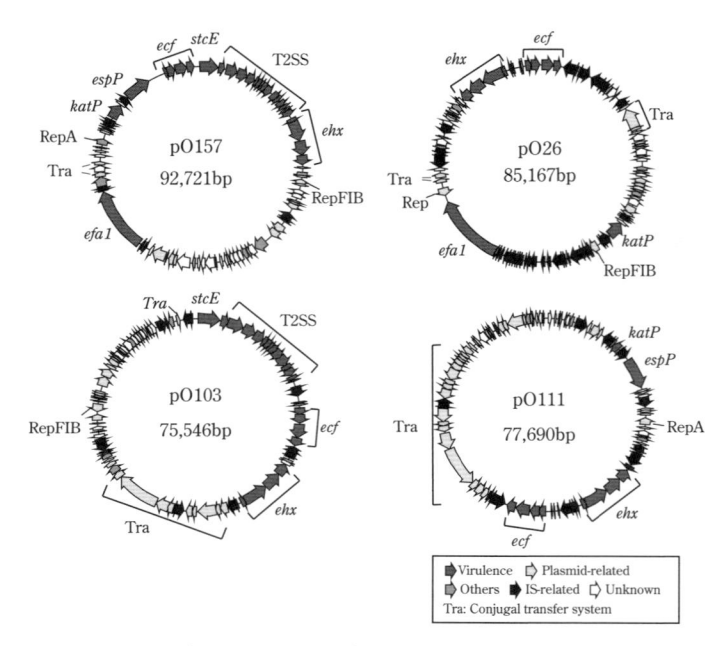

図 6.4　各 EHEC の病原プラスミドのゲノム構造の比較
各プラスミドは同様の病原遺伝子セットをコードしており，これら病原遺伝子の相同性は非常に高いが，病原遺伝子以外のプラスミドゲノム構造には大きな違いが存在する．

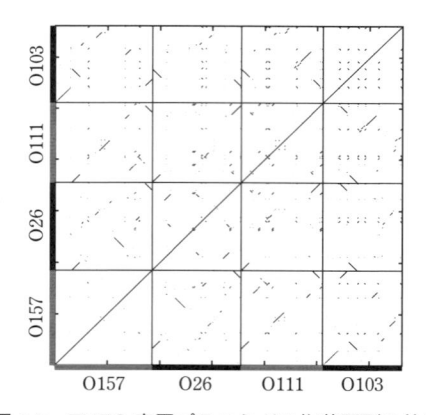

図 6.5　EHEC 病原プラスミドの塩基配列の比較
各 EHEC の病原プラスミドの全塩基配列をドットプロット法で比較した結果を示す．各プラスミドのバックボーンには相同性がほとんどなく，由来の異なるプラスミドであることが示唆される．

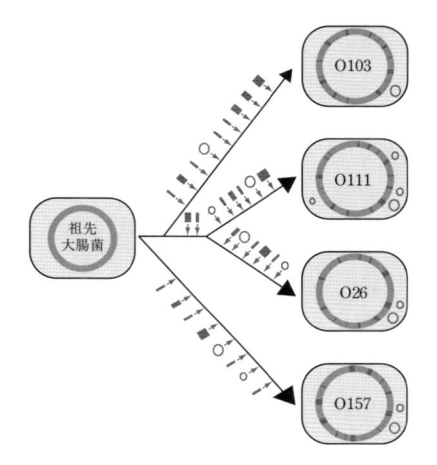

図 6.6　EHEC の平行進化モデル
それぞれの EHEC は共通祖先から分岐後，多数のファージなどの感染により類似の病原遺伝子セットを独立に獲得し，平行してその病原性を進化させてきたと考えられる．

途上国で大規模な集団発生を引き起こし，先進諸国では，海外渡航者下痢症の原因として問題となる病原性大腸菌である．最近，Crossman らは ETEC H10407 株の全ゲノムを解読し，すでに他のグループによりゲノム解読がなされている 2 株の ETEC（1 株はドラフト配列）および常在性大腸菌 2 株とのゲノム比較を行った結果を発表している[6]．

彼らの報告では，染色体上の遺伝子の中で，3 株の ETEC に共通に存在し，常在性大腸菌には存在しない遺伝子，すなわち ETEC に特異的な染色体遺伝子の数は非常に少なく，しかもその中には病原性に関わる遺伝子は含まれない．一方，3 株の ETEC に存在するプラスミド上には，ETEC が特異的に保持する病原性関連遺伝子が複数存在しており，その中には，ETEC の主要な病原因子である易熱性エンテロトキシンや耐熱性エンテロトキシンの遺伝子が含まれる．この結果から，Crossman らは，常在性大腸菌の一部が ETEC に特有の病原性プラスミドを獲得したことで，ETEC へとその病原性を進化させたのではないかと推測している．おもしろいことに，EHEC の病原プラスミドと同様，ETEC の病原プラスミドにおいても，病原遺伝子は共通であるものの，プラス

ミド自体の構造には株間で大きなバリエーションが存在し，複雑な進化過程の存在が推測される．

6.1.4 病原性と常在性の意味

　大腸菌のゲノム解析の結果からは，遺伝子の水平伝播による外来性病原遺伝子セットを獲得することで，常在菌が病原菌へと進化してきた過程がみえてきたといえる．とくにEHECの場合には，このような進化が1回の水平伝播によって生じたのではなく，度重なる水平伝播による病原遺伝子群の獲得がいくつかの進化系統で独立して生じたと考えられる．また，新たに獲得した遺伝子群がもともと存在していた大腸菌に固有の遺伝子群と協調して働く遺伝子発現システムが構築されたことにより，このような強い病原性を有する菌株が出現したと考えられる[7]．事実，健康な人の糞便からも，志賀毒素をもつ大腸菌が稀に分離されるが，このような大腸菌の多くは単に志賀毒素をもつのみで，EHECとしての病原性を発揮するための他の病原遺伝子群を保有していないと考えられる．常在菌の中には，このような病原菌予備軍が存在し，頻繁な水平伝播が繰り返される中で，病原菌としての生存戦略の獲得に成功した菌株が病原菌として生き残ってきたとみなすこともできる．この点で，大腸菌の場合，腸管内での定着や生存に必要な因子が，常在菌でも病原菌でも共通に保持されていることは重要である．

　一方，病原菌には長期の感染などの過程で病原性を失う傾向があることも，大腸菌，緑膿菌，ピロリ菌などの研究から明らかにされている[8~10]．病原菌の多くは宿主には常在しない通過菌であり，このことは宿主への安定した定着には，病原性は不利に働く場合が多いことを意味しているのかもしれない．それでは，病原菌は，何のために病原性を保持しているのであろうか．EHECの志賀毒素は細菌をエサにしている原生動物に毒性を示すという報告もあり，本来は原生動物への抵抗手段として獲得された毒素である可能性も示唆されている[11,12]．われわれは常にヒトの立場に立って病原菌のことを考えてしまうが，病原菌と常在菌の違いについての理解を深めるためには，それぞれの菌の立場から病原性や常在性の意味を考え，研究を行っていく必要もありそうである．

文　献
1) MA.Croxen, BB.Finlay, *Nat. Rev. Microbiol.*, **8**, p.26 (2010).
2) H.Toh, K.Oshima, A.Toyoda, et al., *J. Bacteriol.*, **192**, p.1165 (2010).
3) K.Oshima, H.Toh, Y.Ogura, et al., *DNA Res.*, **15**, p.375 (2008).
4) T.Hayashi, K.Makino, M.Ohnishi, et al., *DNA Res.*, **8**, p.11 (2001).
5) Y.Ogura, T.Ooka, A.Iguchi, et al., *Proc. Natl. Acad. Sci. USA*, **106**, p.17939 (2009).
6) LC.Crossman, RR.Chaudhuri, SA.Beatson, et al., *J. Bacteriol.*, **192**, p.5822 (2010).
7) 林哲也，蛋白質 核酸 酵素，**50**，p.2204（2005）．
8) J.Zdziarski, E.Brzuszkiewicz, B.Wullt, et al., *PLoS Pathog.*, **6**, e1001078 (2010).
9) L.Jelsbak, H.K.Johansen, AL.Frost, et al., *Infect. Immun.*, **75**, p.2214 (2007).
10) J.D.Oh, H.Kling-Backhed, M.Giannakis, et al., *Proc. Natl. Acad. Sci. USA*, **103**, p.9999 (2006).
11) W.Lainhart, G.Stolfa and G.B.Koudelka, *J. Bacteriol.*, **191**, p.5116 (2009).
12) K.M.Steinberg, B.R.Levin, *Proc. Biol. Sci.*, **274**, p.1921 (2007).

6.2　老化と腸内細菌叢

　日本では65歳以上が2割を超え100歳以上の老人が4万人を超えている．これは日本に限ったことでなく，先進国や中国に共通の現象であり，高齢者の健康と疾患の問題は避けて通れない．私たち人間はなんと体細胞の10倍量（10^{14}）の細菌を腸に飼っている．細菌との共存関係が老化によってどのように変化し，ヒトの健康にどのように影響を与えるのかは高齢者の健康と疾病を考える時に重要な問題である．本節をはじめるにあたり一般の人の疑問をあげ，それに科学がどこまで答えてきたのかを追っていくことにする．その疑問とは以下のものである．

　①　腸内で共存関係にある細菌はどのような種類のものがどのような割合で存在し，生まれたときから成人し，高齢者になるとその量，種類は大きく変化するのであろうか．

　②　腸内細菌には善玉菌と悪玉菌があり，老化に従い後者が増加し，健康を害すると一般に考えられている．そのため，善玉菌を摂取したり，善玉菌を増加させる数々の食品が販売されている．腸内細菌は生体にいかなる変化をもたらすのか．

6.2.1 研究の歴史

19世紀の終わりにロシアで生まれパリで活躍したElie Metchnikoff（1854-1915）が腸内腐敗を予防すれば老化を防げるとする説を提唱し，乳酸菌の一種であるブルガリア菌を善玉菌として摂取することを提唱した．Metchnikoffは単細胞生物だけでなく高等動物でも細胞が微生物を貪食することをみつけ，これが細胞性免疫の始まりだとされている．彼はこの発見でノーベル賞を獲得した学問的に著名な学者であるが，不老長寿がヨーグルトで達成できるといった後半生の研究の方が一般の人に広く行き渡り現在でも多くの人に信じられている．現在日本でもこの説が一般に広く知られている．"善玉菌にはビフィズス菌や乳酸桿菌が含まれ，乳酸や酪酸など有機酸を作り体によい働きをしている．悪玉菌にはウェルシュ菌（かつて発見者の名を取って *Clostridium welchii* とよばれたが，*Clostridium perfringens* と学名ではなっている）や大腸菌のように腐敗物質をつくり老化を促進している．老人は善玉菌が減少し，悪玉菌が増加する"と考えられている．

1950年代，理研の光岡知足らはヒトの腸内に細菌が生きていると考え，その培養に挑戦した[1]．それまでは糞便に生きた細菌が存在すると考える人は少数であった．嫌気性菌の培養は困難を極めたと想像される．光岡らは高齢者でビフィズス菌が減少して，*Clostridium perfringens*，乳酸桿菌，enterococciが上昇することを報告した．その後多くの研究者が培養法で腸管内あるいは糞便内の細菌を検索したが一定した結果は得られなかった．研究者によって結果が異なる一つの理由は嫌気性菌の培養が難しかったことによる．他の理由として地域による差も考えられる．

Muellerらはヨーロッパの異なる地域で腸内細菌叢が異なることを示した[2]．光岡のグループはTokyoとYuzuriharaで高齢者や大人の腸内細菌叢が異なることを示している[3]．最も多く細菌の存在する大腸は酸素のない環境であるため，当然ながら偏性嫌気性菌（酸素があると増殖できない厳密な嫌気性菌）の培養が難しいことが想像される．それゆえ初期の培養による同定は培養が困難な多くの菌を見逃していた可能性がある．その後，分子生物学の進歩で糞便や大腸内産物に含まれるDNAをPCRで直接増幅する技術により，培養不可能な多くの菌が存在することが明らかになった．

6.2.2 遺伝子解析による高齢者の腸内細菌の検索

16S rRNA 遺伝子を増幅することで多くの細菌の種類が簡単に同定されるようになってきた[4]. Mariatt らは幼児（1年以内），大人，老人の糞便を定量的PCRで比較をした[5]. すると，単位gあたりの細菌量は年齢でほとんど変わらなかった. このことは体重の増加にあわせて細菌量も急速に増加することを意味する. ビフィズス菌は幼児で多く，大人で減少し，老人は大人と変わらなかった. *Firmicutes*（*C. leputum*, *C. coccoides*）は幼児では少なく，大人で増加し，老人でまた少し減少する. *Bacteroides* は幼児と大人と変わらず，老人でやや減少する. *Firmicutes/Bacteroides* の比が幼児で低く，大人になると上昇し，老人でほんの少し低下することを示した.

遺伝子解析による多くの研究は腸内細菌は幼児期から発達段階で大きく割合と種類に変化があるが，60〜70歳といった老人ではさほど青年期に比べて大きな変化がないことを示している. つい最近，イタリアのグループによって100歳になると腸内細菌に変化が出ることが報告された. Biagi らは定量的PCR法と遺伝子アレイを併用して100歳になると腸内細菌に変化が出ることを報告した[6]. 99〜104歳（centenarians）の糞便を63〜76歳（elderly）と25〜40歳（young）と比べたところ，63〜76歳のグループと25〜40歳のグループではさほど変化がなかったが99〜104歳のグループでは明らかな変化がみられた. どの年齢においても腸内細菌は *Bacteroidetes* 門と *Firmicutes* 門が主流を占めている. なんと93〜95％を占めているのである. *Bacteroidetes* は25〜40歳のグループの19％から63〜76歳のグループの16％そして99〜104歳では20％にやや増加するが有為差はみられなかった.

Firmicutes 門の中で最も多い腸内細菌は *Clostridium* である. *Clostridium* は16S rDNA の塩基配列に基づき，分子系統的にクラスター分けされている. *Clostridium* cluster IV はすべての年齢群で22％を占めていた. *Clostridium* cluster XIVa は25〜40歳のグループの49％から63〜76歳のグループの44％そして99〜104歳のグループの34％へと明らかに減少した. この群にはあとで述べる短鎖脂肪酸である butyrate 産生菌が多く存在する. *Firmicutes* 門のなかで *Bacilli* 綱は25〜40歳のグループや63〜76歳のグループの5％から99〜104歳のグループでは12％と明らかに増加した. 大腸菌を含む *Proteobacteria*

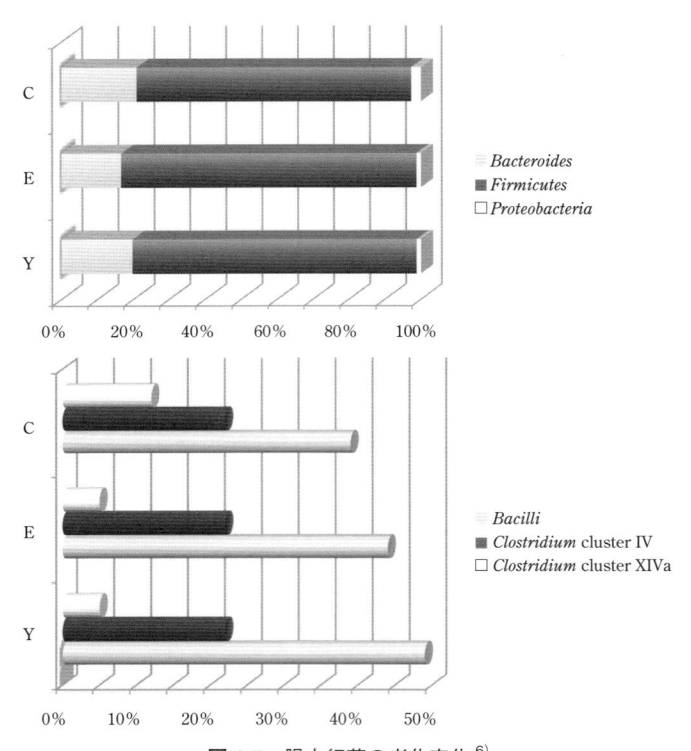

図 6.7 腸内細菌の老化変化[6]
(Y；young，E；elderly，C；centenarians，E. Biagi, L. Nylund, M. Candela, et. al., *PLoS ONE in press*. より改変)

門は25〜40歳のグループや63〜76歳のグループの1.2%から99〜104歳のグループでは2.6%に増加した．ビフィズス菌は善玉菌として有名であるが，63〜76歳のグループではあまり変化せず，99〜104歳のグループでやや低下した（図6.7）．

6.2.3　学名と老化に伴う腸内細菌叢の変化（表6.2）

一般に乳児は母乳から乳酸菌を取って腸の環境を酸性にすることで悪玉菌の増殖から生体を守っている．老化すると乳酸菌が減少し，腸内でガスを産生する悪玉菌が増え，感染抵抗性が落ち，またアミンなどが産生され癌にもなりや

表 6.2 老化に関連する腸内細菌の分類（門, 綱, 目, 科, 属のうち門, 属のみを示す）

門	属	種等
Firmicutes	*Lactobacillus*	乳酸桿菌
	Clostridium	*C. perfringens* ウェルシュ菌 *C. butyricum* 酪酸菌 *C. difficile*
	Veillonella	乳酸を利用
	Acidaminococcus *Megasphaera*	アミノ酸を利用してブチル酸, 二酸化炭素排出
	Eubacterium	
Bacteroides	*Bacteroides*	*B. vulgatus* *B. distasonis* *B. eggerthii* *B. thetaiotaomicron* *B. fragilis*
Actinobacteria 放線菌門	*Bifidobacterium*	
Proteobacteria	*Escherichia*	*E. coli* 大腸菌
	Enterobacter 腸内細菌だが尿路感染を引き起こす	*Enterobacter cloacae* *Enterobacter aerogenesis* *Enterobacter agglomerans*
	Citrobacter グラム陰性桿菌, 日和見感染を起こす	*C. freundii* *C. diversus*
	Proteus ヒトをはじめ家畜の腸管に日和見感染を起こす	*P. Vulgaris* *P. Penneri*
Fusobacteria	*Fusobacterium*	*F. necrophorum* *Lemierre* 症候群急性の口腔咽頭部の感染症
Fibrobacteres	*Fibrobacter*	植物のセルロースを分解する

すいと考えられている．このように乳酸菌は乳酸を作る菌ということで一般的な分類であるが，学名は数種の属にまたがる，乳酸を産生する菌の呼称である．混乱を避けるため，ここで簡単に腸内細菌の分類を示す．

細菌は 16S rDNA の配列によって再分類された[7]．上位から門（phylum），綱（class），目（order），科（family），属に分類される．古細菌（Archaea）と真正細菌（Eubacteria）に分けられ，それぞれ二つの門 *Euryarchaea*, *Chre-*

narcaera（古細菌）と24の門（真正細菌）に分けられる．腸管には古細菌 *Euryarchaea* と7つの門 *Actinobacteria, Firmicutes, Bacteroides, Fusobacteria, Fibrobacteres, Proteobacteria, Treponema* の真正細菌が存在する．そのうち，*Firmicutes, Bacteroides* の2つの門が優位を占めている．*Actinobacteria, Fusobacteria, Fibrobacteres, Proteobacteria, Treponemam* が続いている．

Firmicutes 門には一般に乳酸菌とよばれる *Lactobacillales* 目（order）を含む多くの腸内細菌が属する．また，ヨーグルト，チーズ，ワインなどをつくる菌はこれに属する．この中で *Lactobacillus* 属（genus）はヒトの腸内細菌の一つである．*Firmicutes* 門には高齢者の腸管に常在し，抗生物質の使用によって他の細菌 *Clostridium* 属が属す．*Clostridium* は綱，目，科すべてクロストリジウムである．偏性嫌気性で芽胞を形成するグラム陽性の桿菌である．*Clostridium* 属の菌は酸素存在下で，耐久性の高い芽胞を作って休眠することで死滅を免れることができる．このため，滅菌に高圧滅菌やガス滅菌が必要となる．ウェルシュ菌は腸常在菌である．発見者より前についていた *C. perfringens* の学名をもつが，一般にウェルシュ菌とよばれ続けている．一部は毒素を産生するため食中毒の原因となる．高齢者施設でノロウイルスとともにエンテロトキシン産生性ウエルシュ菌が多数分離されることがある．

酪酸菌（*Clostridium butyricum*）は動物の腸内常在菌であり，宮入菌とよばれる株の芽胞を製剤化して整腸剤として用いられている．*C. difficile* はヒトの腸内に存在し，抗生剤投与で他の菌が死滅し，芽胞をもつこの菌が過剰増殖することがある．抗生剤を投与された高齢者では腸に常在するこの菌で偽膜性大腸炎を起すことが多い．この菌が産生するトキシンA，トキシンBが腸管上皮細胞を障害する．*Firmicutes* 門の *Acidaminococcacedae* 科（family）は消化管下部に存在する常在菌で *Veillonella, Acidaminococcus, Megasphaera* がある．*Veillonella* は乳酸を利用して増殖し，酢酸，プロピオン酸，二酸化炭素，水素を産生する．

Bacteroidetes 門は腸管に占める割合は *Firmicutes* 門についで多く，ヒトの大人の腸管の約20%を占める．その中で最も多い *Bacteroidetes* 属は嫌気性グラム陰性桿菌で腸管に主として存在する．膣や口腔に存在するものもある．多くは乳糖や白糖を分解し，乳酸を産生する．*B. vulgatus, B. distasonis* および *B.*

eggerthii が主たる腸内細菌と存在している．放線菌 *Actinobacteria* 門にはビフィズス菌が存在する．母乳をとる幼児に多く，成長するに従い減少し，この減少が老化の原因とされた．多くの論文ではビフィズス菌は母乳栄養時に増加し，成人では減少し，一定の割合を保つが老化でやや減少するという結果が報告されているが，老化で減少するか，変わらないか一定の見解には至っていない．

Proteobacteria 門には *Escherichia* 属の大腸菌（*E. coli*）が属すが腸管内細菌としての割合は思いのほか少ない．これまでの研究から *Proteobacteria* 門は腸内細菌としては1％ほどであるが100歳になると増加する．*Salmonella* 属はブドウ糖を嫌気的に発酵する．芽胞をもたず，通性嫌気性のグラム陰性桿菌で乳糖を分解しない．またほとんどの菌株は硫化水素を産生しリジンを脱炭酸しクエン酸を炭素源として利用できる．

6.2.4 免疫系の老化と腸内細菌

免疫系の老化は大きく二つに分けて考えられる．一つは免疫系の発生，分化の過程において，主として免疫系を支持する組織の老化によりあらたな細胞の供給が低下するという変化であり，もう一つは分化後の成熟した免疫細胞自身の老化による変化である．免疫系のほとんどは骨髄より発生，分化する．造血幹細胞（hematopoietic stem cell：HSC）の老化による変化，そして共通のリンパ系細胞が骨髄で分化する時T細胞は主として胸腺で分化する．この分化の過程で胸腺が老化による著しい萎縮を受けることが，T細胞の発生，分化における最大の変化である．この結果ナイーブT細胞の産生が老化によって低下し，相対的に記憶T細胞の割合が増加する．胸腺ストローマ細胞はこれまでいろいろ考えられてきたが，今ではほぼ内胚葉由来の胸腺上皮細胞と考えられている．胸腺上皮細胞の再生がT細胞を若返らせることにつながる[8]．一方，B細胞は骨髄で発生，分化し，未熟B細胞になり2次リンパ組織に移行する．骨髄内のストローマ細胞の老化が新たなB細胞の供給を減らしている（図6.8）．したがって，老齢マウスに若いマウスのHSCとともに骨髄内のストローマ細胞を移植すると未熟B細胞の老化による提供の低下が克服できる[9]．

造血幹細胞の老化は遺伝子背景に依存することがマウスで調べられている．老化マウスではHSCのリンパ系細胞への分化が低下し，老化マウスのHSCは

226   6章　腸内共生系の破綻と疾病

胸腺の萎縮

ナイーブT細胞産生の低下

骨髄

2次リンパ節

未熟B細胞の低下

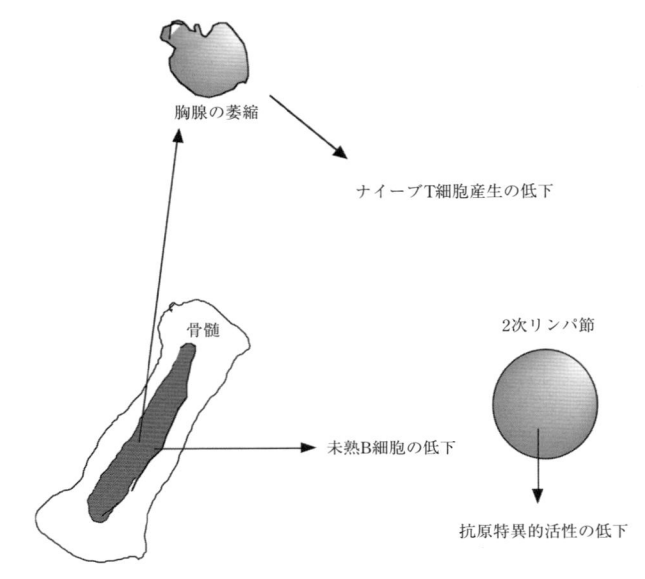

抗原特異的活性の低下

図 6.8　T，B 細胞の老化

リンパ系よりも，骨髄系への分化に傾く（図 6.9）．さて新たに産生されたナイーブT細胞やB細胞は2次リンパ節で成熟する．成熟T細胞やB細胞は老化によって抗原レセプターからのシグナル伝達系が低下することが調べられている．また，免疫グロビリンの高頻度突然変異も低下する．このことから特定の抗原に対する，抗体力価が低下することがうかがえる．感染抵抗性はT細胞の機能と，B細胞の産生する特異的抗体価に依存するため，老化に伴って落ちてくる．高齢者の腸内に新たな細菌が侵入した場合，高齢者では獲得免疫系のナイーブT，B細胞という新たな微生物によって分化，増殖する免疫細胞が少ないため，侵入細菌を攻撃することができなく，感染が拡大し，全身感染症に発展する場合がある．

また，常在菌の腸管から体内への侵入が常に免疫系で押さえられていると考えられるため，腸内環境の大きな変化に伴う特定の菌の増殖を免疫系が押さえられない可能性がある．腸内常在菌である *C. difficile* は抗生物質投与後に他の菌が死滅した後この菌が大量に増えることで，高齢者は下痢などの症状から始

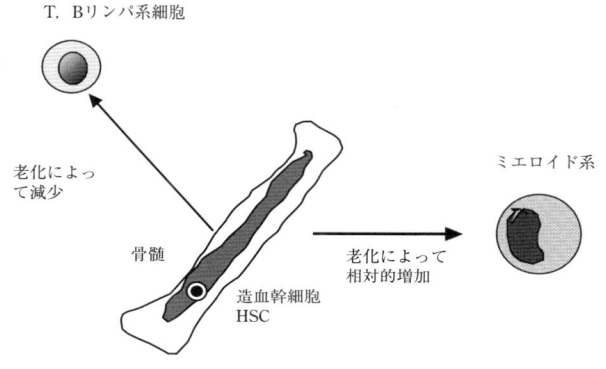

図6.9 ミエロイド系とリンパ系の老化による変化

まり重篤な全身性感染症になるおそれがある．また，ここで増えた *C. difficile* が他の高齢者の腸管に存在していなかった場合，新たな抗原性をもった菌としてナイーブT，B細胞数の低下した高齢者の腸管に作用し，容易にこの菌に対する腸管感染症を発症する可能性がある．

老化にともなって骨髄の造血幹細胞はリンパ球系への分化が減少し，ミエロイド系への分化が相対的に増加する．それゆえ，一般に老化に伴うT，B細胞といった獲得系免疫の機能低下に比べて自然免疫系の機能低下はより少ないと考えられている．老化に伴う獲得免疫系の変化は比較的よく研究されてきたが自然免疫系の変化の研究はまだそれほど進んでいない．最近，老化に伴い炎症性サイトカインが産生され，このことが老化に伴う疾患，動脈硬化，アルツハイマーといった血管の老化や脳の老化，さらにⅡ型糖尿病，癌に関与するとする"inflammatory aging"説がいわれるようになってきた．

ヒトの老化が進むと炎症性サイトカインである IL-6, IL-1b, TNF-α, prostaglandin E2 が増加するとともに抗炎症物質である IL-1 receptor antagonist, soluble TNF receptor, acute phase proteins（C-reactive protein；CRP や serum amyloid A）が増加してくるとする報告がある．ところが *in vitro* でのマクロファージの貪食能は老化で低下することなど，生体内で起っていることと，*in vitro* の実験が一致していない．この原因の一つとして腸管内の細菌の老化による変化が考えられる．実際，百寿者の研究で血中のIL-6とIL-8の増加が腸

管内の大腸菌,*Haemophilus*,*Klebsiella pneumoniae*,*Pseudomonas*,*Serratia*,*Yersinia*,*Vibrio*（以上 *Proteobacteria* 門），*Bacillus*（bacilli），*Eggerthella lenta*（*Actinobacteria*），*Eubacterium cylindroides* の増加と相関関係があるとするデータが出ている．

これらのことから *Firmicutes* あるいは *Bacteroides* といった90％以上を占める腸内細菌は炎症を抑制する効果があるが，大腸菌など *Proteobacteria* 門の細菌が百寿者で増加すると，これらのもつLPSなどが炎症を誘起すると考えることができる．

腸管寄生細菌の最もはっきりした機能は腸管内の栄養を吸収して，さまざまな代謝産物を産生することにある．一般に細菌は糖を主たるエネルギー源とする．多くの単糖，オリゴ糖，多糖体はグルコースを経て代謝される．グルコースは発酵の中間体であるピルビン酸となり乳酸を産生する．大腸内に寄生する細菌のうちヒトが消化できないデンプンや植物の細胞膜を分解する一群の細菌がある．これらは短鎖脂肪酸といわれる酢酸，プロピオン酸そして酪酸を産生する．*Bacteroidetes* 門に属する腸内細菌は酢酸とプロピオン酸を，*Firmicutes* 門に属する腸内細菌は酪酸を産生することが知られている[11]．

最近，短鎖脂肪酸の免疫系における働きがわかってきた[12]．DSS（dextran sodium sulfate）を投与する潰瘍性大腸炎モデルでは無菌マウスで症状が悪化し，短鎖脂肪酸の一つである酢酸を投与すると症状が改善した．酢酸投与はさらに関節炎，アレルギーを抑制した．*Bacteroides* 属はヒトの自己免疫を抑制することが報告されている．最近，*B. fragilis* はマウス多発性硬化症（experimental allergic encephalomyelitis：EAE）モデルで莢膜抗原がFoxP3を誘導し，病気を抑制することが報告された[13]．百寿者では短鎖脂肪酸を産生する *Firmicutes* 門が減少して，IL-6，IL8産生する大腸菌を含む *Proteobacteria* 門が増加する．

腸内細菌叢は，生後形成されるが，ある時期に安定期に入ると高齢者でも大きく変化することはない．青年期からずっと *Firmicutes*，*Bacteroides* 門が腸管細菌の大多数を占め，100歳に近づくと一般に悪玉菌といわれてきた大腸菌など *Proteobacteria* 門の細菌が増加する．ただし，高齢者は個人差が大きく，一般に免疫系，なかんずく新たに産生されるT，B細胞数が低下したり，特異的

免疫能が低下するため，他のヒトあるいは動物の常在菌が侵入する場合，また抗生剤投与といった腸内細菌叢のバランスを崩す行為によって重篤な感染症にかかるおそれがある．長い進化の過程で，ヒトは腸内細菌をかかえたまま進化してきたと考えられる．そこでは免疫系の攻撃と防御に対し，細菌も攻撃と防御を繰り返し，お互いのバランスが成り立っていると考えられる．一方で，個体の発生から成熟するにかけ，同様に免疫系と細菌の攻撃と防御が繰り返されて一定のバランスが形成されてくると考えられる．ヒトの老化によって免疫系の機能低下が起り，細菌から攻撃を受けやすい状態へと変化する．老化した時，どのように腸内細菌とつき合っていったらよいのかを明らかにするために，腸内細菌と免疫系の関係の研究が必要である．

文 献
1) T. Mitsuoka, *J. Ind. Microbiol.*, **6**, p.263 (1990).
2) S. Mueller., K. Saunier, C. Hanisch, et al., *Appl. Environ. Microbiol.*, **72** , p.1027 (2006).
3) Y. Benno, K. Endo, T. Mizutani, T, et al., *Appl. Environ. Microbiol.*, **55**, p.1100 (1989).
4) D.Mariat, O. Firmesse, F.Levenez, et al., *BMC Microbiol.*, **9**, p.123 (2009).
5) T. Vanhoutte, G. Huys , E. De Brandt, J. Swings, *FEMS Microbiol. Ecol.*, **48** (2004).
6) E.Biagi, L. Nylund, M. Candela, et. al., *PLoS ONE in press*.
7) M.D. Collins, P. A. Lawson, A. Willems, et al., *Int. J. Syst. Bacteriol.*, **44**, p.812 (1994).
8) Y. Inami, T. Yoshikai, S. Ito, et al., *Immunol. Cell Biol.*, In press.
9) D. Hida, N. Ishiguro, M. Haneda, *Immunol. Cell Biol.*, **88**, p.87 (2010).
10) C. Franceschi, M. Bonafè, S. Valensin, et al., *Ann. N. Y. Acad. Sci.*, p.908 (2000).
11) S.Macfarlane,G. T. Macfarlane, *Proc. Nutr. Soc.*, **62**, p.67 (2003).
12) K. M.Maslowski, A. T. Vieira, A. Ng, et al., *Nature*, **461**, p.1282 (2009).
13) J. Ochoa-Repáraz, D.W. Mielcarz, L. E. Ditrio, et al., *J. Immunol.*, **185**, p.4101 (2010).

6.3 自己免疫疾患

哺乳類の消化管管腔では好気性・嫌気性の細菌が平衡状態を保ち，腸内細菌叢を形成している．その構成菌種は，1,000種類を超すといわれている．腸内細菌の存在がわれわれに与える影響は，無菌（Germ-Free）動物や抗生物質を投与された動物を用いて検討されている．さらに最近ではメタゲノム解析やトランスクリプトーム解析，メタボローム解析などにより，分子レベルのアプロー

チも可能となってきている．腸内細菌は，ヒトの非消化性の食物繊維，ムチンなどを代謝して腸管上皮細胞機能，宿主のエネルギー平衡，免疫応答に影響する代謝産物を産生している．このように腸内細菌はわれわれにとって必要不可欠な存在である．また，腸内細菌叢の構成異常が，炎症性腸疾患，肥満，癌，特定の病原体に対する感受性など，さまざまな疾患の発症や増悪と密接に結びついていることを示すデータが少しずつ集積されており，腸内細菌は炎症反応と免疫寛容のバランス維持に重要な役割を果たしている[1,2]．

正常な状態であれば，免疫系による自己抗原への攻撃は自己トレランスによって回避されているが，自己トレランスの破綻およびそれに伴う自己抗原に対する免疫応答によって引き起される疾患を自己免疫疾患とよぶ．最近，腸内細菌と自己免疫疾患との関連性を示唆する報告が多くみられ，本節では，腸内細菌と自己免疫疾患，とくに炎症性腸疾患，関節リウマチ，1型糖尿病，多発性硬化症について，最新の知見を含め概説する．

6.3.1　炎症性腸疾患（inflammatory bowel disease：IBD）

消化管は口腔から肛門まで約4メートルの長さがあり，粘膜の表面積はテニスコート1面分にも及ぶ巨大な臓器である．ここでは，水分・食物の消化，吸収だけでなく，gut associated lymphoid tissue（GALT）とよばれる免疫組織が存在し，常に管腔内の細菌・食餌抗原などに対しての免疫応答を調節し，恒常性を保っている．IBDでは，このような免疫恒常性が何らかの原因で破綻を来たし，腸管が炎症を起すと考えられている．IBDとは通常，潰瘍性大腸炎とクローン病を指し，わが国でも患者数は増加の一途を辿っており，潰瘍性大腸炎は9万人超，クローン病も2万人超が罹患している．IBDには家族集積性がみられることに加え，疾患感受性に関する遺伝子の存在が報告されており，単一の遺伝子異常による疾患ではないものの何らかの遺伝子素因が発症に関与していると考えられている[3]．

さまざまな免疫関連遺伝子のノックアウトマウスやトランスジェニックマウスに自然発症的にヒトIBD類似の腸炎が生じるが，これらの多くは無菌環境下では発症しない．また無菌環境下で飼育されたこれらの動物を通常のspecific pathogen-free（SPF）環境に戻すと腸炎が発症する[4]．これらが腸内細菌叢

に対する免疫応答の異常が慢性腸炎の発症において重要な役割を担っていると考えられる根拠となっている．

消化管粘膜には，CD4⁺T 細胞も恒常的に存在している．そしてその多くは，分化型あるいはメモリー型 CD4⁺T 細胞である．その中には，IL-17 を高産生することを特徴とする細胞が含まれる．この IL-17 高産生 CD4⁺T 細胞は，Th17 細胞とよばれている．IL-17 は，その過剰が IBD，関節リウマチ，多発性硬化症など，自己免疫疾患の発症や増悪に関わっているという報告も数多くなされている．

無菌マウスの腸管において Th17 細胞はほぼ存在しておらず[5]，ATP（アデノシン三リン酸）を投与することにより Th17 細胞の分化が誘導される[6]ことからも腸内常在細菌由来の ATP が Th17 細胞の発生に深く関与していることが示唆される．またこの ATP 以外に，腸内常在細菌由来の DNA が Toll-like receptor（TLR）9 シグナルを誘発することで Th17/Th1 応答を活性化し，制御性 T 細胞の分化を抑制する[7]ことが明らかになっている．Th17 細胞を誘導する腸内常在細菌として，セグメント細菌（segmented filamentous bacteria：SFB）[8,9]あるいは *B. fragilis* 由来の metalloprotease toxin などが確認されるとともに，*B. fragilis* 由来の polysaccharideA が IL-10 産生制御性 T 細胞を誘導する[10]ことが明らかになっている．さらに，ビフィズス菌群や乳酸桿菌群には制

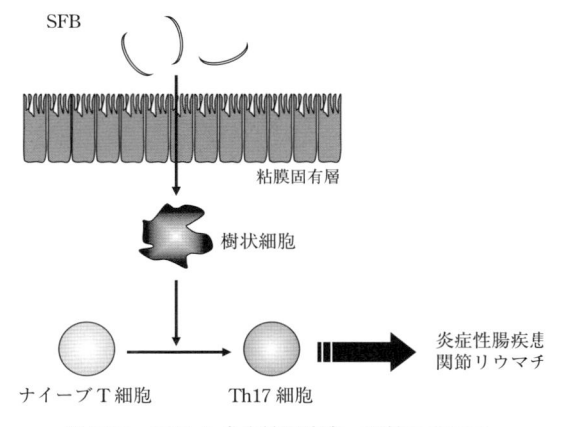

図 6.10 SFB と炎症性腸疾患，関節リウマチ

御性T細胞を誘導するもの，炎症性サイトカインの産生を抑制するものが多く存在している（図6.10）．

6.3.2 関節リウマチ（rheumatoid arthritis：RA）

RAは，指の小関節を主とする四肢の小関節をはじめとして，肩，肘，膝，踵といった大関節も含めた広範な関節を侵す炎症性疾患である．RAの特徴は軟骨および骨組織の破壊を伴う滑膜の炎症であり，形態学的には局所的な免疫応答の存在を示唆する像が認められ，滑膜炎の発症には細胞性免疫，液性免疫双方が関与していると考えられている．RAの全身的な合併症としては，免疫複合体によって引き起されると考えられる血管炎と肺障害があるが，そういった免疫複合体を形成する抗原や抗体の性質については明らかにされていない．また，炎症部位の滑膜中には活性化B細胞や形質細胞がしばしば認められるものの，これらの細胞によって産生される抗体の特異性や関節病変の形成における役割も不明なままである．

関節炎にもいくつかの実験モデルが存在するが，K/BxNとよばれるTCRトランスジェニック系統のマウスでは，RAに酷似した抗体誘導性の関節炎がみられる．このマウスでは，広範に分布する細胞内酵素である，グルコース-6-リン酸イソメラーゼを認識する自己抗体によって，関節表面特異的に炎症が誘導される．最近，このK/BxNマウスを用いて，腸内細菌がRAの原因となりうる免疫反応を誘発する可能性が示された．K/BxNマウスを無菌環境で飼育すると，通常のSPF環境で飼育したマウスに比べて関節炎は軽症で，関節炎を引き起す抗体が少なかった．しかし，GF K/BxNマウスをSPF環境に移すと，SPF K/BxNマウスに比べ，進行，重症度は軽度ではあるが関節炎を発症した．GF K/BxNマウスとSPF K/BxNマウスを比較したところ，脾臓CD4$^+$T細胞のIL-17産生がGF K/BxNマウスで低下していた．炎症性腸疾患のところでも述べたが，腸管粘膜固有層においてTh17細胞を誘導する常在腸内細菌としてSFBが知られている．そこで，GF K/BxNマウスにSFBを腸管内に定着させたところ，ただちに抗体を作り始め，4日以内に関節炎を発症した[11]．

細菌感染を介して関節炎に罹患するのではないことを認識することが重要で，何らかの遺伝的素因を有する宿主において，その遺伝子異常によって免疫

学的異常が引き起され，腸管内抗原などの環境因子に対して過剰・異常な免疫反応が惹起されて自己抗体が産生された結果，関節炎が生じるのではないかと考えられている．

6.3.3 1型糖尿病（type1 diabetes mellitus：T1D）

　T1Dは，T細胞がインスリン産生β細胞を破壊することで発症し，インスリンの産生不全に伴う多発性の代謝性疾患であり，その病態は高血糖およびケトアシドーシスによって特徴づけられる．T1D患者ではインスリン産生細胞である膵ランゲルハンス島β細胞の損傷によるインスリンの欠乏が生じるため，持続的なホルモン補充療法が必要となる．T1Dのモデル動物として，非肥満糖尿病（NOD）マウスが有名であるが，NODマウスはT細胞依存的に膵島炎を自然発症し，その後，顕著な糖尿病を発症する．NODマウスの病態は，インスリンや，グルタミン酸脱炭酸酵素とよばれる膵島細胞酵素など種々の膵島抗原を認識する糖尿病誘発性T細胞によって誘導される．

　先進国では，この病気の発症率が過去数十年間で増加しているが，この要因として，ヒトがもつ微生物環境を含めた環境変化が疾患の病因に影響している可能性が指摘されている．また，NODマウスにおけるT1Dの発症率は，飼育施設の微生物環境や，マイコバクテリウムなどの各種の微生物刺激への曝露によって影響を受けることがある．

　最近，T1Dの素因に，腸内細菌と自然免疫系との相互作用が重大な影響を与えると報告された．この研究では，MyD88蛋白質（微生物を認識するToll-like receptorのシグナルに必須のアダプター分子）欠損NODマウスのうち，特定の病原体を含まないものはT1Dを発症しないことが示されている．無菌のMyD88欠損NODマウスは強い糖尿病を発症するが，この無菌MyD88欠損NODマウスにヒトの腸内に通常存在する微生物門（*Firmicutes*, *Bacteroides*, *Deferribacteres*）に相当する特定の微生物群を定着させるとT1Dが軽減する．この作用は共生微生物に依存しており，さらに，MyD88の欠損によって大腸遠位部の腸内細菌叢の構成が変化する．また，特定の病原体を除去したMyD88欠損NODドナーマウスの腸内細菌叢に無菌NODレシピエントマウスを曝露するとT1Dが軽減される[12]．これらの知見は，腸内細菌と自然免疫

系との相互作用が，T1Dの素因に影響を与える重大な構成的因子であることを示しており，非常に興味深いものである．

6.3.4 多発性硬化症（multiple sclerosis：MS）

MSは若年成人においてもっとも高頻度にみられる神経疾患である．病理検査では，中枢神経系（CNS）の白質に2次性の脱髄を伴う炎症が認められる．臨床的には脱力，麻痺，眼球症状がみられ，増悪と寛解を繰り返しながら進行性の病態をとる．MSのモデルとして，マウス，ラット，モルモットおよびヒト以外の霊長類における実験的自己免疫性脳脊髄炎（EAE）があり，T細胞のみに依存する臓器特異的自己免疫疾患の中で，もっとも解析がなされている疾患モデルである．EAEは自然免疫を活性化させるのに必要な熱処理結核菌を含むアジュバントとともに中枢神経系のミエリンに存在する抗原である．ミエリン塩基性蛋白質（myelin basic protein：MBP），プロテオリピド蛋白質（proteolipid protein：PLP），ミエリンオリゴデンドロサイト糖蛋白質（myelin oligodendrocyte glycoprotein：MOG）などの抗原を投与することで誘導できる．免疫後1～2週間程度で，CNS白質血管周囲へのリンパ球およびマクロファージの浸潤を特徴とする脳脊髄炎が誘導され，それに引き続いて脱髄が起る．病変の重症度は動物種，抗原，アジュバントに依存し，神経性病変は軽度で自然治癒可能なものから，慢性化し増悪していくものまでさまざまである．

最近，EAEモデルマウスを用いて，腸内細菌との関連性が報告された．GF EAEマウスとSPF EAEマウスを比較したところ，GF EAEの重症度は著明に軽減していた．所属リンパ節のCD4$^+$T細胞のサイトカイン産生をみると，GFでは炎症性サイトカインである，IFNγ，IL-17Aの産生が低下し，逆に所属リンパ節，脾臓中の制御性T細胞（Treg）の数はGFで増加していた．ここで，関節リウマチでの報告と類似しているが，Th17細胞を誘導するSFBをGF EAEに定着させたところ，SPF EAEよりも臨床症状が軽症ではあったが，GF EAEよりも重度のEAEを発症した．また興味深いことに，GF EAEのCD4$^+$T細胞をSPF RAG1ノックアウトマウスに移入するとEAEを発症する．このことは，腸内細菌は自己反応性T細胞には影響を与えず，Th1/Th17，Tregのバランスに影響を与えていることが示唆される[13]．

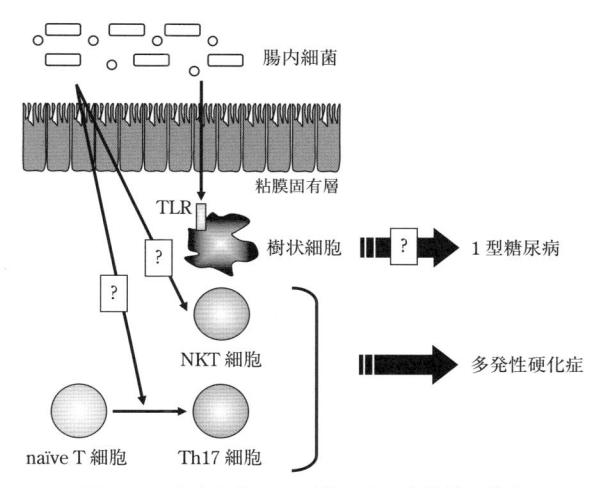

図 6.11 腸内細菌と1型糖尿病，多発性硬化症

　また，新たな見解として，EAEと腸内細菌依存的ナチュラルキラー（NK）T細胞との関連の報告もある．EAEモデルマウスに抗生剤を投与すると，EAEの臨床症状は軽減するが，その現象がVα14TCR陽性iNKT細胞欠損マウスでは認められなかった[14]．このことより，iNKT細胞が何らかのメカニズムを介して腸内細菌叢をモニターしていることが明らかとなった．腸管免疫と神経疾患の間にNKT細胞が介在することを初めて示したものであり，今後のメカニズム解明が期待される（図 6.11）．

文　献
1) L.V.Hooper, JI.Gordon, *Science*, **292**, p.1115 (2001).
2) S.Rakoff-Nahoum, J.Paglino, F.Eslami-Varzaneh, S.Edberg, R.Medzhitov, *Cell*, **118**, p.229 (2004).
3) D.A.Peterson, D.N.Frank, N.R.Pace, J.I.Gordon, *Cell Host Microbe*, **3**, p.417 (2008).
4) S.Nell, S.Suerbaum, C.Josenhans, *Nat. Rev. Microbiol.*, **8**, p.564 (2010).
5) II.Ivanov, L.Frutos Rde, N.Manel, K.Yoshinaga, D.B.Rifkin, R.B.Sartor, B.B.Finlay, D.R.Littman, *Cell Host Microbe*, **4**, p.337 (2008).
6) K.Atarashi, J.Nishimura, T.Shima, Y.Umesaki, M.Yamamoto, M.Onoue, H.Yagita, N.Ishii, R.Evans, K.Honda, K.Takeda, *Nature*, **455**, p.808 (2008).
7) D.R.Littman, A.Y.Rudensky, *Cell*, **140**, p.845 (2010).
8) II.Ivanov, K.Atarashi, N.Manel, E.L.Brodie, T.Shima, U.Karaoz, D.Wei, KC.Goldfarb, CA.Santee, S.V.Lynch, T.Tanoue, A.Imaoka, K.Itoh, K.Takeda, Y.Umesaki, K.Honda, DR.Littman, *Cell*, **139**,

p.485 (2009).
9) Y.Umesaki, H.Setoyama, S.Matsumoto, A.Imaoka, K.Itoh, *Infect. Immun.*, **67**, p.3504 (1999).
10) S.K.Mazmanian, C.H.Liu, A.O.Tzianabos, D.L.Kasper, *Cell*, **122**, p.107 (2005).
11) H. Wu, I.Ivanov, J.Darce, K.Hattori,T. Shima, Y.Umesaki, D.R.Littman, C.Benoist, D.Mathis, *Immunity*, **32**, p.815 (2010).
12) L.Wen, R.E.Ley, P.Y.Volchkov, P.B.Stranges, L.Avanesyan, A.C.Stonebraker, C. Hu, FS.Wong, G.L.Szot, JA.Bluestone, J.I.Gordon, A.V.Chervonsky, *Nature*, **455**, p.1109 (2008).
13) Y.K.Lee, J.S. Y.Umesaki, S.K.Mazmanian, *Proc. Natl. Acod. Sci. USA.*, Early Edition (2010).
14) H.Yokote, S.Miyake, JL.Croxford, S.Oki,H. Mizusawa, T.Yamamura, *Am. J. Pathol.*, **173**, p.1714 (2008).

6.4 アレルギー

6.4.1 アレルギーとその発症機構

アレルギー罹患者は年々増加しており，たとえば花粉症に関しては成人の20％を超えるとされる．また食物アレルギーをはじめとした乳幼児，小児のアレルギー患者も多く，その軽減は，社会的課題となっている．

このアレルギーは通常は無害な環境中の物質に対して免疫系が過剰あるいは異常に反応し，さまざまな症状を引き起こすことである．アレルギー発症の原因物質，アレルゲンに対し，アトピー性皮膚炎，蕁麻疹などの皮膚症状に加え，喘息，鼻炎，消化器症状，そして場合によっては重篤な全身症状としてアナフィラキシーが発現する．

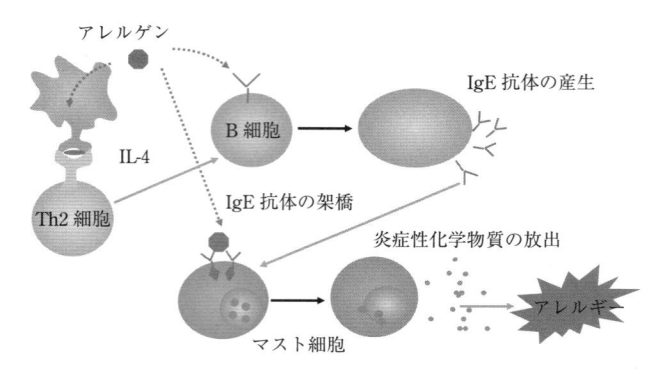

図 6.12　アレルギーの発症機構（IgE の関与する反応）

アレルゲンは，基本的には蛋白質である．アレルゲンに特異的なT細胞，および抗体がアレルギー発症に関わる．アレルゲン侵入から1時間以内に症状が現れる典型的な即時型の反応では，アレルゲン特異的なIgE抗体が症状を引き起す．具体的にはインターロイキン (IL)-4, IL-5を産生するアレルゲン特異的Th2細胞がB細胞のアレルゲン特異的IgE抗体の産生を誘導する．IgE抗体はマスト細胞などの細胞表面に発現しているIgEレセプターに結合し，これがアレルゲン分子によって架橋され，細胞内に蓄積したヒスタミン，ロイコトリエンなどの炎症性物質が放出され症状を引き起す（図6.12）．

6.4.2 腸内細菌とアレルギー

微生物とアレルギーの関係に関しては，免疫系の正常な発達に細菌感染からの刺激が必要で，近年の先進国におけるアレルギー患者の増加には，衛生改善に伴う感染症の減少などの微生物環境の変化が影響していることがかねてから提唱されており，いわれる「衛生仮説」とよばれる．

これに関連し，アレルギーを罹患している場合，あるいは後にアレルギーを発症する場合の腸内細菌叢に関する報告が2000年頃から相次いでいる．いくつかの報告では，アレルギー発症と，乳酸桿菌とビフィズス菌が少ないことの関連が示されている．アレルギー罹患率が東欧諸国では西欧諸国と比べて増加していないとの疫学調査を背景に，Bjorkstenらは1999年に，スウェーデンとエストニアの1歳児の糞便を調べ，乳酸桿菌とビフィズス菌の検出率がアレルギー児で健常児と比較して低く，大腸菌などの好気性菌が高いことを示した．また，2歳でアレルギーと診断された乳児では，1歳までのビフィズス菌の検出率が低かったことを示した[1]．またKalliomakiらも1歳時点でアレルギーと診断された子供の3週時点の糞便菌叢は *Clostridium* の菌数が優位に高く，ビフィズス菌が少ない傾向にあったことを示した．また，生後1週間の乳酸桿菌の検出率が，生後5年間のアレルギー発症者では低いとの報告，*C. difficile* の存在がアトピー性皮膚炎発症と関係している報告がある．一方，日本においては，アレルギー患児において，生後1カ月時には，*B. catenulatum*，6カ月後では *B. bifidum* が多いとの報告がある．また2歳までにアレルギーを発症した患児において *Bacteroidacae* が増加している報告がある．

238   6章　腸内共生系の破綻と疾病

表 6.3　アレルギーと腸内細菌叢構成の報告

対象アレルギー	調査国	アレルギー罹患群（後にアレルギーを発症する場合を含む）の腸内フローラの特徴 ()内は生後の経過年月週数	文　献
アトピー性皮膚炎	スウェーデン・エストニア	Bacteroides ↓ ビフィズス菌 ↓ （1年）	Bjorksten et al. *J. Allergy Clin. Immunol.* **108**, p.516 (2001).
アトピー性皮膚炎	フィンランド	Clostridium ↑ ビフィズス菌 ↓ （3週）	Kalliomaki et al, *J. Allergy Clin. Immunol.* **107**, p.129 (2001).
アトピー性皮膚炎・喘息	オランダ	大腸菌 ↑ *C. difficile* ↑ （1カ月）	Penders et al, *Gut*, **56**, p.661(2007).
アレルギー	スウェーデン	乳酸桿菌 ↓ *B. adolescentis* ↓ （1週）	Sjorgen et al, *Clin. Exp. Allergy*, **39**, p.518(2009).
アトピー性皮膚炎	日本	*B. catenulatum* ↑ （1カ月） *B. bifidum* ↑ （6カ月）	Suzuki et al, *Clin. Exp. Allergy*, **37**, p.506(2007).
食物アレルギー・アトピー性皮膚炎・喘息	日本	*Bacteroides* ↑ （1カ月）	Songjinda et al, *Biosci. Biotechnol. Biochem.* **71**, p.2338(2007).

　これらの報告は（表6.3），アレルギー発症者で多い菌種は必ずしも一致していないものの，乳幼児期早期の腸内細菌が免疫系に影響を及ぼし，アレルギー疾患の発症に関与する可能性を示している．なお，抗生物質投与による腸内フローラの乱れも，アレルギーの要因となっていることが示唆されている．

6.4.3　プレバイオティクス，プロバイオティクスによるアレルギー抑制効果

　これらを背景に，菌体を摂取させるプロバイオティクス，また腸内細菌を調節する機能を有する食品成分として摂取させるプレバイオティクスを用いて，アレルギーを予防，軽減することが試みられている．多くの動物実験，細胞実験で機構解析として行われており，その点は後述するが，人においても，*Lactobacillus* などのさまざまな菌株の効果が，アトピー性皮膚炎を中心に報告されてきた．わが国においても，乳酸桿菌，ビフィズス菌の通年性鼻炎や花粉症に対する効果も報告されている．そのような中，2001年，Kalliomaki らは，乳酸菌の予防効果についても示した[2]．出産前から母親に投与し，さらに出産後も新生児に与えられた結果，乳酸菌投与群では，2歳までのアトピー性皮膚炎の発症頻度は有意に減少した．その後，4歳の時点でも投与群で，アトピー

性皮膚炎の発症頻度は有意に低いことを報告している．上記から，プロバイオティクスの投与によりアレルギーの予防，軽減が可能であることを示している．一方，プレバイオティクスとしては，とくにビフィズス菌を増殖させることで知られる難消化性オリゴ糖について研究が進められている．

6.4.4 腸内共生菌の作用点としての腸管免疫系

腸管は，栄養吸収器官である一方で，経口的に侵入した病原体に対する生体防御の最前線であり，最大級の免疫器官となっている．詳細は本書の他章で述べられているが，腸内共生菌は腸管免疫系の発達および腸管免疫応答に大きく関わることがよく知られており，腸内共生菌のアレルギーへの作用は，腸管免疫系を介したものと考えられる．

腸管免疫系の一つの大きな特徴は，腸管から吸収される蛋白質に対し，免疫抑制機構が働くことである．この現象は経口免疫寛容とよばれ，実験的には条件により特異抗体産生応答，遅延型過敏反応，抗原特異的T細胞増殖応答，サイトカイン産生応答が低下する．無菌マウスにおいてはこの経口免疫寛容は起りにくいことが示されている．また腸管粘膜においての抗体産生応答として主にIgA抗体が分泌されるが，このIgA抗体の分泌も腸内共生菌不在では低下する．IgA抗体は，腸内共生菌に対して作用しており，互いに制御し合っている．

さらに最近，各T細胞サブセットの分化誘導と腸内細菌の関係が明らかとなっている．無菌マウスにおいて制御性T細胞（Treg），Th1細胞の誘導が不全であることが示されており，大腸におけるTregについては*Clostridium*により誘導されることが報告された[3]．Th17は小腸に存在するSFBによりSAA（serum amyloid A）を介して，また大腸の腸内共生菌によりATPを介して誘導されることが示された．一方で，腸内共生菌の一種*B. fragilis*由来多糖PSAは，IL-10産生性CD4T細胞を誘導することが示されている．

6.4.5 腸内共生菌によるアレルギー調節の機構

腸内共生菌と腸管免疫応答，炎症性腸疾患の関係を解析した研究が多く報告されているのに対し，腸内共生菌によるアレルギーへの影響のメカニズムにつ

いて直接示した例は多くない．とくに，個々の腸内共生菌とアレルギーの関係は十分に明らかになっていない．TsudaらはTCRトランスジェニックマウスモデルを用いた食物アレルギーモデルマウスにおいては，無菌化によりIgEが高値になり，またT細胞のCTLA-4発現，IL-10産生能が減少することを報告されている[4]．一方で，同じモデルで腸炎は軽減している．また，*Clostridium*の増加により，IgE応答能の低下することが報告された[3]．

プロバイオティクスとして投与した菌，あるいはプレバイオティクスとして投与した食品成分のアレルギー調節およびその機構に関わる報告は多く存在する．

乳酸菌のサイトカイン産生調節作用，IgE抑制効果については，動物モデルで多数報告がある．菌体刺激によりIL-12産生が誘導され，Th1/Th2バランスがTh1よりに傾くことが多く報告されている．ヒトにおいても，牛乳アレルギー児に乳酸菌を投与し，末梢血単核球のIFN-γ産生能が上昇していることの報告がある．一方で，ヒト試験で乳酸菌投与による血清中のIL-10の増加，乳酸菌が腸上皮細胞と末梢血単核球の共培養において，TGF-βを誘導する．またマウスT細胞のIL-10，TGF-β産生を誘導することが示されており，乳酸菌により制御性T細胞が誘導される可能性が示されている．また，乳酸菌が樹状細胞のIL-10産生を誘導する，上皮細胞の炎症性サイトカインIL-8の産生を抑制するという報告もあり，これら上皮細胞や樹状細胞のサイトカイン産生の調節も作用機構の一つと考えられる．また腸管バリア機能の強化も考えられる．

なお，これらのメカニズム解析においては，乳酸菌などの菌体の免疫系へ直接作用する効果を示したケースが少なくないが，腸内共生菌により同様な効果があるかどうかについては，今後の検証が必要である．ビフィズス菌の投与による花粉症の症状軽減の場合，花粉飛散に伴い患者で増加する*B. fragilis*の変動抑制が観察されており，腸内共生菌を介した効果であることが示唆され興味深い．

プレバイオティクスとしては，マウスの実験系で，ラフィノースの経口投与により，パイエル板抗原提示細胞のIL-12産生が上昇し，経口抗原に対するIL-4産生応答，IgE応答を抑制することフラクトオリゴ糖の経口投与により，パイエル板のIFN-γ産生が誘導されることも示されている．まだ未解明の点が多いが，腸内共生菌によるアレルギーへの影響の想定されるメカニズムを図

6.4 アレルギー   241

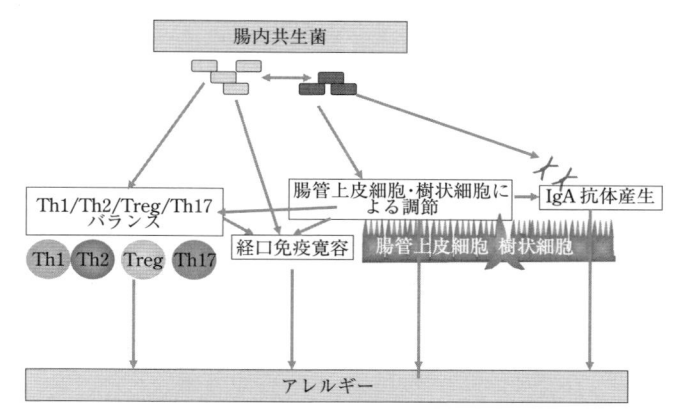

図 6.13 腸内共生菌がアレルギーに影響するメカニズム（推定含む）
腸内共生菌は，腸管上皮細胞，樹状細胞などに作用し，Th1/Th2/Treg/Th17 バランスを調節，これらにより経口免疫寛容，IgA 抗体産生に影響するなどして，アレルギーに影響する．これらの効果には，腸内共生菌由来物質の直接的作用による効果と，他の腸内細菌に作用することによる間接的な効果がある．

6.13 にまとめた．

腸内共生菌とアレルギーの間には関係について多くのデータが示している．ただし，その調節機構については，腸内共生菌の菌種，腸管免疫系における作用点を含めほとんど明らかにされていないといえよう．菌体の成分あるいは，発酵産物の腸管への作用，他の腸内共生菌への影響，それぞれがアレルギー反応制御に関わると想定されるが，それぞれについてまだ検討が不十分である．解明すべき点が多く残されているが，今後の研究の進展を期待したい．

文 献
1) B. Bjorksten et al., *J. Allergy Clin. Immunol.*, **108**, p.516 (2001).
2) M. Kalliomaki et al., *Lancet*, **357**, p.1076 (2001).
3) K. Atarashi et al., *Science*, **331**, p.337 (2011).
4) M. Tsuda et al., *Immunol. Lett.*, **132**, p.45 (2010).
5) 中山二郎，アレルギー・免疫，**17**，p.1194（2010）．
6) 細野朗，アレルギー・免疫，**17**，p.1207（2010）．
7) 古賀泰裕編，"医科プロバイオティクス学"，p.273，シナジー（2009）．

6.5 癌

6.5.1 大腸癌の発生と腸内細菌

　腸内細菌と癌の研究の大半は大腸癌を対象に行われているため，本節では腸内細菌と大腸癌との関係について述べる．

　大腸癌は，移民の研究などより環境が急激に変わるとその罹患率も大きく変化すること，同一地域であっても食生活などの環境が急激に変わった日本などで罹患率が急増していることなどより，その発生に環境がかなり関与していると考えられる．大腸内には大量，多種の腸内細菌が存在しているため，大腸癌の発生に腸内細菌が関与しているのではないかと容易に考えることができる．実際，基礎的な研究成果により，腸内細菌が大腸癌の発生を抑制する機序や促進する機序の仮説がいろいろと提唱されている．

　しかし，ヒトを対象とした疫学研究では，腸内細菌を同定する培養法は手間が煩雑であること，嫌気状態での検体搬送が難しいこと，測定費用が高額であること，などより多人数を対象とした研究の実施は困難であり，まだ報告は少ない．さらに，乳酸菌飲料などを指標とした疫学調査も，乳酸菌飲料に含まれるカルシウムなどの交絡要因の補正が容易でないこと，乳酸菌飲料に含まれる乳酸菌の種類が多様であることなどから，得られたデータの解釈には困難がつきまとう．

　このように腸内細菌と大腸癌の関係を探求するには多くの障壁が存在するが，最近になりいくつかの研究成果が報告されるようになってきた[1]．本節では，これまでの代表的な研究成果を紹介し，大腸癌の発生おける腸内細菌叢の役割について考察したい．

6.5.2 腸内細菌が大腸発癌に影響を与える機序

　腸内細菌が大腸発癌に影響を与える機序として，腸内細菌が大腸発癌を促進する機序と抑制する機序のそれぞれについて仮説が考えられている（図6.14）．おそらくいろいろな腸内細菌による発癌促進と抑制の総和により，腸内細菌は大腸発癌に影響を与えているのであろう．

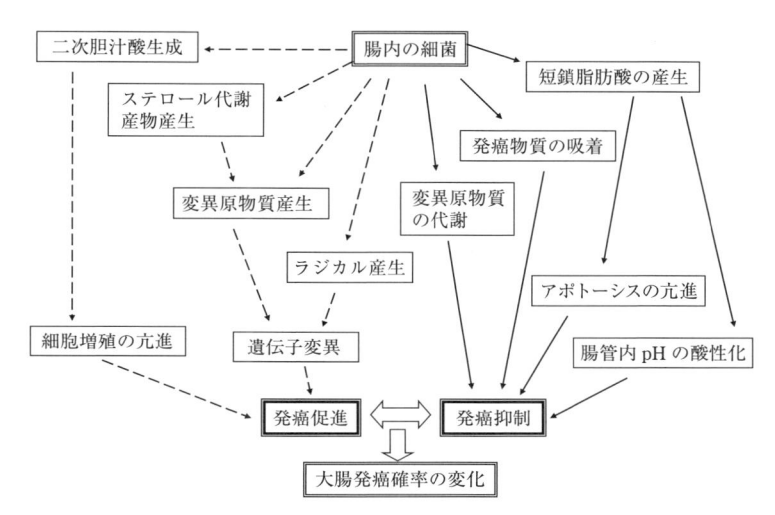

図 6.14 腸内細菌が大腸発癌を促進する機序と抑制する機序

a. 大腸発癌促進機序

胆汁成分として分泌された一次胆汁酸（コール酸, ケノデオキシコール酸）は大腸管腔内で腸内細菌により二次胆汁酸（デオキシコール酸, リトコール酸）に代謝される．これらの二次胆汁酸は細胞増殖を亢進させ，その結果，大腸癌の発生を促進すると考えられている．

食品由来のコレステロールも腸内細菌により植物性由来コレステロールはβ-シトステロールやカンペステロール，動物性由来コレステロールはコレスタノールやコプロスタノールなどに代謝され，さらに形を変えて変異原活性をもつ物質になり大腸発癌を促進する可能性が考えられている．

腸内細菌が直接産生する変異原物質（フェカペンタエン）も発見されている．*Enterococcus faecalis* が酸素ラジカルの一つであるスーパーオキサイドを産生することも報告されている．これらの変異原物質やラジカルが大腸粘膜細胞の遺伝子を傷害し，発癌を促進している可能性が考えられている．

b. 大腸発癌抑制機序

嫌気性菌の多くは酪酸や乳酸などの短鎖脂肪酸を産生する．これらの短鎖脂肪酸は大腸粘膜の栄養源になるだけでなく，酪酸は大腸粘膜細胞のアポトーシ

ス亢進を引き起し，それにより発癌を抑制する可能性が考えられている．また，これらの短鎖脂肪酸により腸管内のpHが酸性化することにより，変異原活性が抑制されることも考えられている．

腸内細菌は発癌物質を吸着して吸収を防ぎ，便として体外に排泄する作用が考えられている．いくつかの嫌気性菌が産生するニトロリダクターゼは1-ニトロピレンや1,2-ジニトロピレンなどの変異原物質を代謝して変異原活性を低下させる作用をもっていることが確認されている．

6.5.3 大腸癌と腸内細菌叢の観察的疫学研究

大腸癌と腸内細菌叢の研究として，最初に大腸癌罹患の高い地域と低い地域における一般人の腸内細菌叢の比較研究が行われた．いくつかの研究が報告されているが一定の結果は得られていない．大腸癌患者，大腸癌の前癌病変である大腸腺腫をもっている患者，健常人の腸内細菌叢を調べる研究もいくつか報告されている．大腸癌患者や腺腫患者において便中の嫌気性菌が増加することが報告されているが，別の研究者からは関係ないとの報告もある．

このように便培養を用いた観察的疫学研究では大腸癌と腸内細菌に関して，一定の結論は得られていない．この理由として，断面調査では大腸癌や腺腫の存在により変化した腸内細菌叢を観察している可能性があること，病院などの臨床の場での研究のため便回収から測定まで厳密な嫌気状態に保つことが困難なこと，腸内細菌叢の多くが培養困難であること，多くの研究では検討症例数が少ないことなどが考えられる．

6.5.4 乳酸菌による大腸癌予防

1908年にMetchnikoffはヨーグルトやバターミルク，チーズなどの発酵乳製品の摂取が大腸癌を予防する可能性を提案した．いくつもの発癌モデルによる基礎的研究では，乳酸菌による大腸腫瘍抑制効果が明らかにされている．

症例対照研究やコホート研究は多数報告されているが，一定の傾向は示していない．発酵乳製品の研究におけるこれらの分析疫学的研究の問題点として，発酵乳製品には大腸発癌に関係する多くの成分が含まれるため，それら交絡因子の影響が大きいことがある．具体的には，カルシウム，マグネシウム，リボ

フラビン，ナイアシンなど大腸発癌の抑制効果が期待される成分が発酵乳には多く含まれている．とくにカルシウムは強力な大腸発癌予防物質候補であり，十分に設計された疫学研究においてもその影響を取り除くことはかなり困難である．また，乳酸菌には多くの種類があり菌種や菌株によってヒトに与える影響が異なることが考えられる．

乳酸菌と大腸癌の関連を明らかにするためには，このような観察的疫学研究では多くの問題があるため，介入試験を実施することがきわめて重要である．しかし，これまでにプロバイオティクスを用いた介入試験はほとんどされていなかった．

6.5.5 乳酸菌投与による臨床試験

Roncucci らは腸内細菌叢を変えることを目的にラクチュロースを使用した臨床試験を行い，有意差はないもののラクチュロースは腺腫の発生をわずかに抑制したと報告している．また Biasco らは，大腸腺腫をもつ20人に，*L. acidophilus* と *B. bifidum* を3カ月間投与し，便のpHの低下と直腸粘膜の細胞増殖の低下を報告している．

著者らは，厚生労働省がん克服新10ヵ年戦略事業（第二次対がん）研究として，2個以上の大腸腫瘍（腺腫もしくは早期大腸癌）を内視鏡的に摘除した大腸癌ハイリスク群を対象に，無作為割付臨床試験にて乳酸菌生菌製剤を4年間投与して腫瘍発生の有無について検討を行い，乳酸菌製剤の投与により中等度異型以上の腫瘍の発生が有意に抑制された結果を得た[2]．その研究の概略を紹介する．

試験の対象者は，40歳から45歳の男女で2個以上の大腸腫瘍（腺腫または早期癌）をもち，それらをすべて内視鏡的に摘除した398人である．これら全員に脂肪摂取の適正化を行ったのちに，無作為に4つの群に分け，2×2 factorial design により小麦ふすまと乳酸菌製剤の腺腫抑制効果を評価した．乳酸菌製剤は，乳酸生菌製剤（*Lactobacillus casei Shirota*）を1gあたり約10の10乗含む粉末が用いられた（図6.15）．小麦ふすまや乳酸菌製剤による介入は4年間行われ，2年目と4年目に行われた全大腸内視鏡検査により新たに発生したポリープは全て摘除，病理学的に診断された．試験期間中の脱落者は18人で

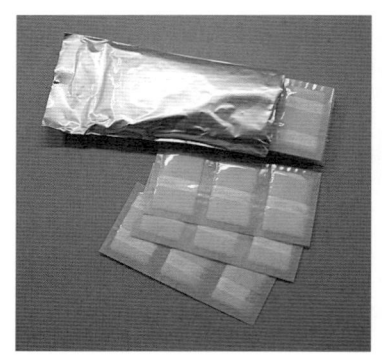

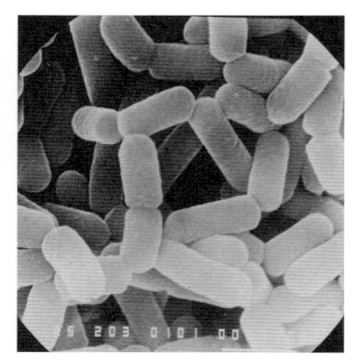

図 6.15　乳酸菌製剤

あった．これらを除外した 380 人で解析された．

4 年目の大腸内視鏡検査において，小麦ふすまを摂取することにより，3mm 以上や 10mm 以上の大きな腺腫の発生が有意に増え，乳酸菌製剤を摂取することにより，中等度以上の異型の強い腫瘍の発生の相対リスクは 0.65（95% 信頼区間 0.43-0.98）と有意な減少を認めた．

異型の強い腺腫は，異型の弱い腺腫よりもその腫瘍内に腺癌を認める可能性が高く，より大腸癌の高危険度病変と考えられる．したがって，異型の強い腺腫の発生を乳酸菌製剤の長期服用により予防することができるとする，この研究の知見は，乳酸菌生菌製剤の服用が大腸癌を予防できることを示唆すると考えられた．

乳酸菌製剤を用いた大腸癌予防のための臨床試験は，著者らの研究が初めての報告であるため，外国でも同様の臨床試験を行い同じ結果が得られることを確認すること，さらに乳酸菌製剤を服用している集団を長期間追跡し大腸癌の発生が減少することを確認することなどが必要であろう．

しかし，乳酸菌飲料や乳酸菌製剤は，きわめて安全で安価なため，大腸腺腫や大腸癌の既往者，家族に大腸癌罹患が多い者などの大腸癌高危険度群では，現時点でも本試験の成績より乳酸菌製剤の服用を推奨してもよいと考える．

文　献
1) 河野敦子，石川秀樹，中村富予，河野公一，日衛誌，**65**，p.422（2010）．
2) H.Ishikawa, I.Akedo, T.Otani, et al., *Int. J. Cancer.*, **116**, p.762 (2005).

7章 腸内細菌叢と腸内共生系

7.1 腸内細菌叢と腸内共生系

　ヒトの腸管には種類にして約1,000菌種，菌数にして100〜1,000兆個にのぼる膨大数の腸内常在菌が腸内細菌叢を形成して生息している[1, 11]．腸内細菌叢は，ヒトが無菌状態で誕生した後，周りの環境からさまざまな細菌（Bacteria）が腸管内に入ってきて形成される．環境中に存在する細菌は多種多様であり，現在70以上の門（門とは最上階級の分類レベル）の細菌種が地球上に存在する．しかしながら，成人の腸内細菌叢を構成する細菌種はわずか9門の真正細菌と1門の古細菌であり，そのうちの2門（*Bacteroidetes*門と*Firmicutes*門）に属する細菌種が細菌叢全体の90％以上を占める．この2門のつぎに優占する細菌種は*Actinobacteria*門と*Proteabacteria*門に属する細菌であり，この4門が腸内細菌叢の99％以上を占めている．すなわち，腸内細菌叢は地球上の全細菌種の中のわずかな一部の菌種で構成され，その多様性は強い選択圧を受けている．この選択圧には，腸管における栄養源（宿主の食事成分），嫌気度（低い酸素分圧），宿主上皮への接着能などの腸内環境に適応した細菌側の諸因子，ならびに，常在性の腸内細菌に対する免疫寛容あるいは免疫応答の抑制に関わる宿主側の諸因子が含まれる．

　マウスやラットなどの哺乳動物の腸内細菌叢も，基本的にはヒト腸内細菌叢に優占する上記の4門に属する菌種で構成されており，宿主特異的な細菌種がわずかに存在するが，哺乳類の適応放散以前の共通祖先において腸内細菌叢の選択はすでに確立されていたようである．腸内細菌叢が有する特徴的な性質の一つは植物由来の多糖類の代謝能である[1]．哺乳類のゲノムには植物由来の多糖類の代謝に関わる遺伝子は存在しないが，脂質代謝に関わる遺伝子が十分に備わっており，哺乳類は元来，肉食を主食とする生物と考えられる．その肉食

性生物がその腸内に植物由来の多糖類を分解できる腸内細菌叢を獲得することによって、植物（草食）もエネルギー源となり、両者にとってそれぞれの生存に有利な環境適応性が広がったと考えられる。つまり、このような腸内細菌叢と宿主の間に成立する共生関係は共進化の結果である。本章では、腸内細菌と宿主の共進化をそれらの間の相互作用機構と腸内細菌叢マイクロバイオームの遺伝子組成から解説する。

7.2 腸内細菌叢と宿主細胞間相互作用

　腸内細菌叢はヒト宿主に対して有益効果（健康維持と促進）と有害効果（疾患）の二つの相反する生理機能をもつ[2]。有益効果としては、たとえば腸内細菌叢は宿主の食事成分を代謝してビタミンや短鎖脂肪酸などの宿主細胞にとっての栄養素やエネルギー源を生産する。また、その存在は腸管上皮細胞や免疫系細胞の分化や成熟化、再生に必須である。一方、有害効果としては、細菌成分が炎症性腸疾患、大腸癌、肥満、自己免疫糖尿病などのさまざまな疾病発症を促進する一因としても認識されている[3]。

　遺伝子操作により免疫不全を導入した動物モデルにおいても、腸内細菌はその有無によって炎症反応の亢進と抑制という相反した効果を示す。この相反する生物機能を生み出すのは、腸管内での腸内細菌と宿主細胞間の相互作用である。この相互作用にはさまざまな遊離分子種や直接の接触認識に関わる細胞表層分子種などが関与する[4]（図7.1）。たとえば、グラム陰性菌のリポ多糖類（lipopolysaccharide：LPS）、グラム陽性菌のリポ多糖類（lipoteichoic acid：LTA）、グラム陽性と陰性細菌のペプチドグリカン（アミノ糖）などの細菌の表層分子は、宿主のToll様受容体（toll like receptors：TLRs）などのパターン認識受容体のリガンドであり、TLRsによるこれらの細菌成分の認識は炎症応答を発動する。このTLRsを介する非特異的な免疫応答は自然免疫とよばれる[5]。通常、自然免疫は一過的に侵入してくる外来病原菌に対して発動され、常在菌に対する応答は免疫不全の宿主の場合にのみ観察される。この場合、抗炎症応答へのルートが破綻した宿主では炎症応答が起り（有害効果）、炎症応

7.2 腸内細菌叢と宿主細胞間相互作用 249

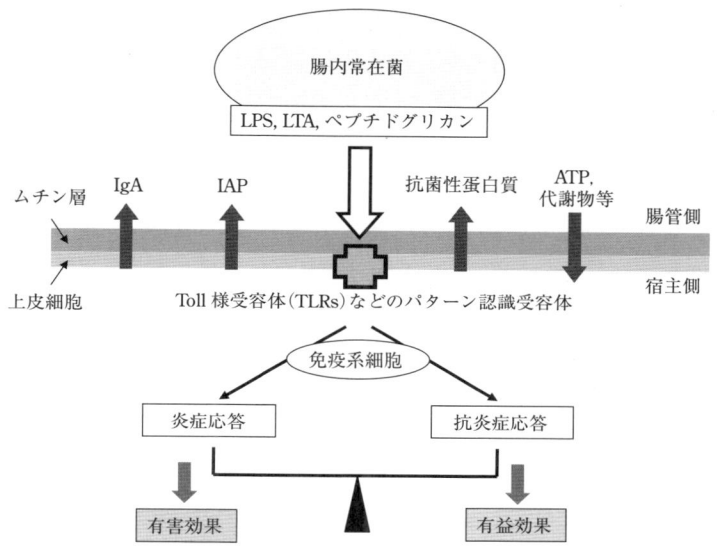

図 7.1 腸内細菌-宿主細胞間相互作用の模式図

答へのルートが破綻した宿主においては，抗炎症応答が起る（有益効果）．すなわち，腸内細菌の作用は宿主免疫系の状態に大きく依存する．通常の生理条件においては，そもそもこのような炎症と抗炎症応答が起らない，平衡状態が保たれるしくみが腸内細菌と宿主細胞の間にあると考えられる[4, 6]．

腸管上皮細胞や周辺の免疫系細胞はリゾチーム，ディフェンシンなどのさまざまな抗菌蛋白質を発現している．これらは腸内細菌の増殖を制御しており，ある種の抗菌蛋白質の発現はTLRシグナリングによって誘導される．炎症性腸疾患の患者では抗菌蛋白質の発現が低下しているという報告もある．腸管周辺の免疫細胞が発現する分泌型（粘膜型）IgAも腸内細菌叢の形成に大きく関与する[7]．腸内に存在するIAP（腸管アルカリ脱リン酸化酵素）はLPSのリン酸部位を脱リン酸化して，腸管上皮への細菌の侵入を阻止し，リガンドとしての作用をなくす作用をもつ．また，腸管表面のムチン層は腸内細菌の侵入や上皮細胞との直接的な接触（すなわち，TLRsによる認識）を抑える物理的バリアでもある．このように，宿主にはTLRsを含めたさまざまな分子種が関与した機構を通して，腸内細菌の腸管上皮細胞への過剰な接触（免疫応答）を最小

限にとどめる制御機構が存在する．言い換えれば，これらの宿主側の機構の破綻は腸内細菌を起因とした免疫応答を導くことを意味し，炎症性腸疾患などの疾患の一因となる．

一方，腸内細菌が生産する酢酸などの短鎖脂肪酸，ATP（アデノシン三リン酸），表層多糖類，プロテアーゼなどは宿主細胞にさまざまな作用をする．たとえば，*Bacteroides fragilis* が作る多糖類による炎症の抑制，同じく *B. fragilis* が作るプロテアーゼによる Th17 細胞の誘導を介した大腸癌の促進，ATP によるヘルパー T 細胞のサブセットである Th17 細胞の特異的誘導などが報告されている．また，Th17 細胞が SFB（Segmented Filamentous Bacteria）とよばれる腸内細菌の存在によって特異的に誘導される．Th17 細胞は自己免疫疾患の発症に関与していると考えられている．

以上のように，腸管内での腸内細菌と宿主腸管細胞の間には，宿主の恒常性の維持と破綻に密接に関与する分子および細胞レベルでの相互作用が存在する．

7.3 腸内マイクロバイオーム遺伝子の特徴

上記したように，腸内細菌叢は多くの未知細菌種を含んだ膨大な種類の細菌種で構成され，またその組成は個人間で大きく多様化している．そのため，上述したような腸内細菌-宿主間の相互作用に含まれる細菌側の分子種やメカニズムの解明は，細菌叢そのものの実体とともに今後の研究課題である．とくに，腸内細菌叢の機能的特徴はこれまでの菌種の特定や組成解析だけでは解明できず，メタゲノム解析（メタゲノミクス）の応用が必要となる[8]．メタゲノミクスは細菌叢を構成する個々の細菌種のゲノムの集合体（マイクロバイオーム）にコードされている遺伝子＝機能情報をシークエンスによって網羅的に獲得する方法である[9]．

筆者らはヒト腸内細菌叢の機能特徴を知るために 13 名（3 カ月～45 歳の健康な日本人）の腸内マイクロバイオームのメタゲノミクスを行った．調べたサンプルは 7 名の大人，2 名の子供，4 名の離乳前乳児の糞便から調製した腸内

7.3 腸内マイクロバイオーム遺伝子の特徴

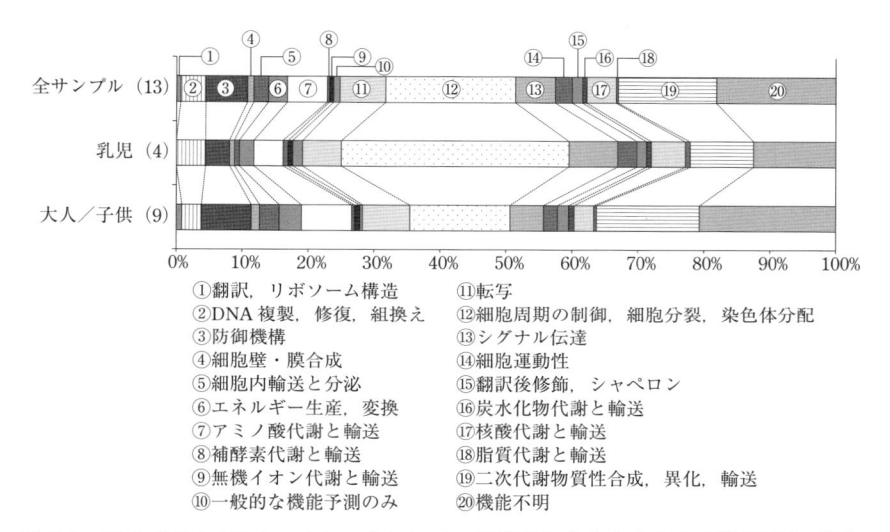

図 7.2 13 名の日本人腸内マイクロバイオームで高頻度に存在する 315 の遺伝子群の機能分類

凡例：
- ①翻訳，リボソーム構造
- ②DNA 複製，修復，組換え
- ③防御機構
- ④細胞壁・膜合成
- ⑤細胞内輸送と分泌
- ⑥エネルギー生産，変換
- ⑦アミノ酸代謝と輸送
- ⑧補酵素代謝と輸送
- ⑨無機イオン代謝と輸送
- ⑩一般的な機能予測のみ
- ⑪転写
- ⑫細胞周期の制御，細胞分裂，染色体分配
- ⑬シグナル伝達
- ⑭細胞運動性
- ⑮翻訳後修飾，シャペロン
- ⑯炭水化物代謝と輸送
- ⑰核酸代謝と輸送
- ⑱脂質代謝と輸送
- ⑲二次代謝物質性合成，異化，輸送
- ⑳機能不明

細菌叢である．これらの細菌叢からは総数で約 66 万個の遺伝子が同定された．そして，これらの遺伝子と他の環境細菌の遺伝子との比較解析から，腸内マイクロバイオームに高頻度に存在する 235 個の遺伝子を同定した（9 名の大人／子供の細菌叢に 237 個，4 名の離乳前乳児の細菌叢に 136 個，両細菌叢に共通した 58 個）．これらの COGs のうち "炭水化物の代謝と輸送" に関わる遺伝子が大きな割合（全遺伝子の約 30％）を占めていた（図 7.2）．炭水化物の代謝と輸送に関わる遺伝子を大人／子供と離乳前乳児間で比較した結果，大人／子供では多糖類の分解に関わる遺伝子が，乳児では単糖類の取込みに関わる遺伝子がそれぞれ特徴的に存在していることがわかり，腸内マイクロバイオームの遺伝子組成は食事成分に大きく依存することを強く示唆した．一方で，"細胞運動性" に関わる鞭毛や化学走化性の遺伝子が顕著に減少していた．これは宿主免疫系の炎症応答の引き金となりうる鞭毛の排除と運動性の欠如による宿主細胞との過剰な接触の軽減，つまり，宿主免疫応答を抑制する方向への腸内細菌の進化を示唆する．このほか，具体的な機能が不明である "一般的な機能予測のみ" と "機能不明" にアサインされた約 100 個の遺伝子（全体の約 1/3

を占める）が腸内環境で高頻度に存在するという知見は，これらの機能解明の一助となりうる．

みつかった66万個の遺伝子のうち，約16万個（全遺伝子の約1/4に相当）は，既知遺伝子と有意な配列相同性をもたず，新規遺伝子の候補となる．これら新規遺伝子候補と他環境細菌叢（海や土壌）由来の新規遺伝子とのクラスタリングから，腸内マイクロバイオーム由来の遺伝子だけからなる647種類のクラスター（5〜48遺伝子）を見い出した．これらの新規な遺伝子ファミリーと上述した機能未知の高頻度遺伝子は新たな機能の探索のよい研究ターゲットになると考えられる．

メタゲノミクスから腸内細菌の特徴の一つが炭水化物の代謝と輸送に関わる機能であることを上述した．成人細菌叢の代表的な優占菌種である*Bacteroides*属のゲノムには多糖類を分解する遺伝子が豊富にコードされており，腸内環境での生息に適応した遺伝子組成がそのゲノムにコードされている．そこで，個々の細菌種ゲノムにおける腸内マイクロバイオーム高頻度遺伝子の比率を調べた[4]．対象とした317細菌種をその分離由来から海洋，淡水，土壌，植物，常在，病原，その他の7つに分類した．

図7.3に大人／子供の237個の高頻度遺伝子についての結果を示す．比率の平均値は317全細菌ゲノムに対して3.9%，46常在菌ゲノムに対して9.2%，94病原菌ゲノムに対して4.0%，231その他環境細菌ゲノムに対して2.7%となっ

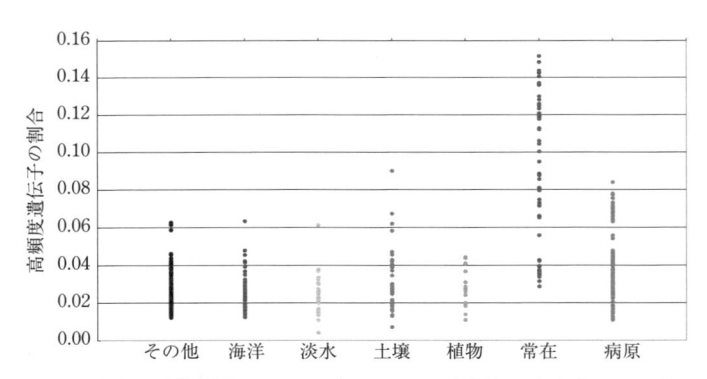

図7.3 大人／子供腸内マイクロバイオームで高頻度に存在する237遺伝子の個別細菌種ゲノムでの比率

表7.1 ヒト腸内マイクロバイオームの高頻度遺伝子の高い割合を有するトップ15細菌種

大人/子供の腸内マイクロバイオーム高頻度遺伝子		離乳前乳児の腸内マイクロバイオーム高頻度遺伝子	
比率	菌種名	比率	菌種名
15%	*Bacteroides ovatus*	10%	*Bifidobacterium longum* NCC2705
15%	*Bacteroides* WH2	10%	*Clostridium ramosum* JCM1298
14%	*Bacteroides* sp. A01	9%	*Bifidobacterium catenulatum* JCM1194
14%	*Bacteroides vulgatus*	9%	*Clostridium clostridioforme* JCM1291
14%	*Bacteroides thetaiotaomicron* 3731	9%	*Collinsella aerofaciens*
14%	*Bacteroides thetaiotaomicron* VPI-5482	8%	*Lactobacillus johnsonii* NCC 533
14%	*Bacteroides thetaiotaomicron* 7330	8%	*Ruminococcus gnavus*
14%	*Bacteroides uniformis*	8%	*Enterococcus faecalis* V583
13%	*Bacteroides caccae*	8%	*Lactobacillus acidophilus* NCFM
13%	*Eubacterium ventriosum*	8%	*Dorea longicatena*
13%	*Ruminococcus gnavus*	8%	*Listeria monocytogenes* EGD-e
12%	*Dorea longicatena*	8%	*Lactobacillus plantarum* WCFS1
12%	*Bacteroides* sp. A03	7%	*Streptococcus agalactiae* A909
12%	*Ruminococcus torques*	7%	*Streptococcus pneumoniae* TIGR4
12%	*Bacteroides fragilis* NCTC 9343	7%	*Streptococcus pneumoniae* R6

た．離乳前乳児の136個の高頻度遺伝子の比率は，全細菌ゲノムに対して2.8％，常在菌ゲノムに対して6.0％，病原菌ゲノムに対して3.5％，その他環境細菌ゲノムに対して1.9％となった．すなわち，常在菌は腸内マイクロバイオームの高頻度遺伝子を他の環境細菌よりも高い割合でコードしていることがわかる．表7.1に大人/子供と離乳前乳児の高頻度遺伝子を高い割合でもつトップ15の菌種を示す．大人/子供の237個の高頻度遺伝子を高い割合（12〜15％）でもつ菌種は *Bacteroides*，*Eubacterium*，*Ruminococcus* 属であり，これらは大人/子供の腸内細菌叢の優占菌種である．離乳前乳児の136個の高頻度遺伝子を高い割合（7〜10％）でもつ菌種は *Clostridium*，ビフィズス菌，乳酸桿菌属であり，ビフィズス菌と乳酸桿菌属にはヒトに対して有益効果をもつプロバイオティクス菌として使用されている菌種が多い．

個々のゲノムにおける高頻度遺伝子の比率は腸内細菌叢でのそれぞれの占有率と相関性がある．たとえば，大人/子供の高頻度遺伝子の比率が低い（3.4％）常在性大腸菌は細菌叢内での占有率も低い．興味深いことに，常在性大腸菌と病原性大腸菌のように，多くの病原菌の比率は低い比率を示す常在菌と同程度

である．病原性遺伝子の大部分は水平伝播によってゲノム中に運び込まれるという事実を考慮したとき，低い比率の腸内常在菌は対応する病原菌の主な源泉なのかもしれない．もう一つ特徴的な傾向は，*Bacteroides* 属のような高頻度遺伝子の比率の高い細菌種には対応する病原菌が存在しないということである．

　個々の腸内細菌ゲノムに特定の遺伝子（この場合はマイクロバイオーム高頻度遺伝子群）が豊富に存在することは，腸内細菌が腸内環境での増殖や他の細菌種との生存競争に有利である遺伝子（機能）を獲得しながら適応，進化して来たことを示唆している．一方で，この偏った遺伝子組成は腸管以外の環境での生存には不利である．それゆえ腸内細菌は，たとえば口腔から胃を経て腸管に至るまでの一過的ではあるが不利な環境に対して耐性を付与する機能なども獲得しているかもしれない．これらの機能に関与する遺伝子は，高頻度遺伝子のうちの機能が未知とアサインされた約100個の遺伝子や647種類の新規遺伝子ファミリーの中に含まれているかもしれない．

7.4 超有機体という概念

　腸内細菌は，その基本的な生存戦略として腸管環境に豊富な炭水化物を主なエネルギー源とする機能を蓄積しつつ，鞭毛などの細胞運動性を欠失させることにより，宿主の免疫系の発動を起させない宿主の恒常性維持に働く方向で進化していることが示唆される．さらに，炭水化物の代謝によって放出される酢酸などの短鎖脂肪酸やビタミン，アミノ酸などは宿主上皮細胞の機能増強や分化誘導因子，栄養素やエネルギー源となる．一方で，宿主は一連の抗菌蛋白質類，IAP，IgAなどの細菌の無秩序な増殖を制御する分子種を発現することによって，TLRsなどを介した外来病原菌に対する自然免疫の発動（炎症応答）を常在菌に対して最小限にとどめる，すなわち，こちらも宿主の恒常性維持に働くしくみを備えている．

　腸内細菌と宿主細胞間の相互作用の研究はまだまだ初歩的な段階である．今後は，相互作用に関与する分子種と作用メカニズムの解明をめざして，腸内マ

イクロバイオームのより網羅的で定量的なデータ収集に加えて，腸管内の代謝物や無機イオン，遊離および表層多糖類などのゲノム以外の分子種の解析が進むと予想される．最近では，遺伝子欠損肥満マウスやメタボリック症モデルマウスの腸内細菌叢のように腸内細菌叢が疾病発症の直接要因になることや，多発性硬化症や自己免疫性糖尿病など消化管以外の遠隔臓器を冒す疾病の発症につながることが明らかになってきており，腸内細菌異常が疾患発症の根幹に存在し，腸内細菌が宿主全身の恒常性の維持と破綻に大きく関与する考えが浸透して来ている．

ノーベル賞学者のJ. Lederbergは「ヒトはヒトゲノムとヒトマイクロバイオームからなる超有機体（Superorganisms）である」という概念を2000年に提唱した[10]．まさしく，2000年以降の研究結果は，ヒトマイクロバイオームが「第2のヒトゲノム」であることを示しつつある．ヒトマイクロバイオームを研究する国際的な共同プロジェクト「ヒトマイクロバイオーム計画」も現在進行中である[4]．超有機体という概念からヒトの健康と病気を理解することは新たなヒト生物学の始まりである．

文 献

1) H. J. Flint, E. A. Bayer, M. T. Rincon, R. Lamed, B. A. White, *Nat. Rev. Microbiol.*, **6**, p.121 (2008).
2) L. Dethlefsen, M. McFall-Ngai, D. A. Relman, *Nature*, **449**, p.811 (2007).
3) D. A. Peterson, D. N. Frank, N. R. Pace, J. I. Gordon, *Cell Host & Microbe*, **3**, p.417 (2008).
4) M. Hattori, T. D. Taylor, *DNA Res.*, **16**, p.1 (2009).
5) S. Akira, S. Uematsu, O. Takeuchi, *Cell*, **124**, p.783 (2006).
6) P. J. Sansonetti, *Nat. Rev. Immunol.*, **4**, p.593 (2004).
7) S. Fagarasan, T. Honjo, *Nat. Rev. Immunol.*, **3**, p.63 (2003).
8) L. Weng, E. M. Rubin, J. Bristow, *Genome Res.*, **16**, p.316 (2006).
9) C. S. Riesenfeld, P. D. Schloss, J. Handelsman, *Annu. Rev. Genet.*, **38**, p.525 (2004).
10) J. Lederberg, *Science*, **288**, p.287 (2000).
11) R. E. Ley, D. A. Peterson, J. I. Gordon, *Cell*, **124**, p.837 (2006).
12) D. C. Savage, *Ann. Rev. Microbila*, **31**, p.107 (1977).

8章 プロ/プレバイオティクスおよび抗生物質による腸内共生への介入

8.1 プロバイオティクス

8.1.1 プロバイオティクスの定義

プロバイオティクスという概念は，20世紀初頭，ノーベル賞を受賞したMetchnikoffが発表した論文"Prolongation of Life. Optimistic Studies."の中で，ヨーグルトとして乳酸菌を摂取することが加齢を予防するとした仮説に遡ることができる．その後1989年，Fullerにより，「腸内細菌のバランスを変えることにより宿主に保健効果を示す生きた微生物」として，プロバイオティクスという考え方が定義された[1]．さらに，この定義はSalminenらにより，「宿主に保健効果を示す生きた微生物を含む食品」として再定義された[2]．このようにプロバイオティクスの定義に関しては，多くの変遷を経て，2002年に出されたFAO/WHO共同のプロバイオティクス評価ガイドライン作成ワーキンググループの報告書（Joint FAO/WHO Working Group Report, 2002）によって，「適正量を摂取した際に宿主に有用な作用を示す生菌体」とするべきであることが答申されている[3]．プロバイオティクスは，直接的に，あるいは腸内菌叢のバランス・代謝の修飾を介して間接的に，健康の増進・維持，また医療の補助的役割を担うものである．

8.1.2 プロバイオティクスの保健効果

これまでに報告されているプロバイオティクスの保健効果は多岐にわたっており，その有効性を発揮する機序もさまざまである（図8.1）．その作用機序は，消化管（腸内）細菌叢バランスの改善，免疫機能修飾（調節）作用，プロバイオティクスの代謝機能による作用に分けることができる．腸内細菌叢に直接作用する機序としては，投与されたプロバイオティクス自身が腸内に生着増殖し

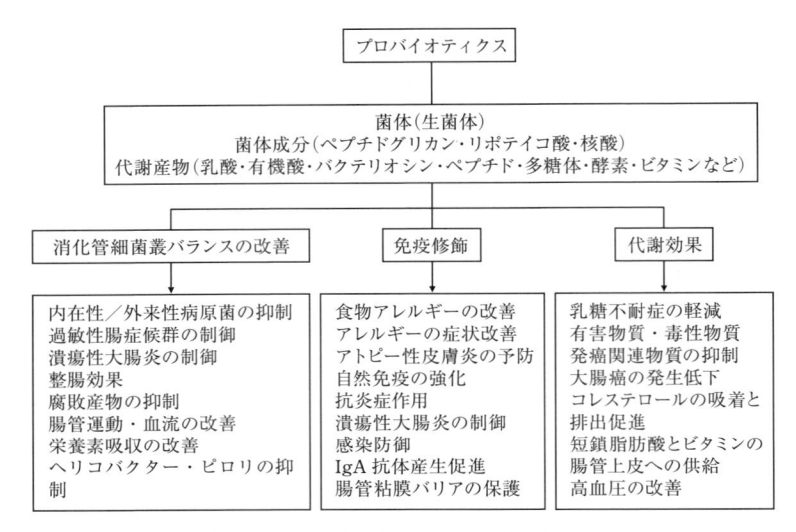

```
                    ┌──────────────────┐
                    │ プロバイオティクス │
                    └──────────────────┘
                             │
    ┌────────────────────────────────────────────────────┐
    │              菌体(生菌体)                            │
    │   菌体成分(ペプチドグリカン・リポテイコ酸・核酸)     │
    │ 代謝産物(乳酸・有機酸・バクテリオシン・ペプチド・    │
    │         多糖体・酵素・ビタミンなど)                  │
    └────────────────────────────────────────────────────┘
         │                    │                 │
  ┌──────────────┐    ┌──────────────┐   ┌──────────────┐
  │消化管細菌叢  │    │  免疫修飾    │   │  代謝効果    │
  │バランスの改善│    │              │   │              │
  └──────────────┘    └──────────────┘   └──────────────┘
```

消化管細菌叢バランスの改善	免疫修飾	代謝効果
内在性／外来性病原菌の抑制 過敏性腸症候群の制御 潰瘍性大腸炎の制御 整腸効果 腐敗産物の抑制 腸管運動・血流の改善 栄養素吸収の改善 ヘリコバクター・ピロリの抑制	食物アレルギーの改善 アレルギーの症状改善 アトピー性皮膚炎の予防 自然免疫の強化 抗炎症作用 潰瘍性大腸炎の制御 感染防御 IgA抗体産生促進 腸管粘膜バリアの保護	乳糖不耐症の軽減 有害物質・毒性物質 発癌関連物質の抑制 大腸癌の発生低下 コレステロールの吸着と排出促進 短鎖脂肪酸とビタミンの腸管上皮への供給 高血圧の改善

図 8.1 プロバイオティクスの機能と効果

て，有害な腸内細菌の増殖を抑制する作用が考えられる．これらは食中毒菌などの外来性病原菌，あるいは抗生物質投与によって増殖する内在性の病原菌などに対して拮抗作用によって増殖を抑制し，病原菌によって引き起される下痢などの症状を改善する．こうした作用は，プロバイオティクスのもつ代謝機能によって作用する場合も含まれる．これは，プロバイオティクスの代表的な菌である乳酸菌が産生する乳酸によって，腸内環境のpHを低下させ病原菌の増殖を抑える効果，バクテリオシンといった抗菌物質を産生して有害腸内細菌を抑制する効果，短鎖脂肪酸を産生して腸管上皮のエネルギー源となる効果などさまざまである．

　免疫修飾（調節）作用については，こうした腸内細菌叢バランスの改善によって腸内環境が改善し，免疫系に悪影響を及ぼす腐敗産物の低減による機序も考えられるが，プロバイオティクス自身を直接腸管免疫系が認識し，さまざまな免疫反応をもたらすことが明らかになってきている．こうしたさまざまな保健効果をもたらすプロバイオティクスの代表的な菌属，菌種を表8.1に示した．これらのプロバイオティクスが示す保健効果は菌属，菌種によって必ずしも特徴的ではなく，むしろ菌株によって異なることが明らかとなっている．プロバ

表 8.1 プロバイオティクスに用いられている代表的な乳酸菌および *Bifidobacterium* の菌種

Lactobacillus sp.	*Bifidobacterium* sp.	*Enterococcus* sp.
L. acidophilus	B. bifidum	Ent. faecalis
L. casei	B. adolescentis	Ent. faecium
L. paracasei	B. animalis	
L. delbrueckii ssp.	B. infantis	
(bulgaricus)	B. thermophilum	*Streptococcus* sp.
L. rhamnosus	B. longum	
L. plantarum	B. lactis	S. cremoris
L. reuteri		S. salivarius
L. brevis		S. diacetylactis
L. lactis		S. intermedius
L. cellobiosus		
L. curvatus		*Propionibacterium* sp.
L. fermentum		
L. gasseri		P. freudenreichii

イオティクスに必要な特性として，腸管まで生きて届くための胃酸耐性，胆汁酸耐性なども重要であり，発酵食品として利用する場合は，風味やテクスチャーなどをもたらす発酵特性なども重要な特性となる．プロバイオティクスのもたらす機能と効果について，腸内細菌叢を介した効果と介さない効果に分けて以下に詳述する．

8.1.3 腸内細菌叢を介した効果

腸内細菌叢を介して保健効果を示す場合，その作用は拮抗作用による共生または病原性微生物の排除や，他の病原性微生物などが産生する有害物質の低減によるものと考えられている．いわゆる腸内細菌叢改善効果で，便秘や下痢などの患者を対象としたヒト臨床試験をはじめ，インターロイキン-10(IL-10)ノックアウトマウスを用いた腸炎モデルでの効果などの動物実験からその効果が評価されている．とくに下痢に対しては，いくつかの乳幼児の急性の下痢を対象とした無作為化コントロール試験を統合したメタ解析において，一貫したプロバイオティクスの効果が確認されている．ヨーロッパでは子供の急性感染性下痢に対して，ワーキンググループによる検討が行われ，臨床効果が得られる選

抜されたプロバイオティクス（*Lactobacillus rhamnosus* GG，*Saccharomyces boulardii* など）とその有効量などが公表されている．

また，抗生物質治療の副作用として発症する抗生物質関連下痢症（antibiotic-associated diarrhea：AAD）に対してもいくつかの無作為化コントロール試験が行われ，子供あるいは成人についても AAD のリスクを低減することが検証されている．腸内の主な有害微生物としては，AAD の発症に強く関与している *Clostridium difficile* や大腸菌（*Escherichia coli*），*Clostridium perfringens*，*Salmonela* sp.，カンジダ症を引き起す *Candida albicans*，また胃内に感染して胃潰瘍や胃癌の原因となる *Helicobacter pylori* などがあげられる．これらは毒素または感染によって直接的に病原性を示すものもあれば，有害な代謝産物を生産することによって間接的に病原性を示すものもある．有害代謝産物としては，p-クレゾールやアンモニア，また，グルクロナイドなどの毒性および発癌性が指摘されている物質を生成する β-ガラクトシダーゼ，β-グルクロニダーゼやウレアーゼ活性がある．また，プロバイオティクスの投与により嫌気性細菌／好気性細菌の割合を増加させ腸内細菌叢を改善することで，血清エンドトキシン濃度も低下させることが報告されている．

8.1.4 腸内細菌叢を介さない効果

菌体成分自体やプロバイオティクスが産生する有用物質（培地成分の分解産物も含む）には腸内細菌叢を介さずに宿主に直接作用するものもあり，これらは必ずしも生菌である必要はない．このようなプロバイオティクスが産生する保健効果をもたらす生理活性物質は，光岡によりバイオジェニックスという言葉が提唱されており，これまでさまざまな物質が報告されている．たとえば，欠乏すると癌に罹患する危険性を高め胎児が発育する際の神経管の障害を招き，最近では動脈硬化の原因となる血中ホモシステイン濃度を制御する働きをもつ葉酸や，遊離リノレン酸から変換して生成される，体脂肪の低減や抗腫瘍作用などの効果が報告されている共役リノレン酸がある．また，乳酸菌は乳酸などの有機酸やジアセチル，またバクテリオシンなどを産生して競合微生物を排除することも一般的性質として保有しているが，これらの物質もバイオジェニックスとよぶことができる．

菌体成分では，免疫賦活作用や抗アレルギー作用があることが報告されているペプチドグリカンやリポテイコ酸などの細胞壁成分，および原核微生物に特異的な非メチル化DNAがある．これらの物質は，高等動物の自然免疫に深く関与しており，マクロファージや樹状細胞など主に抗原提示細胞に発現するTLR（Toll-like receptor）に認識されて，TNF-α，IL-12やIL-10などさまざまなサイトカインの産生を誘導する．これまでにヒトでは10種類のTLRが見つかっているが，グラム陽性菌に対してはTLR2がリポテイコ酸やペプチドグリカンを，TLR9がCpG-DNAなどの非メチル化DNAを認識する．また，自然免疫において微生物の特定の成分を認識する分子はTLRのほかにもペプチドグリカン認識蛋白質（peptidoglycan recognition protein：PGRP）やNOD蛋白質ファミリーなども存在することが報告され，これらが異物を認識し，サイトカインなどの情報伝達物質の産生を誘導して種々の免疫反応を引き起すと考えられている．

免疫系を刺激する菌体あるいは菌体成分が宿主の免疫系に認識されるメカニズムについては，いくつかの報告がある．宿主の免疫応答に影響を与えるためには，まず免疫を担当する細胞との接触が必要となるが，腸内細菌は低分子の物質と異なり，通常は腸管上皮細胞による腸管粘膜により，生体に入り込むことができない．しかし，パイエル板の上皮細胞層に存在するM細胞は，その特異性は不明であるが，腸内細菌を粘膜下に取り込むことが報告されている．最近になってさらに小腸上皮細胞が産生するケモカイン（CX_3CL1）の刺激を受けて，小腸上皮下に存在する樹状細胞が小腸上皮細胞間にタイトジャンクション様の隙間を作り，そこから樹状突起を伸ばして細菌を捕獲していることが明らかとなっている．捕獲された菌は，小腸絨毛内の樹状細胞，マクロファージ，好中球といった貪食作用を有する細胞により貪食されるが，これらの細胞は通常の組織に存在する細胞とは異なり，炎症性サイトカインを産生しないことが報告されている．これらの細胞がどのようにして免疫応答に関与しているのかさらなる解明が必要である．

8.1.5 プロバイオティクスとアレルギー

腸内細菌叢と免疫応答の関係が明らかになる中，アレルギー疾患の発症と腸

内細菌叢の関係についても研究が進んだ．Björkstén らはエストニアとスウェーデンの乳児の腸内細菌叢と2歳までのアトピー性皮膚炎の発症あるいは皮膚プリックテストの陽性化との関連を解析した．その結果，両国ともアレルギー発症児は非発症対照児に比較して，生後1カ月での *Enterococcus* の定着および1歳までのビフィズス菌の定着率が有意に低いことを明らかにした．また，Kalliomaki らは，生後3週間，3カ月の児の腸内細菌叢とアレルゲンへの感作との関連を解析し，アレルゲン感作児と非感作児間で菌量の差異はなかったが，*Clostridium* が前者で有意に多く，ビフィズス菌の *Clostridium* に対する比は有意に低いことから，腸内細菌叢のバランスの異常がアレルゲン感作に関連すると結論した．こうした知見は，裏を返せば，腸内細菌叢を何らかの方法で操作することにより，アレルギー疾患の発症を予防できる可能性を示すものであった．

こうした知見を受けて，前述の Kalliomaki らは，妊婦および新生児に *Lactobacillus rhamnosus* GG 菌を投与し，アトピー性皮膚炎に対する効果を解析した．これによると，159人の妊婦を *L. rhamnosus* GG 投与群とプラセボ投与群に分け，児が2歳になったときのアトピー性皮膚炎の有症率などを解析したところ，プラセボ投与群のアトピー性皮膚炎有症率が46%であったのに対し，*L. rhamnosus* GG 投与群の有症率は23%と半分に低下した．この研究では，4歳でのアトピー性皮膚炎の有症率についても調査を行っているが，やはり有意に GG 菌投与群で有症率が低下しており，プロバイオティクスの効果が長期に継続することが示されている．また，すでに発症したアトピー性皮膚炎に対するプロバイオティクスの投与効果についても，いくつかの報告があり，改善効果がみられている．

これらの研究を含めて，1997年から現在まで，プロバイオティクスを用いたアレルギー疾患の治療や予防を目的とした約25の無作為化二重盲験プラセボコントロール試験の報告がある．その被験者は，プラセボ群も含めて約3,000人に上る．これらの試験によるプロバイオティクスの効果に関する評価は，一部異なる結果となっているが，アトピー性皮膚炎の治療より，アトピー性疾患の予防に有効であることを強く示唆している．いずれにしても，プロバイオティクスによるアレルギー疾患の予防・改善効果についてはさらなる研究が必要である．

8.1.6 プロバイオティクス特性について

　プロバイオティクスがその効果を発揮するために必要な特性とは何かについて考察する．腸内細菌叢改善効果，またはそれに付随した下痢や便秘改善効果など多くの場合，有害菌を拮抗作用により排除するにはプロバイオティクスが生きたまま腸管まで届き，定着することが必要だと考えられる．実際に Muscettola らはプロバイオティクス研究が発展し始めた頃に，生菌でなければ腸管粘膜から急速に排除され，活性が低下すると報告している．したがって，こうした効果を発揮するためのプロバイオティクス特性として，小腸上皮細胞への付着性，胃酸または胆汁酸耐性が高いことなどが望まれる．しかし，死菌でも慢性の下痢の改善効果がみられることや，ビフィズス菌で発酵させたミルクから調製した菌体を含まない濃縮ホエーのみでも腸内フローラ改善効果があることがヒト臨床試験で明らかになっている．

　免疫賦活や抗アレルギー作用に関しては，上述したように多くの場合その有効成分は菌体成分であるため，死菌体においても生菌と同等（またはそれ以上）の免疫刺激活性がある．そのため，菌体の細胞壁に含まれるペプチドグリカンの量や細胞壁の厚さや強固さが免疫刺激活性をより増強するなどの報告もある．一方，マクロファージの貪食能（自然免疫）を活性化する効果は生菌と死菌とで差はないが，抗原に対する腸管の粘膜免疫（獲得免疫）は生菌によってのみ活性化されることも報告されている．

　以上から，生菌と死菌とで有効性が異なるかは，その保健効果だけでなく，菌の種や株にも依存すると考えられる．生菌と死菌による効果の差はプロバイオティクスの作用機序を解明する上で重要な手掛かりとなるばかりでなく，プロバイオティクスの産業上の利用に関しても重要なファクターとなる．したがって，プロバイオティクスの保健効果を応用していくためには，こうしたプロバイオティクスの効果を十分に発揮するためのプロバイオティクス特性についても考慮していく必要がある．

8.1.7 プロバイオティクスの展望

　これまでに多種多様な菌が保健効果の高いプロバイオティクスとして報告されている．しかし，プロバイオティクスの保健効果は，菌種，菌株により大き

く異なっている．一方で，それを受け入れる宿主においても同じ菌を摂取してもその定着性は個体によって異なるように，腸内細菌叢の違い，生活環境や遺伝的背景などによる個体差のため，同じ菌株を摂取した場合でも多様な応答を示すことが考えられる．このような効果の違いをもたらす個体差要因の解析はほとんど進んでいないのが現状であり，プロバイオティクスに用いられる菌株の安全性から膨大な臨床評価のみが先行している．また，プロバイオティクスとして作用する菌株の何が保健効果をもたらすのかについて，微生物学的な視点からの解析もほとんど研究が進んでいない．すでに腸内には1,000種にも及ぶといわれる菌が存在し，その中で乳酸菌およびビフィズス菌は糞便中にそれぞれ10^8/g, 10^{11}/g存在している．ある菌株に保健効果が認められた場合，その菌株が他のプロバイオティクスや既存の腸内細菌とどのように異なるのか，また，外来性の菌を投与することが宿主にどのような意義があるのかを解明していく必要がある．このように，新たな保健効果を求めたプロバイオティクスの臨床評価だけにとどまらず，プロバイオティクスの作用メカニズムについて，宿主側の観点をはじめとして，微生物学的な観点からの解明が進むことを期待したい．

文献
1) R. Fuller, *J. Appl. Bacteriol.*, **365**, p.66 (1989).
2) S. Salminen, C. Bouley, MC. Boutron-Ruault, J. H. Cummings, A. Franck, G. R. Gibson, E. Isolauri, M. C. Moreau, M. Roberfroid, I. Rowland, *Br. J. Nutr.*, **S147**, p.80 (1998).
3) Joint FAO/WHO Working Group Report on Drafting Guidelines for the Evaluation of Probiotics in Food, London, Ontario, Canada, April 30 and May 1 (2002).
4) 医学のあゆみ，"プロバイオティクス"，**811**，p.207（2003）.
5) S. Parvez, K. A. Malik, S. Ah Kang, H. -Y. Kim, *J. Appl. Microbiol.*, **1171**, p.100 (2006).
6) G. T. Rijkers, S. Bengmark, P. Enck, D. Haller, U. Herz, M. Kalliomaki, S. Kudo, I. Lenoir-Wijnkoop, A. Mercenier, E. Myllyluoma, S. Rabot, J. Rafter, H. Szajewska, B. Watzl, J. Wells, D. Wolvers, J. M. Antoine, *J. Nutr.*, **671S**, p.140 (2010).

8.2 プレバイオティクス

8.2.1 プレバイオティクスとは

プレバイオティクス（Prebiotics）は，1995年にGibsonとRoberfroidにより提唱され，「特定の腸内細菌の増殖および/または活動を選択的に促進することにより宿主（人）の健康の維持増進に寄与する非消化性の食品成分」と定義された．すなわちプレバイオティクスの条件として，①上部消化管において分解も吸収も受けないこと，②大腸内に常在する特定の有用微生物の栄養源となりその微生物の増殖または代謝活性を選択的に刺激すること，③これにより腸内細菌叢を健康な状態に導くことができること，があげられる．

一方，プロバイオティクス（Probiotics）は，1989年にFullerによって「腸内細菌叢のバランス改善を介して宿主に有益に働く生菌添加物」と定義され，その後，腸内細菌叢を介さない場合も含めるかたちでSalminenらにより「生体に保健効果をもたらす生菌剤」と定義された．すなわち，プロバイオティク

表 8.2 代表的なプレバイオティクス

	一般的名称	主な構造	原料	製法
オリゴ糖	フラクトオリゴ糖	Glc-(Fru)$_n$	ショ糖	酵素反応 （転移・縮合）
	ガラクトオリゴ糖	(Gal)$_n$-Glc	乳糖	
	ラクトスクロース （乳果オリゴ糖）	Gal-Glc-(Fru)$_n$	乳糖・ショ糖	
	イソマルトオリゴ糖	(Glc)$_n$	デンプン	
	キシロオリゴ糖	(Xyl)$_n$	キシラン	酵素反応 （多糖類の分解）
	イヌロオリゴ糖 （オリゴフラクトース）	Glc-(Fru)$_n$ Fru-(Fru)$_n$	イヌリン	
	ラフィノース	Gal-Glc-Fru	テンサイ	植物から抽出
	大豆オリゴ糖	(Gal)$_n$-Glc-Fru	大豆	
	ラクチュロース	Gal-Fru	乳糖	アルカリ異性化反応

	一般的名称	構造上の特徴		
食物繊維	難消化デキストリン	マルトデキストリン（易消化性）には含まれない1-2，1-3結合を有する		
	ポリデキストロース	ブドウ糖のβ-1,6結合を主とした重合物を主成分とする		
	グアーガム分解物	ガラクトマンナンの加水分解物		

（"食品機能性の科学"，p.471，産業技術サービスセンター（2008）より一部転載）

スの有効性は「摂取した生菌」そのものの生理機能または腸管内定着性が重要であるのに対して，プレバイオティクスは「腸内に常在する有用細菌」に対する資化性（利用されやすさ）が重要となり，その生理機能は必ず腸内常在細菌叢の変化を介して発現する点に特徴がある．

　プレバイオティクスに分類される食品成分として，フラクトオリゴ糖やガラクトオリゴ糖に代表されるオリゴ糖類や，難消化デキストリンなどの食物繊維が知られている．代表的なプレバイオティクスを表 8.2 に示す．

8.2.2　プレバイオティクス摂取による腸内細菌叢変化

　プレバイオティクスは，胃および小腸ではほとんど消化吸収されることなく大腸に達し，特定の腸内細菌に炭素源として利用される．特定の腸内細菌に利用されたプレバイオティクスは最終的には短鎖脂肪酸に代謝され，大腸内の有機酸濃度を変化させ，pH を低下させるなど，腸内環境を変化させる．ヒトにおいては，プレバイオティクス摂取により *Bifidobacterium* 属などの有用細菌が増加し，*Clostridium* 属などの有害細菌が減少することが明らかにされている．このようなプレバイオティクス摂取による腸内細菌叢変化については，1980 年代初頭にフラクトオリゴ糖のヒトへの摂取試験により明らかにされ（図 8.2），以降現在にいたるまでさまざまなオリゴ糖および食物繊維において同様の現象が確認されている．

　プレバイオティクス摂取による腸内細菌叢変化の作用メカニズムの一部は，腸内細菌による資化性によって説明される．プレバイオティクスのうちオリゴ糖類の腸内細菌による資化性については，光岡らによって詳細に検討されている（表 8.3）．この結果は，多くの *Bifidobacterium* 属細菌がオリゴ糖への資化性を示す一方で，ほとんどの *Clostridium* 属細菌は資化性を有していないことを示しており，プレバイオティクスによる腸内細菌の選択的増殖性を説明し得るものであると考えられている．

　腸内細菌によるプレバイオティクスの代謝様式に関してもいくつかの知見が得られている．たとえば，難消化性オリゴ糖の一つとして知られるフラクトオリゴ糖は，ヒトおよび実験動物の消化酵素では分解されないが，*Bifidobacterium* 属などの特定の腸内細菌種が産生する β-フラクトシダーゼによってグル

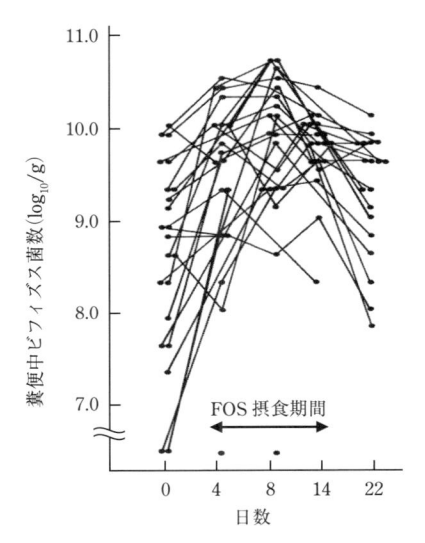

図 8.2 フラクトオリゴ糖（FOS）摂取による糞便中ビフィズス菌数の変化
（T. Mitsuoka, H. Hidaka, T. Eida, *Nährung*, **31**, p.427 (1987) を一部改編）

コースとフラクトースに分解され，資化される．また，ある種の *Lactobacillus* 属細菌はフラクトオリゴ糖特異的トランスポーターを有することが知られている．

8.2.3 プレバイオティクスの生理機能

プレバイオティクスの主な生理機能は腸内細菌叢の改善であるが，これに伴う直接的あるいは間接的機能として，以下に示すような生体に有益な生理機能が認められている．

プレバイオティクスをヒト（とくに便秘者）に摂取させることにより，排便回数の増加や便性が改善する，いわゆる整腸作用を有することが明らかにされている．プレバイオティクスの摂取による整腸作用のメカニズムは，プレバイオティクスから腸内細菌によって産生される有機酸が腸管のぜん動運動を促進することによると考えられている．また，プレバイオティクスの摂取による腸

表 8.3 腸内細菌のオリゴ糖資化性

菌 種	FO	GO	LS	IM	XO	RF	SO	LT
Bifidobacterium adolescentis	++	++	++	++	++	++	++	++
Bifidobacterium bifidum	-	++	-	-	-	-	-	++
Bifidobacterium infantis	++	++	++	++	±	++	++	++
Bifidobacterium longum	++	++	++	+	++	++	++	++
Bifidobacterium berbe	+	++	++	++	-	++	++	++
Lactobacillus acidophilus	+	++		±	-	±	±	++
Lactobacillus casei	-	++	-	-	-	-	-	++
Lactobacillus fermentum	-	+			-			+
Lactobacillus salivarius	++	++	-	-	±	++	++	++
Eubacterium lentum	-	-	-	-	±	-		-
Eubacterium limosum	-	-	-	-	±	-		-
Propionibacterium acnes		-		-	±	-		-
Bacteroides distasonis	±	+	++	+	+	±	+	++
Bacteroides fragilis	++	++	++	++	±	+	+	++
Bacteroides melaninogenicus	++			+	±	-	-	-
Bacteroides ovatus	++	+		±	+	-	-	++
Bacteroides thetaiotaomicron	++	++	++	+	+	±	++	++
Bacteroides vulgatus	++	+	++	+	-	±	-	++
Clostridium butyricum	++	-	+	-	-	+	+	++
Clostridium difficile	-	+	-	-	-	-	-	-
Clostridium paraputrificum	-	-	-	++	-	-	-	+
Clostridium perfringens			++	±	-	-	-	++
Clostridium ramosum				++				
Clostridium sporogenes		-				-		++
Escherichia coli	-	++	-	-	-	-	-	++
Klebsiella pneumoniae	++	++		±	±	-	-	-
Streptococcus faecalis	-	-	-	++	-	-	-	+
Peptococcus prevotii	-	-		-		±	±	-
Peptostreptococcus parvulus	++	-		-	-	-		-
Veillonella alcalescens	-	-		-	-	-	-	-
Megasphaera elsdenii					+			-

FO：フラクトオリゴ糖，GO：ガラクトオリゴ糖，LS：ラクトスクロース，IM：イソマルトオリゴ糖，XO：キシロオリゴ糖，RF：ラフィノース，SO：大豆オリゴ糖，LT：ラクチュロース

(光岡知足，腸内細菌学雑誌，**16**，p.1 (2002) より一部転載)

内細菌の総数の増加や，プレバイオティクスの一部が有する食物繊維としての作用による糞便量の増加も，排便回数の増加や便性状の改善に寄与していると考えられている．

ヒトへの投与例としては，便秘気味の健常人に1日あたり1～5gのフラクトオリゴ糖を2週間摂取させることにより，排便回数の増加，便性状の改善が認められている．

また，フラクトオリゴ糖，ガラクトオリゴ糖などの摂取により，カルシウム，マグネシウム，鉄といったミネラルの吸収が促進されることが報告されている．これらのミネラル吸収促進作用は，①プレバイオティクス摂取による大腸内pH低下に伴いミネラル溶解性が向上し受動輸送が促進される，②大腸内のカルシウム結合蛋白質(carbindin-D9K)の発現が亢進することによりミネラル(カルシウム)の能動輸送が促進される，の2つのメカニズムによると考えられている．

この他にも，大腸内腐敗産物（インドール，スカトール，フェノールなど）の産生抑制，血清脂質改善，肝機能低下の症状改善などの生理機能が報告されている．

このようなプレバイオティクスが有するさまざまな生体調節機能，栄養学的

表8.4 規格基準型特定保健用食品成分

区分	関与成分	1日摂取目安量	表示できる保健の用途	摂取上の注意事項
I（食物繊維）	難消化性デキストリン（食物繊維として）	3～8g	○○（関与成分）が含まれているのでおなかの調子を整えます．	摂り過ぎあるいは体質・体調によりおなかがゆるくなることがあります．多量摂取により疾病が治癒したり，より健康が増進するものではありません．他の食品からの摂取量を考えて適量を摂取して下さい．
	ポリデキストロース（食物繊維として）	7～8g		
	グアーガム分解物（食物繊維として）	5～12g		
II（オリゴ糖）	大豆オリゴ糖	2～6g	○○（関与成分）が含まれておりビフィズス菌を増やして腸内の環境を良好に保つので，おなかの調子を整えます．	
	フラクトオリゴ糖	3～8g		
	乳果オリゴ糖	2～8g		
	ガラクトオリゴ糖	2～5g		
	キシロオリゴ糖	1～3g		
	イソマルトオリゴ糖	10g		

（厚生労働省のホームページより一部転載）

機能のうち，整腸作用およびミネラル吸収促進作用については特定保健用食品としての表示が認められている．整腸作用については，6品目のオリゴ糖と3品目の食物繊維に対して，「特定保健用食品としての許可実績が十分であるなど科学的根拠が蓄積されている関与成分」に認められる"規格基準型特定保健用食品"の関与成分として認可されている（表 8.4）．

8.2.4 プレバイオティクスの免疫調節作用

改めて記述するまでもないが，腸内常在細菌と宿主免疫系には密接な関係があることが明らかにされつつあり，宿主免疫系の発達・正常化に対する腸内細菌の重要性が認識されている．プレバイオティクスは腸内常在細菌叢の構成を変化させ，腸内環境を変化させる．これはすなわち，プレバイオティクスの摂取により，腸内細菌を介した免疫調節作用の発現が期待できることを示しており，近年，プレバイオティクスの免疫調節作用について精力的に研究が進められている．

プレバイオティクスによる腸管免疫系の賦活作用については，フラクトオリゴ糖による IgA 分泌促進作用に関する研究が進んでいる．IgA は，腸管免疫において感染防御の中心的役割を担う粘膜分泌性の免疫グロブリンであり，またアレルギー物質の吸収抑制作用を有することも知られている．マウスにフラクトオリゴ糖を摂取させると，小腸パイエル板細胞において IgA 産生が亢進し，腸粘膜中および糞便中の IgA 量が増加することが報告されている（図 8.3）．また，消化管への IgA 分泌に必須であるポリ Ig 受容体（pIgR）の発現が亢進することが報告されている．

マウスへのフラクトオリゴ糖投与試験において，パイエル板 CD4$^+$T 細胞における IL-10 および IFN-γ の産生応答のフラクトオリゴ糖用量依存的な亢進，IL-5 および IL-6 レベルの高値維持が観察された．すなわち，フラクトオリゴ糖摂取による腸内環境の変化は，パイエル板においては IL-5, IL-6 および IL-10 の産生亢進を介して IgA 形質細胞への分化を誘導し，さらに IFN-γ 産生亢進を介して pIgR の活性化を促進し IgA 分泌を促進する，というメカニズムが考えられた．このように，フラクトオリゴ糖摂取によって腸管粘膜における感染防御に重要な IgA 分泌が促進されることから，フラクトオリゴ糖などの

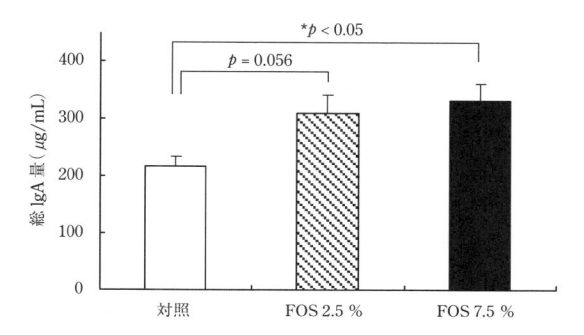

図 8.3 フラクトオリゴ糖（FOS）を投与したときのマウス腸粘膜中の総 IgA 量

データは平均値±標準誤差で示した．*$p<0.05$，対照群に比べて有意差あり（細野朗，アレルギーの臨床，**23**（14），p.17（2003）を一部改編）．

プレバイオティクスを積極的に摂取することによる感染防御作用が期待される．

一方，脾臓細胞においては，フラクトオリゴ糖摂取によって IFN-γ 産生は上昇するものの IL-6 産生は低下し，IL-4 および IL-5 は検出されなかった．すなわち，フラクトオリゴ糖摂取によって粘膜免疫中の IgA 産生は亢進するものの，全身免疫系においては Th1 型応答を誘導しアレルギーを抑制するものと考えられている．

アレルギーの抑制作用に関しては，ラフィノースの効果についても研究が行われている．ラフィノースはガラクトース，グルコース，フラクトースからなるオリゴ糖であり，摂取することによって糞便中のビフィズス菌を増加させることが知られている．食品アレルギーモデルマウスにラフィノースを摂取させると血中 IgE 値の上昇抑制効果が認められ，さらに腸間膜リンパ節の CD4$^+$T 細胞の IL-4 産生抑制，パイエル板における IL-12 の産生亢進が観察された．これらの結果は，ラフィノースの摂取により腸内細菌叢が改善され，その結果，食物アレルギー症状に特徴的な Th2 型免疫応答が抑制され，Th1 型免疫応答の誘導へとつながることを示すものである．

プレバイオティクス摂取による炎症性腸疾患の抑制，大腸癌の抑制について

も報告がなされている．これらの作用に関しては，摂取したプレバイオティクスの代謝産物である有機酸（酪酸など）の関与が指摘されている．

さらに，プレバイオティクスの摂取が腸管粘膜組織（gut-associated lymphoid tissue：GALT）に及ぼす影響についてもいくつかの報告がなされている．フラクトオリゴ糖摂取により，マウス小腸のパイエル板のサイズが増大し，$in\ vitro$ でのパイエル板細胞増殖活性が亢進すること，さらにはパイエル板中の全細胞数が増加し，$CD4^+$ および $CD8^+T$ 細胞数は変化しないのに対して，B細胞数が有意に増加することが報告されている．また，発酵性の食物繊維（シュガービートファイバーなど）の摂取により，$CD8^+$ 腸管上皮細胞間リンパ球（IELs）や CD161+NK 細胞が蓄積されることが報告されており，そのメカニズムとして食物繊維が発酵されて産生された短鎖脂肪酸の関与が示唆されている．

プレバイオティクスの免疫調節作用に関しては，実験動物や細胞レベルでの研究が多く，ヒトへの応用例は（プロバイオティクスと比較して）少ないのが現状である．今後は，プレバイオティクスの免疫賦活作用（感染防御作用）やアレルギー抑制作用に関して，さらなる臨床レベルでの検証が進められ，効率的な生体への応用につながることを期待したい．

8.2.5 プレバイオティクスと肥満・メタボリックシンドローム

2004年にGordonらのグループは，無菌マウスを用いた試験により，腸内細菌が宿主における食餌からのエネルギー獲得および脂質・エネルギー代謝に影響し，体脂肪蓄積に重要な役割を果たしていることを示唆した．また，ヒトおよび実験動物において，肥満個体と正常体重個体との間で腸内細菌叢が異なることが観察された．すなわち，肥満個体では正常個体に比較して $Bacteroidetes$ 門に属する微生物数が少なく，$Firmicutes$ 門に属する微生物数が多いことが見出された．一方，腸内のグラム陰性細菌由来のリポ多糖（LPS）が，自然免疫系細胞の TLR4/CD14 の活性化を介して肥満およびメタボリックシンドロームにおける軽度炎症に関与し，インスリン抵抗性に寄与することが示されている．これらの知見は，腸内細菌叢がこれらの疾患の予防・治療の標的となり得ることを示唆している．

フラクトオリゴ糖を高脂肪食とともにマウスに摂取させると，高脂肪食摂取マウスに観察されたビフィズス菌数の減少，血中エンドトキシン濃度の上昇，および耐糖能低下が回復したとの報告がある．ヒトにおいても，フラクトオリゴ糖は体脂肪を減少させるとともに，血清脂質濃度および食後血糖値を低下させることが報告されている．プレバイオティクスの摂取による腸内細菌叢変化が肥満・メタボリックシンドロームに及ぼす影響について，今後の研究が大いに期待される．

これまで述べてきたようなプレバイオティクス摂取による生理機能のメカニズムについては，プレバイオティクス摂取によって選択的に増加する腸内有用菌の菌体成分や，腸内細菌に代謝されて産生された短鎖脂肪酸の関与が考えられているが，未解明な点も多い．とくに2000年以降において，ニュートリゲノミクスを用いた研究手法により，摂取した食品成分が生体に及ぼす影響を遺伝子発現レベルで解析することが可能となった．プレバイオティクスの免疫調節作用に関しても，DNAマイクロアレイを用いた解析により，フラクトオリゴ糖摂取によりマウス腸管細胞においてMHCクラスIおよびII，IFN，イノシトールリン脂質代謝関連遺伝子といったIgA分泌に関連すると考えられる遺伝子の発現が亢進することが示されている．今後，ゲノミクス，メタボロミクスなどのいわゆる「-omics」解析，および分子生物学的手法による網羅的菌叢解析などを駆使することにより，腸内常在細菌によるプレバイオティクスの代謝様式，腸内細菌同士の相互作用，腸内細菌と宿主との相互作用など，プレバイオティクスの生理機能に関する研究が進展することを期待したい．

文 献

1) GR. Gibson, MB. Roberfroid, *J. Nutr.*, **125**, p.1401(1995).
2) R. Fuller, *J. Appl. Bacteriol*, **66**, p.365 (1989).
3) 光岡知足, 腸内細菌学雑誌, **16**, p.1 (2002).
4) 上野川修一, 腸内細菌学雑誌, **16**, p.65 (2002).
5) M. Hirayama, *Pure Appl. Chem.*, **74**, p.1271 (2002).
6) 上野川修一監修, "乳酸菌の保健機能と応用", p.35, シーエムシー出版 (2007).
7) S. Seifert, B. Watzl, *J. Nutr.*, **137**, p.2563S (2007).
8) P. J. Turnbaugh, R. E. Ley, Michael A. Mahowald, V. Magrini, E. R. Mardis, J. I. Gordon, *Nature*, **444**, p.1027 (2006).
9) 園山慶, 腸内細菌学雑誌, **24**, p.193 (2010).

8.3 抗生物質

　抗生物質は放線菌から分泌されて土壌微生物の共生系を維持する．一方，これがヒトに向けられると腸内細菌叢は撹乱される．そして細菌は死滅していくかにみえる．しかし実際にはそうならない．腸内共生系は抗生物質の介入に抵抗してどのように生き延びるのだろうか．

8.3.1　抗生物質の種類と抗生物質感受性

　代表的な抗生物質を表8.5に示した．抗生物質は細菌の細胞壁や蛋白質またはDNAやRNAの合成阻害，リン脂質の分解促進などによって抗菌作用を示す．最初の抗生物質であったペニシリン（ペニシリンG）は真菌の*Penicillinium*属から分離されたが，その後に分離された6,000を超える抗生物質の大半は細菌の放線菌が生産するものであった．放線菌では*Streptomyces*属に由来するものが最も多い．そして，*Nocardia*属や*Saccharopolyspora*属の放線菌や，*Bacillus*属など放線菌以外の細菌からも貴重な抗生物質が分離されている．

　ビフィズス菌は，ストレプトマイシンやポリミキシンBに耐性である．しかし，ペニシリンG，バンコマイシン，エリスロマイシン，リンコマイシン，クロラムフェニコール，リファンピシンなど臨床現場で汎用される抗生物質には感受性である．テトラサイクリンには菌株間で感受性にばらつきがある．*Clostriduim*はビフィズス菌と似た感受性を示し，大腸菌はこれとは反対の感受性パターンを示すことが多い．ここには標準菌株に対する試験管内感受性（MIC値）を示したが，臨床分離株ではそれが分離された患者や医療機関，または分離年などによって感受性が標準菌株とは異なることがある．

　一般に細菌の生体での抗生物質感受性は試験管内でのMIC値を反映するが，腸内細菌叢を構成する細菌では，たとえば細菌Aと細菌Bが腸管で共生関係にあった場合，Aが抗生物質に殺菌されてしまうとBは仮に耐性であっても増殖できず感受性と判断される．このように，生体での抗生物質感受性は試験管内ではみられないような微生物間でのダイナミックな相互関係の上に成り立っている．

表 8.5 代表的な抗生物質とビフィズス菌などの抗生物質感受性

抗生物質	作用機序	産生微生物	抗生物質感受性 [a]		
			ビフィズス菌	Clostridium	大腸菌
ペニシリンG（β-ラクタム系）	細胞壁合成阻害	Penicillinium crysogenum	感受性	感受性	耐性
バンコマイシン（グリコペプチド系）	細胞壁合成阻害	Streptomyces orientalis	感受性	感受性	耐性
エリスロマイシン（マクロライド系）	蛋白質合成阻害	Saccharopolyspora erythrae	感受性	感受性	耐性
リンコマイシン（リンコマイシン系）	蛋白質合成阻害	Streptomyces lincolnensis	感受性	感受性	耐性
クロラムフェニコール	蛋白質合成阻害	Streptomyces venezuelae	感受性	感受性	感受性
リファンピシン	RNA合成阻害	Nocardia mediterrane	感受性	感受性	感受性
ストレプトマイシン（アミノグリコシド系）	蛋白質合成阻害	Streptomyces griseus	耐性	耐性	感受性
ポリミキシンB（ペプチド系）	リン脂質の分解促進	Bacillus polymixa	耐性	耐性	感受性
テトラサイクリン（テトラサイクリン系）	蛋白質合成阻害	Streptomyces viridofaciens	菌株で異なる	感受性	感受性

a：感受性（MIC：0.03 - 6.0 µg/mL），耐性（MIC：30 - > 1,000 µg/mL），菌株で異なる（MIC：1.0 - 200 µg/mL）

抗生物質はここに示したβ-ラクタム系，グリコペプチド系，マクロライド系，リンコマイシン系，クロラムフェニコール，リファンピシン，アミノグリコシド系，ペプチド系，テトラサイクリン系抗生物質の他に，サイクロセリン，ホスホマイシン，フシジン酸およびムシピロ酸に分類される．また，サルファ剤，トリメトプリム，キノロン系抗菌薬など化学合成されるものもある．

8.3.2 ペニシリンとセフェム系抗生物質

ペニシリンGはグラム陽性細菌には優れた抗生物質であったがグラム陰性桿菌に対する抗菌活性は十分でなく耐性菌が出現しやすいなどの欠点をもっていた．これを補う第二のβ-ラクタム系抗生物質として登場したのがセファロスポリンCである．

ペニシリンGとセファロスポリンCの化学構造を図8.4に示した．ペニシリンGは6-APA（6-aminopenicillanic acid）を母核とし，セファロスポリンCは母核に7-ACA（7-aminocephalosporanic acid）をもつ．どちらも共通して分子の中央にβ-ラクタム環（窒素を含んだ四員環）があり，ペニシリンGはそ

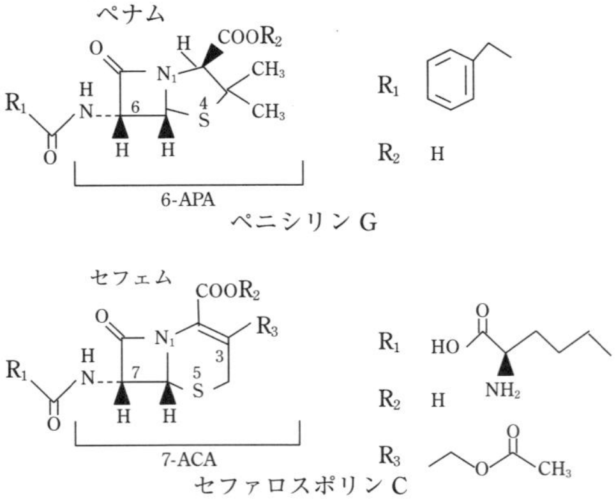

図 8.4 ペニシリン G とセファロスポリン C

れに硫黄を含んだ五員環がつながり，セファロスポリン C ではやはり硫黄をもつヘテロ六員環が隣接している．6-APA を母核とするものをペナム（penam），母核に 7-ACA をもつものをセフェム（cephem）と総称することがある．

確かにセファロスポリン C はペニシリン G にはない特徴をもっていたが，それでも抗菌力が全般的に弱く実用化には至らなかった．そこで，これをリード化合物として母核の 2 位，3 位，7 位に種々の置換基を導入したセフェムが合成された．その結果，グラム陽性菌からグラム陰性桿菌まで広い抗菌スペクトルをもち，また β-ラクターゼにも安定な半合成セフェムが開発され，現在これらは臨床現場で最も汎用される抗生物質になっている．

8.3.3 抗生物質による腸内共生系への介入

ウイルス性上気道炎で小児科外来を受診する乳幼児にはウイルスには無効である抗生物質が細菌の二次感染を予防するという理由でよく処方される．こうしてわれわれは人生のごく初期から抗生物質に暴露されるのである．

抗生物質は腸内細菌叢にどのような影響を与えるのであろうか．図 8.5 にはあるセフェム系抗生物質が経口投与された児童における腸内細菌叢の変動の 1 例を示した．この患者（8 歳 6 カ月）の場合，腸内細菌叢には顕著な変動が現れており，糞便中のほとんどの通性嫌気性菌（図 8.5, A）と嫌気性細菌（図 8.5,

8.3 抗生物質

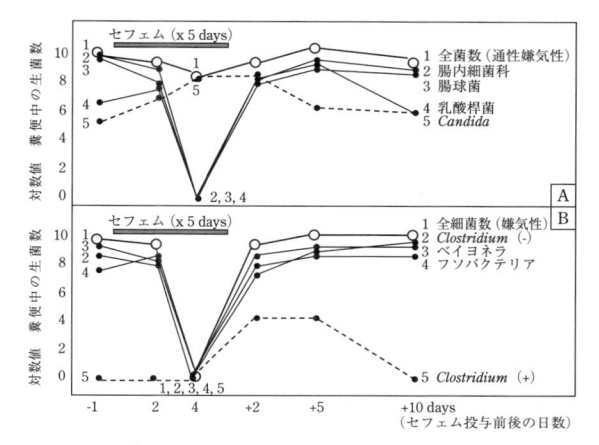

図 8.5 抗生物質による腸内細菌叢の変動

図中 (B), *Clostridium* (＋), *Clostridium* (－) はそれぞれレシチナーゼ陽性 *Clostridium*, レシチナーゼ陰性 *Clostridium* を示す.

B) は検出限界以下にまで減少している.

このように腸内細菌叢が変化した場合にもっとも頻発するのが抗生物質誘導下痢である. この下痢には軟便や軽微な下痢に始まり死に至ることもある偽膜性腸炎まで幅広い症状がみられる. 偽膜性腸炎はもっとも激しい菌交代症の例であり, 抗生物質によって異常増殖した内因性の *Clostridium difficile* の腸管毒素によって起る重篤な大腸炎である. 一方, 軟便や軽微な下痢はとくにビフィズス菌など大腸で優勢な嫌気性細菌の死滅による糖発酵の低下が原因になると考えられている. このような浸透圧性下痢の発症率は5〜35％とされているが, 腸管からの吸収が悪く胆汁排泄型の抗生物質ほど下痢を起しやすい. また, 患者側因子としては小児とくに3歳未満の乳幼児での下痢は多く, また食事の経口摂取が低下している患者ほどその発症率は高くなる.

図 8.5 では, *Candida* (図 8.5, A) とレシチナーゼ陽性の *Clostridium* (図 8.5, B) において他の腸内細菌とは逆の増減パターンがみられている. すなわち, この2つは他の腸内細菌が減少すると増加を始め, 反対にこれらの細菌が増加し始めると減少する. このような増減パターンからは, 腸内細菌が死滅した時に頭をもたげ発症しそうになった *Candida albicans* などによる真菌症やレシチ

ナーゼ陽性の *C. pefringens* などによる溶血性貧血が抗生物質の投与中止で勢力を盛り返した腸内細菌叢によって抑え込まれていく様子がみえてくる．これは抗生物質の使用には常に菌交代症など内因性感染の危険性がはらんでいることを示すものである．

8.3.4 高密度環境にある腸内細菌と抗生物質耐性

抗生物質は腸内細菌を殺菌するがヒトの腸管を出生直後のような無菌状態にするわけではない．腸内細菌叢には抗生物質の介入に抵抗してその共生系を維持するメカニズムが働いている．これを容易にしているのが腸内細菌の腸管での密度と数である．

健常人の大腸には内容物 1 g あたり 10^{12} CFU もの細菌が生息し，その総数は 10^{14} CFU に達する．このような膨大な数の細菌には必ず耐性菌が存在して，したがってそれは抗生物質に抗して生き残るはずである．実際にストレプトマイシンなどに対する突然変異体は初めから備わっている本来的な耐性菌として臨床分離のビフィズス菌から分離されている．また，10^{12} CFU/g という腸内細菌の腸管での高密度性は形質転換，形質導入，接合などによる耐性遺伝子の細菌間での水平伝達を容易にしている．たとえば，ビフィズス菌とともに腸内の優勢細菌である *Bacteroides* ではテトラサイクリン耐性株がよく分離されるが，これは大腸内での接合によってテトラサイクリン耐性遺伝子（*tetQ*）が *Bacteroides* 間で拡散した結果である．さらに，この接合伝達性はテトラサイクリンによって促進されることも証明されている．すなわち，腸内細菌はその膨大な数が腸管という高密度環境中で生息することによって染色体の突然変異と遺伝子の水平伝達とを容易にして耐性菌を生み，抗生物質に対する抵抗性を強めているのである．

図8.6には殺させておいてから耐性化するという腸内細菌のもう一つの巧妙な抗生物質耐性獲得法が示されている．腸管に到達した β-ラクタム系抗生物質は膨大な数の細菌を殺しながら徐々にその濃度が減少し遂にそれが致死量以下（sub-lethal dose）にまで低下する．致死量以下の抗生物質は菌体の細胞壁合成を阻害するが細菌そのものは殺せずに細菌は半死状態で生き残る．したがって，このような細菌のペリプラスムには細胞壁前駆体（ムロペプチド，

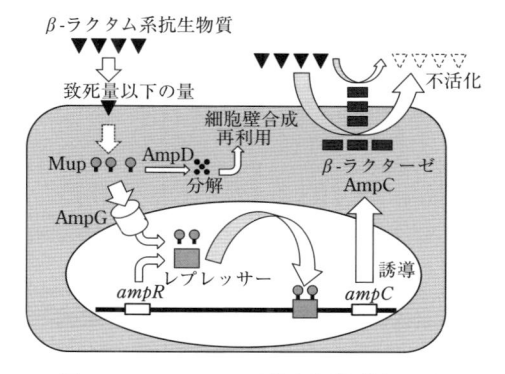

図8.6　β-ラクタム系抗生物質耐性の誘導

Mup）が大量に蓄積する．この一部はAmpD（ペプチダーゼ）によって分解されてペプチドグリカンの合成に再利用されるが，残りは細胞質膜上のAmpG（透過酵素）によって細胞質に取り込まれレプレッサー（*ampR*の産物）に結合するようになる．通常，β-ラクタマーゼAmpC（*ampC*の産物）の発現はレプレッサーによって抑制されているが，このようにムロペプチドが結合することでレプレッサーとしての機能は失われる．その結果，*ampC*の転写が開始してβ-ラクタマーゼの産生が誘導される．そしてこのβ-ラクタマーゼは新たに投与されたβ-ラクタム系抗生物質を細胞内または細胞外で不活化して自分自身および他の細菌を抗生物質から護る．「皮を切らせて肉を断つ」，ここにも腸内細菌が備えた進化的な生き残り戦術がみえている．

人々は感染症に抗生物質で武装したが，鎧の下で人が強くなったわけではない．反対に人々は耐性菌を生み微生物を進化させた．現代人の腸内細菌は抗生物質以前の人々のものとは違っている．われわれが微生物との共生を望むのであれば，微生物と微生物との共生にも思いをはせなければならない．

文　献
1) セルマン・ワックスマン著，飯島衛訳，"微生物とともに"，新評論社（1955）．
2) 光岡知足，"腸内細菌の話"，岩波書店（1978）．
3) 橋本一，"薬はなぜ効かなくなるか"，中央公論新社（2000）．
4) 上野川修一編，"世紀を超えるビフィズス菌の研究"，日本ビフィズス菌センター（2011年刊行予定）．

付録：略語表

略　語	欧　文
16SrRNA	16S ribosomal RNA
6-APA	6-aminopenicillanic acid
7-ACA	7-aminocephalosporanic acid
A	
AAD	antibiotic-associated diarrhea
ACTH	adrenocorticotropic hormone
AID	activation-induced cystidine deaminase
APRIL	a proliferation-inducing ligand
B	
BabA	blood group antigen-binding adhesin
BAFF	B cell-activating factor belonging to the TNF family
BDNF	brain-derived neurotrophic factor
C	
Cdx	caudal type homeobox
CFS	chronic fatigue syndrome
CMIS	common mucosal immune system
CP	cryptopatch
D	
DC	dendritic cell
DSS	dextran sodium sulfate
E	
EAE	experimental allergic encephalomyelitis
EAEC	enteroaggregative *Escherichia coli*
EC 細胞	enterochromafin cell
EGF	epidermal growth factor
EHEC	enterohemarrhagic *Escherichia coli*
EIEC	enteroinvasive *Escherichia coli*
EPEC	enteropathogenic *Escherichia coli*
ETEC	enterotoxigenic *Escherichia coli*
ExPEC	extraintestinal pathogenic *Escherichia coli*
F	
FAE	follicle-associated epithelium
FFAs	free fatty acids
FGF	fibroblast growth factor
FISH	fluorescence in situ hybridization
FPIES	food protein-induced enterocolitis syndrome

略　語	欧　文
G	
GALT	gut-associated lymphoid tissue
GF	germ-free
GLP	glucagon-like peptide
GP2	glycoprotein 2
GPI	glycosylphosphatidylinositol
GPR, GPCR	G protein coupled receptor
H	
HNF3b	hepatocyte nuclear factor 3-beta
HPA-axis	hypothalamic-pituitary-adrenal axis
HSC	hematopoietic stem cell
I	
IAP	intestinal alkaline phosphatase
IBD	inflammatory bowel disease
IBS	irritable colon syndrome
iE-DAP	γ-D-glutamyl-meso-diaminopimelic acid
IEL	intraepithelial lymphocyte
IGF	insulin-like growth factor
ILF	isolated lymphoid follicle
ITP	idiopathic thrombocytopenic purpura
K	
KGF	keratinocyte growth factor
L	
LPS	lipopolysaccharide
LTA	lipoteichoic acid
LTα	lymphotoxin-α
LYVE-1	lymphatic vessel endothelial hyaluronan receptor-1
M	
MALT	mucosa-associated lymphoid tissue
MAMPs 受容体	microbe-associated molecular patterns 受容体
MBP	myelin basic protein
MLN	mesenteric lymph node
MOG	myelin oligodendrocyte glycoprotein
MRSA	methicillin-resistant *Staphylococcus aureus*
N	
NEC	necrotizing enterocolitis
NGF	nerve growth factor
NK cell	natural killer cell
NLR	NOD-like receptor

略　語	欧　文
NOD	nucleotide-binding oligomerization domain
NSAIDS	non-steroidal anti-inflammatory drug
O	
ORF	open reading frame
P	
PAI	pathogenicity island
PAMPs	pathogen-associated molecular patterns
Pdx	pancreatic and duodenal homeobox factor
PGRP	peptidoglycan recognition protein
PLP	proteolipid protein
PPAR-γ	peroxisome proliferator activated receptor-γ
PRG	proline-rich glycoprotein
PRP	proline-rich protein
PS	polyasaccharide
R	
RA	rheumatoid arthritis
RELMβ	Resistin-like molecule β
S	
SAA	serum amyloid A
SabA	sialic acid-binding adhesin
SC	secretory component
SCFA	short-chain fatty acid
SED	subepithelial dome
SFB	segmented filamentous bacteria
Shh	sonic hedgehog
SIBO	small intestinal bacterial overgrowth
SPF	specific pathogen free
T	
TCR	T cell receptor
TFF	trefoil factor family
TFSS	type IV secretion system
TGF	transforming growth factor
TLR	toll-like receptor
U	
UPEC	uropathogenic *Escherichia coli*
V	
VCAM-1	vascular cell adhesion molecule-1
VEGFR-3	vascular endothelial growth factor receptor-3

索 引

数字・欧字索引

1型糖尿病	233
3型分泌機構	209
α1-2フコース転移酵素	136
α-デフェンシン	2
α-ラクトアルブミン	80
β-ガラクトシダーゼ	260
β-グルクロニダーゼ	260
γδT細胞	138
p-クレゾール	260
A20	197
ACTH	152
Actinobacteria 門	247
activation-induced cytidine deaminase	116, 178, 182
adrenocorticotropic hormone	152
AID	116, 178
Alcaligenes	143
──── spp.	180
AMPK	147
AMP活性化プロテインキナーゼ	147
Angptl4/Fiaf	148
APRIL	179
aproliferation-induced ligand	179
Atg16L1	172
ATP	231
────依存性糖トランスポーター	73
B cell activating factor of the tumor necrosis factor	179
B.bifidus	156
B.fragilis	137, 228, 231
────の毒素	138
B.infantis	135, 155
B.vulgatus	143
B-1細胞	177, 203
B-2細胞	177, 203
BabA	114
Bacteroides fragilis	137
Bacteroides spp.	180
Bacteroides thetaiotaomicron	51
Bacteroides vulgatus	153
Bacteroides 属	254
Bacteroidetes	34, 145, 225
────門	224, 247
BAFF	179
Bifidobacterium breve Yakult	59
Bifidobacterium infantis	153
Blautia wexlerae	31
butyric acid	156
C.coccoides	221
C.difficile	92, 143, 226
C.leputum	221
C.perfringens	143
cagPAI	115
Campylobacter jejuni	153
CD-14欠損マウス	148
CFS	157
chronic fatigue syndrome	157
Citorbacter rodenium	141
Clostridia	30, 123
Clostridium	143, 221
──── *butyricum*	223
──── *perfringens*	32
CMIS	174
common mucosal immune system	174
Crohn 病	230
cryptdin	167
CVマウス	146
EAE	141, 234
────モデル	228
EC細胞	155
EHEC	212
Elie.Metchnikoff	220
Enterobacteriaceae	92
enterochromaffin cell	155

Enterococcus	92	idiopathic thrombocytopenic purpura	113
——*faecalis*	243	iE-DAP	115
——*faecium*	26	IEL	140, 203
Enteropathogenic E-coli	155	IgA	270, 140
EPEC	155	——抗体	239
ETEC	213	——プロテアーゼ	174
ETEC H10407	217	IgE 抗体	237
experimental autoimmune encephalomyelitis	234	IL-10 欠損マウス	138
		IL-13	53
FAE	183	IL-17	138
Faecalibacterium prausnitzii	31	IL-23	138
FimH	187	IL-5	53
Firmicutes	144	IL-8	50
——門	224, 247	inflammatory bowel disease	230
follicle-associated epithelium	183	inter-kingdom signalling	157
FPIES	52	intestinal alkaline phosphatase	192
Fut2	136	intraepithelial T lymphocyte	203
		IRAK	197
GALT	6, 183, 230	ITP	113, 117
germ-free マウス	146, 152	I 型オリゴ糖	77
GLP	149		
Glycoprotein2	185	KGF	5
GNB/LNB 経路	75		
GP2	185	*Lactobacillus*	153
GPR43	202	—— *acidophilus*	156
gut associated lymphoid tissue	230	—— *casei Shirota*	59, 245
gut closure	5, 50	—— *casei strain Shirota*	157
gut-associated lymphoid tissue	6, 183	—— spp.	180
G 蛋白共役レセプター	147	$Lep^{ob/ob}$	146
		LF	69
H.pylori 感染	111	LFcin	70
——感染症の治療	117	LNB 仮説	75
H60	204	LPL	148
HD5	167	LPO	70
Helicobacter pylori	109, 113	LPS	200, 136
hematopoietic stem cell	225	LTi 細胞	10
HLA-E	204	L 内分泌細胞	149
HNP-2	168		
HPA axis	151	maternal behavior	151
HSC	225	MBP	234
Hsp60	188	MD2	194
hypothalamic-pituitary-adrenal axis	151	MIC 分子	204
		min マウス	138
IAP	192, 249	mitis レンサ球菌群	103
IBD	230	MMP-7	169

MOG	234
Morganella morganii	142
MRSA	57
MS	234
MUC2	191
multiple intestinal neoplasia マウス	138
multiple sclerosis	234
mutans レンサ球菌群	103
MyD88	141, 233
myelin basic protein	234
myelin oligodendtocyte glycoprotein	234
M細胞	16, 127, 184, 261
――ポケット	185
NEC	18
nitroreductase	244
NKG2D	204
NK T細胞	235
NLRP3	202
NLRP4	202
NLRs	201
NOD	107, 201
――マウス	233
N-アセチルヘキソサミン 1-キナーゼ	73
O157	43, 213
――感染症	47
oxidized Crp4	171
P.gingivalis	107
pIgR	175
PLP	234
polysaccharideA	231
PPARγ	197
Proteabcteria 門	247
proteolipid protein	234
PS	138
PSA	138
PTS ドメイン	163
RA	232
Rae-1	204
RAG1 ノックアウトマウス	234
rheumatoid arthritis	232
RIP	197

RNP-1	168
RORγt	204
Ruminococcus gnavas	31
SAA	141
SCFAs	147
sea urchin sperm, enterkinase, agrin ドメイン	163
SEA ドメイン	163
segmented filamentous bacteria	136, 180, 231
serum amyloid A	141
SFB	139
SIGIRR	197
Stat3 分子	138
Th1/Th2 バランス	240
Th17 細胞	138, 141, 231, 250
TLR	18, 141, 155
TLR2	194
TLR4	149, 194, 200
TLR5	196, 201
TLR9	201, 231
TNF-α	53
Tollip	197
Toll-like receptor4	149
Toll-like receptor9	231
TRAF6	197
Treg	140
Treg 細胞	138
type1 diabetes mellitus	233
T細胞依存性	178
T細胞応答	132
T細胞非依存性	178
――抗原	141
UEA-1	186
ULBP ファミリー	204
XBP1	172

和文索引

●あ行

悪玉菌	55

索引

アデノシン三リン酸	231
アトピー性皮膚炎	54, 238
アドヘシン	161
アモキシシリン	117
アレルギー	22, 33, 49, 236
アレルゲン	236
アンギオポイエチン様蛋白4	148
アンモニア	43, 260
胃MALTリンパ腫	117
胃液	1
胃炎	116
胃潰瘍	116
胃癌	112, 116
育児用ミルク	78
一次胆汁酸	243
遺伝子解析	62
遺伝子の水平伝播	218
遺伝的肥満モデルマウス	146
胃内細菌叢	110
易熱性エンテロトキシン	217
インターロイキン8	50
う蝕	108
うつ病	156
ウレアーゼ	114
——活性	260
衛生仮説	237
壊死性腸炎	49, 51, 58
遠位回腸	122
炎症応答	248
炎症性サイトカイン	155
炎症性組織破壊	108
炎症性腸疾患	230
エンドトキシン	148
オートファジー	172
オクルディン	193
オリゴ糖	21, 67, 266
オロト酸	98

●か行

介入試験	245
潰瘍性大腸炎	230
外来性遺伝子	212
カイロミクロン	148
核酸関連物質	98
核酸成分	83
獲得免疫	17
カゼイン	65, 71, 80
カセリシジン	168
過敏性腸症候群	119
ガラクトオリゴ糖	59
ガレクチン	166
観察的疫学研究	244
緩衝能	85
関節リウマチ	232
感染防御成分	68
黄色ブドウ球菌	208
疑膜性大腸炎	224
吸収上皮細胞	3
求心性神経	154
強化乳	51
共疑集	105
共進化	248
胸腺	225
胸腺ストローマ細胞	225
莢膜抗原	228
莢膜多糖	138
菌体外加水分解酵素	209
グラム陰性嫌気性桿菌	180
グラム陽性好気性桿菌	180
クラリスロマイシン	117
グリカン	19
グリコカリックス	163
グリコマクロペプチド	80
クリプトパッチ	6, 10, 127
グルカゴン様ペプチド	149
グルクロナイド	260
クローディン	193
ケアリック病患児	118
経口寛容	135
経口免疫寛容	239
形質細胞	175
血清アミロイドA	148

欠損NOD	233	志賀毒素	218
結腸	129	脂質	66, 71
結腸リンパ節	129	歯周病	108
ゲノム解析	210	歯周病原菌	107
ゲノム解析	218	視床下部—下垂体—副腎軸	151
下痢原性大腸菌	210	自然分娩児	26
		実験的自己免疫性脳脊髄炎	234
抗炎症応答	249	実験的脳脊髄症	141
交感神経	151	十二指腸潰瘍	116
好気性菌	24	十二指腸内正常細菌叢	118
後期定着細菌群	105	絨毛上皮細胞層	127
抗菌物質	2	授乳期	28
抗菌ペプチド	166, 192	消化管アレルギー	52
口腔	101	消化管粘膜防御システム	13
口腔局所免疫応答	106	上行結腸	122
口腔細菌叢	102	常在菌	207
口腔粘膜	102	常在性大腸菌	217
高脂肪	145	小腸の菌叢の宿主特異性	122
——食	146	小腸の菌叢の組織特異性	121
抗生剤	224	上皮間リンパ球	5
抗生物質	26, 57, 274	上皮細胞間リンパ球	203
拘束ストレス	152	上皮細胞リポ多糖体	18
抗微生物活性	70	上部空腸	122
高プロリン蛋白質	103	植物性由来コレステロール	243
高齢者	219	食物アレルギーモデルマウス	240
骨髄	225	食物アレルゲン反応性T細胞	53
ゴブレット細胞	129	食物繊維	266
小麦ふすま	245	食物誘発性小腸結腸炎	52
孤立リンパ濾胞	10	食物誘発性直腸結腸炎	52
コルチコステロン	152	初乳	64
コレステロール	67, 243	人工栄養	45, 89
コンベンショナルマウス	146	人工菌叢マウス	152
		人工乳	72
●さ行		人工乳栄養	30
		新生児壊死性腸炎	18
細菌側病原因子	114	新生時期	28
細胞傷害活性	140	新生児外科疾患	56
細胞成分	85	侵入因子	208
細胞増殖因子	67	シンバイオティクス	59, 61
酢酸	228		
刷子縁	3	水平伝播	218
酸化型cryptdin-4	171	ステロール類	67
酸化還元電位	85	ストレス	151
		ストローマ細胞	225
シアル酸結合性アドヘジン	114		

制御性 T 細胞	141
成熟乳	64
精神疾患	156
生体防御成分	20
生理活性成分	67
セグメント細菌	136, 231
セフェム系抗生物質	275
セロトニン	155
線毛	104
早期産児	35
造血幹細胞	225

● た行

大腸	131, 218
大腸癌	242
——予防	246
大腸菌	142, 209
大腸線腫	245
大腸粘膜固有層	129
大腸の菌叢の宿主特異性	125
大腸の菌叢の組織特異性	122
タイト結合	4
タイトジャンクション	193, 200, 148
耐熱性エンテロトキシン	217
唾液	1
多発性硬化症	234
——モデル	228
短鎖脂肪酸	22, 108, 147, 155, 228, 243, 258, 266
胆汁	243
胆汁酸	14
胆汁酸活性化リパーゼ	81
中心乳び腔	7
中心リンパ管	7
中枢神経	155
中性脂質	66
腸管 DC	17
腸管アルカリ脱リン酸化酵素	249
腸管関連免疫組織	183
腸管関連リンパ組織	127
腸管機能	58
腸管上皮細胞	249
腸管上皮細胞の炎症反応	18

腸管神経叢	155
腸管内分泌細胞	149
腸管粘膜防御システム	13
腸間膜リンパ節	127
腸クロム親和性細胞	155
腸絨毛細胞	15
腸上皮細胞間リンパ球	140
調整脂肪	81
腸内共生系	126
腸内細菌	254
——獲得のメカニズム	56
腸内細菌叢	59, 247
——異常	58
——解析	62
——の多様性	62
——の変遷	41
腸内マイクロバイオーム	251
超有機体	255
直腸	122, 129
通性嫌気性菌	24
帝王切開出生児	26
低出生体重児	87
定着因子	208
ディフェンシン	166
定量的 PCR	221
鉄	98
鉄イオン	208
鉄獲得系	209
デンタルプラーク	101
糖質	67
糖蛋白質	103
疼痛知覚	154
糖転移酵素	164
糖尿病マウス	233
動物性由来コレステロール	243
毒素	209
特発性血小板減少性紫斑病	113, 117
トランスサイトーシス	184
トリグリセリド構造	81
トリプトファン	81

●な行

ナイアシン	245
ナチュラルキラー T 細胞	235
難消化性オリゴ糖	78
難消化性オリゴ糖	82
二次胆汁酸	243
乳酸	258
乳酸桿菌	51
乳酸菌	223
——飲料	242
——製剤	245
乳脂肪球皮膜蛋白質	66
乳清蛋白質	66, 80
乳腺細胞	63
乳糖	67, 71, 82
妊娠	145
ヌクレオチド	83
ヌクレオチド強化人工乳	98
粘液層	1, 159
粘膜型 IgA	249
粘膜上皮細胞	107
粘膜免疫循環帰巣経路	174
濃縮ホエー	263

●は行

パイエル板	6, 9, 15, 127, 128, 175, 183
——細胞	131
バイオジェニックス	260
敗血症	49
胚中心	180
排便習慣	47
バクテリオシン	258
発癌物質	244
発酵乳製品	244
パネート細胞	15, 129, 169
パルミチン酸	96
非古典的 MHC 分子	204
微繊毛	3
ヒトマイクロバイオーム計画	255
ヒトミルクオリゴ糖	72
非培養法	62
ビフィズス菌	30, 51, 71, 135, 150
——増殖因子	78, 82
——投与	41
——の早期投与	35
ビフィズス菌叢	24、28
肥満	59, 144, 272
非メチル化 DNA	261
百寿者	227
病原遺伝子	213
病原菌	207, 218
病原性大腸菌	212, 210
日和見感染症	207
複合脂質	66
副腎皮質刺激ホルモン	152
フコシルアシアロ GM1	141
フコシル化等脂質	142
フラクトオリゴ糖	270, 240
フラジェリン	201
プリオン蛋白質	188
プレバイオティクス	21, 22, 59, 238, 265, 149
プレバイオティクスオリゴ糖	72
不老長寿	220
プロテオリピド蛋白質	234
プロトンインヒビター	117
プロバイオティクス	22, 59, 60, 238, 257, 265
分子遺伝学的解析法	111
分泌型 IgA	173, 249
分泌成分	68
——の前駆体	175
ペニシリン	274, 275
ペプチドグリカン	261
変異原活性	243
偏性嫌気性菌	24
穂軸状構造物	105
母性行動	151
補体成分	85
母乳	94
母乳栄養	19, 45, 51
母乳栄養児	30, 71

母乳添加用粉末	87		
ポリIg受容体	175	●ら行	
●ま行		酪酸	108, 228
		酪酸菌	224
マイクロバイオーム	250	酪酸産生菌	123
——高頻度遺伝子群	254	ラクト-N-ビオース構造	83
前向き出生コホート研究	54	ラクトース	71
マクロファージ	227	ラクトパーオキシダーゼ	70, 84
マトリライシン	169	ラクトフェリシン	69, 84
慢性炎症	148	ラクトフェリン	69, 80, 84
慢性疲労症候群	157	ラクトフェリンのペプシン消化物	81
		ラフィノース	240, 271
ミエリン塩基性蛋白質	234		
ミエリンオリゴデンドロサイト糖蛋白質	234	リゾチーム	70, 85
未熟児の腸管	19	リピドA	107
光岡知足	220	リポ多糖体	136
ミネラル	83	リポ蛋白リパーゼ	148
		リポテイコ酸	261
無機質	67	リボフラビン	244
無菌マウス	146, 152	緑膿菌	39
ムチン	159, 162, 192	リン	96
ムチン層	102	リンパ管	7
ムチン糖鎖	164	リンパ組織インデューサー細胞	9
迷走神経	154	レチノイン酸	179
メタゲノミクス	250		
メタゲノム解析	62, 250	老化マウス	225
メタボリックシンドローム	272		
メチシリン耐性黄色ブドウ球菌	57		
免疫寛容	135		
免疫グロブリン	68		
免疫系の老化	225		
免疫抗体	84		
盲腸	129		
盲腸リンパ節	129		

●や行

薬剤耐性遺伝子	209
有機酸	267
溶存酸素	85
ヨーグルト	220

腸内共生系のバイオサイエンス

平成 23 年 5 月 25 日　発　行

編　者　　財団法人　日本ビフィズス菌センター

発行者　　吉　田　明　彦

発行所　　丸善出版株式会社
　　　　　〒140-0002 東京都品川区東品川四丁目13番14号
　　　　　編　集：電話(03)6367-6108／FAX(03)6367-6156
　　　　　営　業：電話(03)6367-6038／FAX(03)6367-6158
　　　　　http://pub.maruzen.co.jp/

© Japan Bifidus Foundation, 2011
組版・ソフト・エス・アイ株式会社／印刷・富士美術印刷株式会社／
製本・株式会社 星共社
ISBN 978-4-621-08361-1 C3045　　　　　Printed in Japan

JCOPY　〈(社)出版者著作権管理機構　委託出版物〉
本書の無断複写は著作権法上での例外を除き禁じられています。複写
される場合は，そのつど事前に，(社)出版者著作権管理機構（電話
03-3513-6969, Fax 03-3513-6979, e-mail：info@jcopy.or.jp）の許諾
を得てください。